Resilienz und psychologisches Wohlbefinden junger Erwachsener fördern

Sarah Franziska Tran-Huu

Resilienz und psychologisches Wohlbefinden junger Erwachsener fördern

SystAm – Ein systemisches und achtsamkeitsbasiertes Training

Springer

Sarah Franziska Tran-Huu
Mainz, Deutschland

ISBN 978-3-658-46964-1 ISBN 978-3-658-46965-8 (eBook)
https://doi.org/10.1007/978-3-658-46965-8

Die Deutsche Nationalbibliothek verzeichnet diese Publikation in der Deutschen Nationalbibliografie; detaillierte bibliografische Daten sind im Internet über https://portal.dnb.de abrufbar.

Springer ist ein Imprint der eingetragenen Gesellschaft Springer Fachmedien Wiesbaden GmbH und ist ein Teil von Springer Nature.
Die Anschrift der Gesellschaft ist: Abraham-Lincoln-Str. 46, 65189 Wiesbaden, Germany

Vorwort

Systemik und Achtsamkeit – beides begleitet meinen persönlichen und beruflichen Weg bereits seit vielen Jahren. Eher zufällig stieß ich auf Achtsamkeit als Werkzeug, den eigenen Geist zu trainieren. Zunächst erlebte ich sie persönlich in der eigenen Praxis mit ihren Herausforderungen und Schwierigkeiten, erfuhr gleichzeitig all das Positive, was die Achtsamkeitspraxis Menschen geben kann. Etwas später kam ich mit dem systemischen Ansatz im beruflichen Kontext in Berührung: Als Psychologin erhielt ich so einen für mich neuen, alternativen Ansatz, mit Menschen zu arbeiten. Beides habe ich anschließend in persönlichen und beruflichen Weiterbildungen praktisch und theoretisch vertieft. Und so entwickelte sich in mir die Idee, beides zusammenzuführen. Es schien mir auf den ersten Blick angemessen und einleuchtend, dass sich beide Ansätze ergänzen und gegenseitig in einer bestärkenden Wechselwirkung Veränderungsprozesse ermöglichen würden. Und auch auf den zweiten, tieferen Blick, nach mehreren Jahren der Trainingsentwicklung, des Leitens mehrerer Kurse und der wissenschaftlich-theoretischen Auseinandersetzung mit Achtsamkeit und dem systemischen Ansatz bin ich mehr denn je überzeugt, dass beides zusammen sehr gut funktioniert.

Daraus entstand SystAm – ein systemisch- und achtsamkeitsbasiertes Coachingprogramm für Heranwachsende, das diesen einen Raum zur Selbstreflexion und -entdeckung bietet. Es möchte ihnen Werkzeuge an die Hand geben, welche sie im Laufe ihres Lebens immer wieder nutzen können. Jugendliche und junge Erwachsene sind zum einen mit normativen Entwicklungsaufgaben wie der Loslösung vom Elternhaus und das Finden des eigenen beruflichen Weges konfrontiert. Zum anderen wirken zusätzlich gesellschaftliche Krisen und Veränderungen unserer heutigen Zeit wie die Digitalisierung mit beständigen notwendigen Anpassungs- und Veränderungsprozessen auf sie ein. Mehr denn je ist es von Bedeutung, jungen Erwachsenen ein sicheres Fundament zu geben und ihnen einen Raum für persönliche Entwicklung zu bieten. Werte, Ziele und ihre ganz individuelle Persönlichkeit zu stärken, sollte darüber hinaus ebenso ein Teil einer ganzheitlichen Bildung sein. SystAm versteht sich dementsprechend als präventives Gruppencoachingprogramm, welches psychische Gesundheit bewahren und Resilienz fördern will. Denn in einer sich ständig wandelnden Welt, die von einer fast schon überwältigend anmutenden Vielfalt an

Möglichkeiten geprägt ist, durchleben Jugendliche und junge Erwachsene eine verlängerte Phase der Identitätsfindung und Selbstsuche. Die Kontexte, in denen sie sich bewegen wie Schulen, Universitäten und andere Bildungseinrichtungen, spielen eine entscheidende Rolle in diesem Prozess. Jedoch bieten sie oft nur wenig Raum für Selbstentdeckung und persönliche Entwicklung. Der dortige Fokus liegt mehrheitlich auf dem Erwerb fachlicher Kompetenzen, während emotionale und soziale Kompetenzen nur informell oder beiläufig gelehrt werden.

Das Manual soll Praktiker*innen, Trainer*innen, Lehrer*innen und Coaches ein ganzheitliches strukturiertes Gruppencoaching-Programm an die Hand geben und so einen Leitfaden zur Orientierung bieten. SystAm als Gruppentraining kann als freiwilliges Angebot in Schulen und Hochschulen implementiert werden. Es kann ebenso im Bereich der Jugendhilfe und in allen ambulanten und stationären Angeboten, in denen Jugendliche und Heranwachsende zusammen sind, genutzt werden, um bestehende Einzelangebote zu ergänzen und die Lücke zu therapeutischen Angeboten zu schließen.

Mainz, Deutschland Sarah Franziska Tran-Huu

Danksagung

Prof. Dr. Klaus Wälde (Lehrstuhl für Makroökonomik an der Johannes Gutenberg-Universität Mainz) danke ich für das Vertrauen und für die praktischen und finanziellen Rahmenbedingungen an seinem Lehrstuhl, die es mir ermöglichten, diesen Kurs zu konzipieren und anzubieten. Er ließ mich als Psychologin und Praktikerin schalten und walten, und durch den inhaltlich frei gestalteten Rahmen war es mir erst möglich, meine eigenen Ideen zu entwickeln. Der interdisziplinäre Austausch und Diskussionen brachten mich immer wieder dazu, Vorannahmen und eigene Ideen zu hinterfragen und zu prüfen. Nur so konnte sich herauskristallisieren, was für mich als Forscherin und als Praktikerin entscheidend ist. Prof. Dr. Michael Witthöft (Abteilung für Klinische Psychologie, Psychotherapie und Experimentelle Psychopathologie, Johannes Gutenberg-Universität Mainz) danke ich für seine wertvollen inhaltlichen Rückmeldungen zum Konzept sowie für die fachlichen Diskussionen mit seinem Team.

Ein besonderer Dank gilt meinen Studierenden des Kurses TESK (Training emotionaler und sozialer Kompetenzen) an der Johannes Gutenberg-Universität Mainz im Wintersemester 2022/2023 sowie im Sommersemester 2023. Sie waren die Ersten, die sich auf dieses neue Kurskonzept einließen und mit mir gemeinsam den ersten Durchlauf von TESK als erste „Teskis“ erprobten. Auch ich habe in diesen Semestern viel durch die wertvollen Rückmeldungen, die Diskussionen innerhalb des Kurses als Beobachterin und Lehrende gelernt, was nun hier in das Manual miteingeflossen ist.

Ebenso möchte ich mich bei allen Kursleiterinnen im Wintersemester 2023/2024 sowie im Sommersemester 2024 an der Johannes Gutenberg-Universität Mainz bedanken. Sie übernahmen in diesen Semestern mehrere Kurse, in denen das Konzept angewandt wurde. In der Supervision und im Austausch berichteten sie mir von ihren Erfahrungen mit den Kursinhalten und gaben mir Ideen und Impulse zur Anpassung von Inhalten, Übungen und Abläufen.

Allen Korrekturleser*innen und Kolleg*innen, mit denen ich mich inhaltlich ausgetauscht habe, und die mir wertvolle Rückmeldungen und Impulse gegeben haben, danke ich für ihre Zeit und ihr Interesse an meiner Arbeit.

Ganz besonders möchte ich mich bei meinen Trainer*innen vom GST Institut München und vom vft Institut in München, die mich während der vier Jahre systemischer

Weiterbildung begleiteten, bedanken. Sie waren es, die mich in die Welt der Systemik einführten, die ich bei weitem noch nicht durchdrungen habe. Das Schöne an einem noch nicht vollkommen erschlossenen praktischen Ansatz ist die Möglichkeit, selbst noch zu gestalten und zu entdecken. Das Theoretische erschließt sich oftmals erst im praktischen Erleben, während in der Praxis notwendige Impulse erlangt und gedankliche Brücken innerhalb theoretisch-konzeptioneller Ansätze gebaut werden. Ebenso bedanke ich mich bei meinen Lehrer*innen und Leiter*innen der Achtsamkeitskurse, die ich besucht habe. Erst mein persönliches Interesse an Meditation und Achtsamkeit brachte auch mein fachliches Interesse hervor, welches ich nun als Wissenschaftlerin aus einer anderen Perspektive neu verfolge. Die ersten Begegnungen mit diesen praktisch-theoretischen Welten und Ansätzen waren rein zufällig. Meine berufliche Entwicklung in beiden Ansätzen ist noch lange nicht abgeschlossen und ich freue mich darauf, praktisch wie theoretisch noch tiefer in beide Welten einzusteigen.

Zuletzt danke ich meinem Ehemann für seine bedingungslose Unterstützung und das Vertrauen in mich als Praktikerin und Forscherin, für das Rücken freihalten zuhause und die dadurch gewonnene Möglichkeit, trotz familiärer Verpflichtungen meinen beruflichen Weg weiterzuverfolgen.

Inhaltsverzeichnis

I

Theoretischer Teil

1 Einleitung

Leben bedeutet Veränderung und beständige Anpassung an wechselnde innere wie äußere Umstände und Bedingungen. Wie stark diese Veränderungen sind, ist von Lebensphase zu Lebensphase unterschiedlich. Während im Kindesalter die Veränderungen gerade auf motorischer, sprachlicher und kognitiver Ebene rasant sind, durchlaufen Jugendliche und junge Erwachsene deutliche Veränderungen auf psycho-sozialer und emotionaler Ebene. In dieser Lebensphase bildet sich verstärkt ein eigenes Selbstverständnis heraus. Im Kontakt mit Familie und Gleichaltrigen wird das soziale und kommunikative Verhalten geprägt. Unterschiedliche Anforderungen erzeugen ein Spannungsfeld, das tagtäglich spürbar wird: Identitätsfindung und das Herausbilden der eigenen Persönlichkeit, die Ablösung von den Eltern und damit einhergehend die höhere Selbstständigkeit und Verantwortung für sich selbst, die Entscheidung für einen beruflichen Weg und das Aufnehmen von Ausbildung oder Studium, auf privater Ebene das Eingehen von längerfristigen Partnerschaften – die Entwicklungsaufgaben für die 18 bis 29-Jährigen in unserer heutigen Zeit und Gesellschaft sind vielfältig und breit gefächert. Gleichzeitig werden hier wichtige Weichen für den weiteren Lebensweg gestellt.

Beim Blick auf den zentralen Lebenskontext dieser Heranwachsenden in Schule, Hochschule und Ausbildungsstätte wird deutlich, dass hier in der Vergangenheit die Vermittlung von fachlichen Kompetenzen im Fokus stand und noch heute dominiert (Kautz et al., 2014; OECD, 2015). Emotional-soziale Kompetenzen werden oftmals lediglich informell gefördert – aktuelle Forschungsergebnisse verdeutlichen jedoch die Bedeutsamkeit von selbstbezogenen Kompetenzen für die private Entwicklung (Abrahams et al., 2019; Bergner, 2020; Schoon, 2021) und die berufliche Zukunft (Allen et al., 2012; Edin et al., 2022; Heckman & Kautz, 2012). Gleichzeitig ist in den vergangenen Jahren ein Wandel im Selbstverständnis von Lehrenden zu beobachten, der durch theoretische Überlegungen und Forschungsergebnisse gestützt wird (Rosen et al., 2010): Immer mehr Projekte, Unter-

S. F. Tran-Huu, *Resilienz und psychologisches Wohlbefinden junger Erwachsener fördern*, https://doi.org/10.1007/978-3-658-46965-8_1

richtsformen und Förderprogramme erhalten in Schulen und Hochschulen Einzug, die sozial-emotionale Aspekte in den Fokus nehmen und Heranwachsende ganzheitlich fördern möchten. In einzelnen deutschen Schulen gibt es Glücksunterricht (Rahm & Heise, 2019), während in den USA Unterricht in sozial-emotionalem Lernen bereits weiter verbreitet ist (Hoffman, 2009). Das Leibniz-Institut für Resilienzforschung in Mainz hat mit „Gesund studieren“[1] ein groß angelegtes Resilienz-Programm an allen Hochschulen in Rheinland-Pfalz ins Leben gerufen. An US-amerikanischen Universitäten werden Kurse zu Wohlbefinden und Glück stark nachgefragt – in Yale können Studierende einen Kurs mit Titel „The Science of Well-Being“ belegen, in Harvard wird „Managing Happiness“ angeboten.[2]

Neben der Veränderung im Verständnis, was Lehre und Ausbildung für Heranwachsende leisten soll, zeigt sich mit dem Blick auf die psychische Gesundheit und das Wohlbefinden Heranwachsender auch die wachsende Notwendigkeit von Prävention und Interventionsangeboten. Studien kommen zu dem Schluss, dass etwa 20 bis 25 % aller deutschen Studierenden psychisch stark belastet ist (Heilmann et al., 2015; Reich & Cierpka, 2017; Techniker Krankenkasse, 2015). Studierende mit psychischen Symptomatiken unterbrechen ihr Studium häufiger oder brechen es ganz ab (Middendorff et al., 2017). Der Wunsch nach Unterstützung durch Angebote der psychotherapeutischen Beratungsstellen an Universitäten kann auf Grund der langen Wartezeiten oft nicht erfüllt werden (Heilmann et al., 2015). Neben den auf Grund der spezifischen Entwicklungsphase auftauchenden Anforderungen wie Identitätsfindung und selbstständige Lebensführung steigt die Belastung durch globale Phänomene wie die Covid-19-Pandemie sowie der aktuellen gesellschaftlich-politischen Entwicklungen. Äußere Unsicherheiten und Unwägbarkeiten steigen und verstärken sich durch die Wechselwirkung mit inneren Unsicherheiten und Instabilitäten. Hinzu kommen die steigende Digitalisierung und die verstärkte Nutzung der sozialen Medien, die für die Generation Z und die heute aufwachsenden Jugendlichen praktisch nicht wegzudenken ist. Welche Auswirkungen dies langfristig auf die psychische Gesundheit hat, wird von Praktiker*innen und Forscher*innen verstärkt untersucht und diskutiert (Ergün et al., 2023; Popat & Tarrant, 2023). Wachsende Nutzerzahlen und eine steigende tägliche Nutzungsdauer werden mit einem Anstieg an depressiven Symptomatiken und Ängsten bei Jugendlichen in einen korrelativen Zusammenhang gebracht. Es mehren sich gleichzeitig die Stimmen, die vor vorschnellen kausalen Annahmen warnen und sich für feinere, komplexere Untersuchungen aussprechen (Orben & Blakemore, 2023). So ließe sich beispielsweise der Inhalt sowie die Art und Weise der Nutzung verstärkt berücksichtigen. Auch die momentane psychosoziale Entwicklungsphase von Jugendlichen, die häufig mit Unsicherheiten und Selbstzweifeln verbunden ist, sollte ab-

[1] Weitere Informationen finden sich auf der Homepage des Leibniz-Instituts für Resilienzforschung: https://lir-mainz.de/gesundstudieren (abgerufen am 10. Juni 2024).

[2] Mehr Hintergrund finden sich auf den jeweiligen Homepages: https://online.yale.edu/courses/science-well-being sowie https://pll.harvard.edu/course/managing-happiness (abgerufen am 03. Juli 2024).

gegrenzt vom Umfeld und von gesellschaftlichen Phänomenen betrachtet werden, sodass vorschnelle Schlüsse auf Wirkungszusammenhänge vermieden werden. Nichtsdestotrotz scheint es einen steigenden Bedarf an Angeboten zur Unterstützung hinsichtlich der psychischen Gesundheit zu geben.

Aus der Idee heraus, Heranwachsenden ein anderes, selbstbezogenes Lernen in ihrem primären Lebenskontext zu ermöglichen, und sie so auf eine andere Art und Weise in ihrer beruflichen und persönlichen Entwicklung zu unterstützen und zu begleiten, entstand die Idee, einen solchen Kurs an der Johannes Gutenberg-Universität Mainz (JGU) anzubieten. Im Wintersemester 2022/2023 bot ich zum ersten Mal eine Lehrveranstaltung mit dem Fokus auf selbstbezogene und selbstregulative Fähigkeiten an. Unter dem Namen „Training emotionaler und sozialer Kompetenzen (TESK)“ beschäftigten sich 15 Studierende mit sich selbst. Das Gruppencoachingprogramm schloss mit einer Prüfungsleistung ab, da sie den Anforderungen einer universitären Lehrveranstaltung standhalten musste. Aus dem Konzept zu dieser neu gedachten universitären Lehrveranstaltung entstand SystAm – ein systemisches, achtsamkeitsbasiertes Training, was an der JGU Mainz inzwischen in mehreren Kohorten durchgeführt, nach Rückmeldungen der teilnehmenden Studierenden überarbeitet und durch eine empirische Evaluation wissenschaftlich begleitet wurde.

Aus dieser Lehrveranstaltung und den durchweg positiven Resonanzen der Studierenden wuchs die Idee, das Konzept des Kurses einer breiteren Öffentlichkeit zugänglich zu machen. Das Ergebnis ist das hier vorliegende Manual, welches das Programm konzeptuell und inhaltlich darstellt, und eine eigenständige Durchführung ermöglicht. SystAm greift auf achtsamkeitsbasierte Ansätze, die durch Elemente aus systemtheoretischen und -therapeutischen Übungen und Methoden erweitert werden. Es kommen visualisierende, kreative und aktivierende Methoden zum Einsatz, die durch psychoedukative Inputs ergänzt werden, während die Teilnehmenden viel im Plenum und in Kleingruppen in Kontakt kommen.

1.1 Zielstellung & Aufbau des Manuals

Teil I als theoretischer Teil enthält zunächst in Kapitel eins die Einführung und einen allgemeinen Überblick über das Programm. Anschließend folgt im zweiten Kapitel ein Einblick zur Motivation und praktischen Ausgangslage – wozu braucht es ein spezifisches Präventionsprogramm für genau diese Zielgruppe und was möchte es erreichen? Im dritten Kapitel folgt dann der konzeptionelle Hintergrund zu den zwei praktischen Säulen des Trainings: Zum systemisch orientierten Interventionsansatz sowie zur Achtsamkeit. Hier wird auf aktuelle Entwicklungen aus der Interventionsforschung zurückgegriffen sowie die zentrale Haltung und Perspektive, die mit SystAm verbunden ist, dargestellt, ohne die die praktische Durchführung nicht denkbar ist. Dieser Teil ist so geschrieben, dass auch ohne viel Vorwissen in Achtsamkeit bzw. systemischem Arbeiten die zentralen Aspekte für das praktische Arbeiten erfasst werden können. Als zentrale Wirkmechanismen werden anschließend im vierten Kapitel transdiagnostische Prozesse herausgearbeitet – eine kognitiv basierte

Ebene der bewertungsfreien und akzeptanzbasierten Wahrnehmung, eine affektive Ebene zur Bewältigung von äußeren Anforderungen und eine Prozessebene des Selbst, bei der die Beziehung zu sich selbst im Fokus steht. Alle drei Ebenen fließen in die vier Module ein und bilden den gemeinsamen Interventionsraum.

Teil II umfasst den praktischen Teil und führt Trainer*innen durch die einzelnen Sitzungen des Kurses. Die vier Module – Achtsamkeit, emotionale Kompetenz, Selbst(er) kenntnis und Ressourcenaktivierung – bauen aufeinander auf. Zunächst werden im fünften Kapitel die notwendigen Rahmenbedingungen erläutert und die Rolle des Trainers/der Trainerin beleuchtet, die zusammen die Grundlage für die weitere Trainingsdurchführung bilden. Anschließend widmet sich jeweils ein Kapitel einem Modul. Die einzelnen Sitzungen werden jeweils kurz skizziert und anschließend in der Tiefe dargestellt, sodass der Ablauf, die Funktion und das Ziel der jeweiligen Sitzungen sowie die eingesetzten Materialien und durchgeführten Übungen deutlich werden. Im Anhang befinden sich die Handouts und Anleitungen, die ebenfalls online im PDF-Format herunterzuladen sind.

1.2 Ziele des Trainings

Das Ziel von SystAm ist es, die Teilnehmenden in ihrer persönlichen Entwicklung zu begleiten und ihre Selbstkompetenz zu stärken. Selbstkompetenz als Teilbereich der psychosozialen Basiskompetenzen grenzt an Konzepte und Werte wie Selbstbestimmung oder Autonomie. Fokus ist der Umgang mit sich selbst mit dem Ziel ein angemessenes, selbstreflexives Handeln in Bezug auf die eigene Persönlichkeit und Motivationen sowie ein tieferes Verständnis vom eigenen Selbst und der eigenen sozialen Rollen zu entwickeln. Selbstkompetenz kann auch als „Bewältigungskompetenz" gegenüber gegenwärtigen und zukünftigen Anforderungen (Schaarschmidt, 2004, S. 100) verstanden werden, sich trotz verändernder Zusammenhänge aktiv gestaltend einzubringen und adaptiv auf Impulse und möglicherweise Schwierigkeiten und Herausforderungen einzulassen. Nach Weinert (2001) umfasst Lernkompetenz neben Sozial-, Sach- und Methodenkompetenz auch die Selbstkompetenz, wobei die unterschiedlichen Kompetenzen ineinander verwoben sind und nur miteinander funktionieren. Personen müssen inneres, emotionales Wissen über sich und andere mit Fachwissen verknüpfen können. Selbstkompetenz versteht sich als „Bereitschaft und Fähigkeit, als individuelle Persönlichkeit die Entwicklungschancen, Anforderungen und Einschränkungen in Familie, Beruf und öffentlichem Leben zu klären, zu durchdenken und zu beurteilen, eigene Begabungen zu entfalten sowie Lebenspläne zu fassen und fortzuentwickeln" (Kultusministerkonferenz, 2007, S. 15). Hierunter fallen Konzepte wie Selbstständigkeit und Kritikfähigkeit, aber auch Merkmale wie Zuverlässigkeit und Verantwortungsbewusstsein. Gleichzeitig geht es darum, eigene Werte zu entwickeln und selbstbestimmt das eigene Leben dementsprechend auszurichten.

Die Selbstkompetenz bezieht in SystAm emotional-bezogene Kompetenzen mit ein, sprich das Wahrnehmen von Emotionen, die Analyse und das Regulieren von emotionalen Reaktionen in einer adaptiven funktionalen Art und Weise. Gleichzeitig soll das Wissen und das Kennenlernen der eigenen Person gestärkt werden: Wer bin ich eigentlich? Was ist mir wichtig? Wo will ich hin in meinem Leben? Welchen Werten folge ich? Mit Achtsamkeit und Regulationskompetenzen zu eigenen und fremden Emotionen erhalten Teilnehmenden praktische Impulse und Handlungsmöglichkeiten, auf die sie in zukünftigen herausfordernden Situationen zurückgreifen können.

Während das Fördern der Selbstkompetenz als kurzfristiges Ziel innerhalb des Programms gelten kann, geht es langfristiger darum, Menschen in ihrer Resilienz zu stärken: Resilienz, also die Fähigkeit zur Aufrechterhaltung oder rascher Wiederherstellung psychischer Gesundheit während oder nach stressvollen Lebensereignissen (Kalisch, 2017), hat in den vergangenen Jahren als zentrales Konzept immer stärker in der Prävention und Gesundheitsförderung Einzug gehalten. Es gibt keinen Schutz vor kritischen, traumatischen und psychisch belastenden Lebenssituationen – doch wir können Heranwachsenden Kompetenzen und Handlungsalternativen an die Hand geben, auf die sie im Zweifelsfall zurückgreifen können. Als zentrale Resilienzfaktoren gelten soziale Unterstützung, Sport/Bewegung sowie eine ausgebildete Selbstwirksamkeit (Kalisch et al., 2015). Wer über ausreichende Ressourcen verfügt, kann auf Stressoren angemessen reagieren und durch funktionale Strategien kritische Lebenslagen und alltägliche Stressoren gesund bewältigen (vgl. das Transaktionale Stressmodell nach Lazarus, 1985). Resilienz wird als aktiver und dynamischer Prozess verstanden (Kalisch et al., 2015). Diese seelische Widerstandskraft zu fördern ist das Ziel von SystAm, das als transdiagnostischer Ansatz für unterschiedliche Kontexte skalierbar und adaptierbar ist.

1.3 Für wen ist das Training gedacht?

SystAm kann als Gruppencoaching in Gruppen von bis zu 15 Teilnehmenden in unterschiedlichen Kontexten durchgeführt werden: Es lässt sich als Veranstaltung in Schulen, Universitäten, Hochschulen für angewandte Wissenschaften und anderen Hochschulen, in Ausbildungsstätten, in Fördereinrichtungen von arbeitssuchenden Jugendlichen, in Jugendzentren und offenen Bildungshäusern implementieren. Es kann auch in der Begleitung von Therapien oder in Wohngruppen durchgeführt werden. Ein Einsatz als flankierende Maßnahme innerhalb von ambulanten oder stationären Behandlungsangeboten ist ebenso denkbar. Sprich: Überall dort, wo Jugendliche und junge Erwachsene leben und lernen, wo sie in ihrer Persönlichkeit und Entwicklung wachsen, können sie auch begleitet werden.

Als Präventionskonzept ist SystAm für gesunde, möglicherweise belastete, aber auf jeden Fall interessierte Teilnehmende ausgerichtet. Eine zusätzliche psychotherapeutische Begleitung muss kein Ausschlusskriterium. Die Teilnehmenden sollten jedoch für das Sich-Öffnen in der Gruppe bereit und für die Selbsterfahrung stabil genug sein. Idealerweise sollte die Teilnahme auf Freiwilligkeit basieren, die die intrinsische Motivation der Teilnehmenden erhöht und das Arbeiten an sich leichter und intensiver gestaltet. Als explizite Kontraindikationen sind eine akute psychotische oder manische Symptomatik oder akute Intoxikation zu nennen, auch psychosomatische Symptomatiken, wenn sie so stark ausgeprägt sind, dass ein kognitives selbsterfahrungsbezogenes Arbeiten nicht möglich ist. Jenseits dieser Fälle muss im Einzelfall entschieden werden, ob eine Teilnahme möglich und sinnvoll ist, sowie inwieweit die persönliche Bereitschaft und Motivation vorhanden ist, sich auf die Übungen einzulassen. Alle Übungen sind in einem systemischen Sinn als Angebote gedacht, die im Training zur Verfügung gestellt werden. Frei nach dem systemischen Grundsatz, dass sich Systeme nicht von außen verändern lassen, ist ein innerer Wandel nur durch Zutun der Teilnehmenden selbst möglich. Bei Zweifeln, ob SystAm für bestimmte Personen geeignet ist, kann dies durch ein Gespräch mit einem Therapeuten oder einer Therapeutin abgeklärt werden.

1.4 Rückmeldungen aus der Praxis

Im Folgenden möchte ich einen Ausschnitt in die Rückmeldungen von Teilnehmenden vergangener Kurse von SystAm geben. Insgesamt zeigte sich bei allen Durchgängen an der Johannes Gutenberg-Universität Mainz eine hohe Akzeptanz bei den Studierenden. Für die meisten Teilnehmenden war es das erste Mal an einem selbsterfahrungsorientierten Kurs in dieser Form innerhalb ihres Studiums teilzunehmen, der die persönliche Entwicklung in den Fokus stellt. Teils gab es schon Vorerfahrungen mit Yoga, Achtsamkeit oder bestimmten Entspannungstechniken. Die selbstselektierte Teilnehmendengruppe wies ähnliche Merkmale auf, wie viele andere freiwillige Präventions- und Interventionsprogramme. So fanden deutlich mehr Frauen als Männer ihren Weg zu SystAm. Bei den fachlichen Hintergründen gab es deutlich mehr Sozial- und Geisteswissenschafter*innen als Natur- oder Wirtschaftswissenschaftler*innen.

Die größten Herausforderungen von SystAm betrafen die Integration eines neuen Lernens in universitäre Abläufe sowie der Umgang mit unregelmäßiger Teilnahme. Gezwungenermaßen geben die universitäre Rahmenbedigungen starke Vorgaben bezüglich der zeitlichen Strukturen. Nicht immer lässt sich bezüglich organisatorischer und praktischer Fragen rein nach fachlichen Kriterien entscheiden, sondern das Programm muss sich den gegebenen Strukturen anpassen. Dies wird vermutlich auch für andere Anwendungsbereiche so sein. Dennoch zeigte sich in dieser ersten Anwendung der Erfolg eines solchen Programms, das gerade zu Beginn den einen oder anderen auch überzeugen muss. Ebenso herausfordernd ist der Umgang mit Teilnehmenden, die eher geschickt als selbst gewählt teilnehmen, und die daher möglicherweise nur unregelmäßig teilnehmen. Inwieweit eine Anwesenheitspflicht sinnhaft und überhaupt möglich ist, ist jeweils im Einzelfall zu entscheiden. Dennoch zeigte sich auch bei vergangenen Kursen, dass Teilnehmende zunächst extrinsisch motiviert teilnahmen, jedoch durch die Erfahrungen im Kurs die intrinsische Motivation stieg.

Bei der Frage nach den besonders wertvollen Aspekten des Trainings stand der Austausch mit anderen und das Hören der Erfahrungen anderer an erster Stelle. Dicht gefolgt von den Selbsterfahrungsübungen und Selbstreflexionen im Einzelnen sowie den psychoedukativen Inputs. In den Rückmeldungen der Teilnehmenden reflektieren sich zentrale Überzeugungen des Programms. So schreibt eine Teilnehmende: „*Am stärksten nehme ich die Erlaubnis mir gegenüber mit, Gefühlen ihre Berechtigung einzuräumen und mit ihnen umzugehen. Ich fühle mich innerlich stärker und ruhiger.*"

Es zeigte sich, dass der Austausch mit anderen, das Erleben, dass andere mit ähnlichen oder vergleichbaren Gedanken, Gefühlen oder Impulsen umzugehen hatten, allein schon ein Wirkfaktor war. Jungen Heranwachsenden die Möglichkeit zu geben, über das eigene Innenleben zu sprechen, in einem geschützten Rahmen, angeleitet durch eine Fachkraft, sollte in seiner Bedeutsamkeit nicht unterschätzt werden: „*Am stärksten in Erinnerung habe ich die Momente/Aufgabenreflexionen, wenn wir zusammen im Stuhlkreis saßen und mehr und mehr von uns ihre Gedanken und Erfahrungen geteilt haben. Man fühlt sich sehr verbunden mit quasi Fremden und das hat eine tolle Umgebung geschaffen. Auch die Aufgaben in kleinen Gruppen, in denen man über Dinge reden konnte und, vor allem, gehört wurde, haben gutgetan. Danke für diese Möglichkeiten.*" Schnell kommt so eine starke Verbundenheit zustande, durch die die Teilnehmenden sehr eng zusammenwachsen. Die Intimität und das Teilen von inneren Empfindungen und Gedanken erfordert auf der einen Seite Mut und Offenheit, wird aber auf der anderen Seite mit Wertschätzung und Anerkennung belohnt. Die Teilnehmenden lernen ebenso voneinander, wie sie von der Kursleitung lernen. Ein weiterer Teilnehmer schreibt: „*Dass ich gemerkt habe, dass ich nicht alleine bin und in verschiedene Geschichten eintauchen konnte und sah, dass viele mit ähnlichen Thematiken ganz anders umgehen. Ich habe mich mit sehr vielen sehr verbunden gefühlt und das war unglaublich wertvoll.*"

Auch der Perspektivenwechsel zur Lösungsorientierung schien durch die Übungen und Diskussionen anzukommen: „*Nicht so sehr auf die Ursache zu fokussieren, sondern vielmehr den Fokus darauf zu legen: Was kann ich tun, dass es mir besser geht?*" Einschränkend wurde genannt, dass die Teilnehmenden hinreichend psychisch stabil und offen sein sollten, um am Kurs angemessen teilnehmen zu können: „*Man muss sich jedoch auf den Kurs einlassen und sich insbesondere gegenüber selbst offenbaren. Oftmals geht das einher mit einem starken Gefühl des Aufgewühlt-Seins, weshalb ich den Kurs nur jemandem empfehlen würde, dem die Reflexion zugänglich ist.*"

Alle befragten Studierenden aus dem Wintersemester 2022/2023 erachteten die Inhalte als erheblich oder sehr relevant für die persönliche Entwicklung. Die Idee, ein solches Programm an der Universität anzubieten, erforderte zwar etwas Mut und an bestimmten Stellen Überzeugungskraft, jedoch waren die Teilnehmenden sogleich von der Idee angesprochen. Gleichzeitig ist es das Ziel von SystAm, einen Raum für psychische Themen zu öffnen und möglichst früh Belastungen und Stress aufzugreifen und diesen in einem geeigneten Rahmen zu begegnen: „*Der Austausch mit anderen hat es mir erleichtert, mich weiter zu öffnen, zu reflektieren und selbst über bestimmte Dinge nachzudenken. Die Übungen ergänzend dazu waren auch super. Auch wenn es mir mental die letzten Wochen wieder etwas schlechter ging, konnte ich jedoch stets etwas aus diesem Kurs rausziehen und anwenden und vor allen Dingen finde ich es unfassbar wichtig, mentale Themen zu enttabuisieren und geeignete Angebote zu schaffen, die die Studierenden wahrnehmen* *können.*“ Es wäre nur wünschenswert, wenn das selbstbezogene Lernen auch in der schulischen und außerschulischen Bildung verstärkt in den Fokus rückt. SystAm versteht sich als ein mögliches Angebot hierfür, um Praktiker*innen das Angebot zu erleichtern.

Literatur

Abrahams, L., Pancorbo, G., Primi, R., Santos, D., Kyllonen, P., John, O. P. & Fruyt, F. de (2019). Social-emotional skill assessment in children and adolescents: Advances and challenges in personality, clinical, and educational contexts. *Psychological Assessment, 31*(4), 460–473. https://doi.org/10.1037/pas0000591

Allen, A. B., Goldwasser, E. R. & Leary, M. R. (2012). Self-compassion and well-being among older adults. *Self and Identity, 11*(4), 428–453. https://doi.org/10.1080/15298868.2011.595082

Bergner, S. (2020). Being smart is not enough: Personality traits and vocational interests incrementally predict intention, status and success of leaders and entrepreneurs beyond cognitive ability. *Frontiers in Psychology, 11*, 204. https://doi.org/10.3389/fpsyg.2020.00204

Edin, P.-A., Fredriksson, P., Nybom, M. & Öckert, B. (2022). The rising return to noncognitive skill. *American Economic Journal: Applied Economics, 14*(2), 78–100. https://doi.org/10.1257/app.20190199

Ergün, N., Özkan, Z. & Griffiths, M. D. (2023). Social media addiction and poor mental health: Examining the mediating roles of internet addiction and phubbing. *Psychological Reports, 0*(0), 1–21.

Heckman, J. J. & Kautz, T. (2012). Hard evidence on soft skills. *Labour Economics, 19*(4), 451–464. https://doi.org/10.1016/j.labeco.2012.05.014

Heilmann, V. K., Brähler, E., Hinz, A., Schmutzer, G. & Gumz, A. (2015). Psychische Belastung, Beratungsbedarf und Inanspruchnahme professioneller Hilfe unter Studierenden. *Psychother. Psychos. Med. Psychol., 65*(3–4), 99–103. https://doi.org/10.1055/s-0034-1394458

Hoffman, D. M. (2009). Reflecting on social emotional learning: A critical perspective on trends in the United States. *Review of Educational Research, 79*(2), 533–556. https://doi.org/10.3102/0034654308325184

Kalisch, R. (2017). *Der resiliente Mensch: Wie wir Krisen erleben und bewältigen*. eBook Berlin Verlag.

Kalisch, R., Müller, M. B. & Tüscher, O. (2015). A conceptual framework for the neurobiological study of resilience. *Behavioral and Brain Sciences, 38*, e92. https://doi.org/10.1017/s0140525x1400082x

Kautz, T., Heckman, J., Diris, R., Weel, B. ter & Borghans, L. (2014). Fostering and measuring skills: Improving cognitive and non-cognitive skills to promote lifetime success. *National Bureau of Economic Research.* Vorab-Onlinepublikation. https://doi.org/10.3386/w20749

Kultusministerkonferenz. (2007). *Handreichung für die Erarbeitung von Rahmenlehrplänen der Kultusministerkonferenz für den berufsbezogenen Unterricht in der Berufsschule und ihre Abstimmung mit Ausbildungsordnungen des Bundes für anerkannte Ausbildungsberufe.*

Lazarus, R. S. (1985). The psychology of stress and coping. *Issues in Mental Health Nursing, 7*(1–4), 399–418.

Middendorff, E., Apolinarski, B., Becker, K., Bornkessel, P., Brandt, T., Heißenberg, S. & Poskowsky, J. (2017). *Die wirtschaftliche und soziale Lage der Studierenden in Deutschland 2016: Zusammenfassung zur 21. Sozialerhebung des Deutschen Studentenwerks durchgeführt vom Deutschen Zentrum für Hochschul- und Wissenschaftsforschung.* Bonn und Berlin: BMBF.

OECD. (2015). *Skills for social progress.* https://www.oecd-ilibrary.org/content/publication/9789264226159-en. Zugegriffen am 02. Oktober 2024.

Orben, A. & Blakemore, S.-J. (2023). How social media affects teen mental health: A missing link. *Nature, 614*(7948), 410–412. https://doi.org/10.1038/d41586-023-00402-9

Popat, A. & Tarrant, C. (2023). Exploring adolescents‘ perspectives on social media and mental health and well-being – A qualitative literature review. *Clinical Child Psychology and Psychiatry, 28*(1), 323–337. https://doi.org/10.1177/13591045221092884

Rahm, T. & Heise, E. (2019). Teaching happiness to teachers: Development and evaluation of a training in subjective well-being. *Frontiers in Psychology, 10*, 2703. https://doi.org/10.3389/fpsyg.2019.02703

Reich, G. & Cierpka, M. (2017). Studieren(de) als Herausforderung. *Psychotherapeut, 62*(5), 393–394. https://doi.org/10.1007/s00278-017-0218-4

Rosen, J. A., Glennie, E. J., Dalton, B. W., Lennon, J. M. & Bozick, R. N. (2010). *Noncognitive skills in the classroom: New perspectives on educational research.* RTI Press. https://doi.org/10.3768/rtipress.2010.bk.0004.1009

Schaarschmidt, U. (Hrsg.). (2004). *Halbtagsjobber? Psychische Gesundheit im Lehrerberuf – Analyse eines veränderungsbedürftigen Zustandes.* Beltz Wissenschaft.

Schoon, I. (2021). Towards an integrative taxonomy of social-emotional competences. *Frontiers in Psychology, 12*, 515313. https://doi.org/10.3389/fpsyg.2021.515313

Techniker Krankenkasse. (2015). *Gesundheitsreport.* https://www.tk.de/resource/blob/2026676/cfc25bd5aec0a734d6f2c89b1929fb1b/gesundheitsreport-2015-data.pdf. Zugegriffen am 04. Oktober 2024.

Weinert, F. E. (2001). Concept of competence: A conceptual clarification. In D. S. Rychen (Hrsg.), *Defining and selecting key competencies* (S. 45–65). Hogrefe & Huber.

Ausgangslage & Motivation 2

2.1 Emerging Adulthood – Eine besondere Lebensphase der Identitätsfindung und Selbstfokussierung

Lange Zeit dominierte innerhalb der Entwicklungspsychologie die Annahme, dass nach der Adoleszenz-Phase, die von Pubertätsanfang bis zu den späten Teenagerjahren oder frühen 20er-Jahre andauerte, Menschen in die Phase des jungen Erwachsenseins eintraten. Diese Vorstellung finden wir beispielsweise bei der populären Entwicklungstheorie von Erik Erikson (1994). Erikson verstand in seinem Stufenmodell der psychosozialen Entwicklung das Jugendalter sowie das junge Erwachsenensein als in sich abgeschlossene Stufen. Während in ersterer Phase Identitätsfindung an erster Stelle der Entwicklungsaufgaben steht, ist bei jungen Erwachsenen der Aufbau stabiler, intimer Beziehungen aus entwicklungspsychologischer Sicht die primäre Anforderung. Diese Konzeption schien im vergangenen 20. Jahrhundert durchaus zuzutreffen, traten die meisten Menschen in industrialisierten Gesellschaften doch mit Anfang/Mitte Zwanzig in den Arbeitsmarkt ein, heirateten und gründeten bald eine Familie (Parker & Stepler, 2022). Frauen in den 1960er-Jahren in den USA heirateten durchschnittlich im Alter von 20 Jahren, Männer im Alter von 23 Jahren. Jedoch stieg das mittlere Heiratsalter ab den 1970er-Jahren bis heute stetig an. Im Jahr 2021 heirateten Frauen durchschnittlich mit 28 und Männer mit 30 Jahren. Damit einher geht auch eine längere Phase der postsekundären Bildung und ein späterer Eintritt in den Arbeitsmarkt (Arnett et al., 2014). Tertiäre, berufsbegleitende Bildung ist ebenso üblicher geworden.

Menschen zwischen 20 und 29 in der heutigen Zeit fokussieren verstärkt das Erleben und Entdecken unterschiedlicher Lebenswelten und Identitäten. Beständige Erwachsenenrollen werden eher später verbindlich eingenommen. Umorientierungen, Berufswechsel, längere Reisen oder Praktika in unterschiedlichen Bereichen sind in dieser Lebensphase nicht ungewöhnlich. Junge Menschen scheinen zwischen Adoleszenz und jungem Er-

S. F. Tran-Huu, *Resilienz und psychologisches Wohlbefinden junger Erwachsener fördern*, https://doi.org/10.1007/978-3-658-46965-8_2

wachsenenalter in unserer Gesellschaft und in unserer heutigen Zeit eine eigenständige Phase zu durchlaufen, für die Jeffrey J. Arnett (2007a) den Begriff *emerging adulthood* prägte. *Emerging adulthood* vereint spezifische Charakteristika: Diese Lebensperiode sei von Instabilität und Selbstfokussierung geprägt, von einem Gefühl „zwischendrin" zu sein – nicht mehr jugendlich, und doch noch nicht ganz erwachsen, so Arnett. Auf der anderen Seite eröffnet sich jungen Heranwachsenden eine Fülle an Möglichkeiten sich auszuprobieren und unterschiedliche Welten zu betreten. Eine stärkere Festlegung auf einen Lebensentwurf wird so nach hinten verschoben (Arnett, 2007b). Heranwachsende übernehmen zwar mehr Verantwortung als in ihrer Jugend und leben in eigenständigen Haushalten, sind jedoch durch längere Ausbildungszeiten finanziell weiterhin abhängig. Die Transition in die Erwachsenenrolle ist unabdingbar mit Diskontinuitäten und Brüchen verbunden (Seiffge-Krenke, 2013). Die Fokussierung auf sich selbst und die Konzentration auf Selbstfindung ist daher keineswegs als egoistisch oder abwertend zu verstehen. Es ist ein notwendiger Prozess in einer immer unüberschaubareren Zeit und Gesellschaft.

SystAm schließt an die Lebensphase des *emerging adulthoods* an und wurde hierfür spezifisch konzipiert. Damit impliziert sind zum einen die Annahme, dass diese Lebensphase besonders geeignet ist, bestimmte selbstbezogenen Kompetenzen zu fördern, zum anderen die Idee, dass gerade zu dieser Lebensphase ein Bedarf für eine solche präventive Förderung besteht. Dieser Bedarf speist sich auf der einen Seite aus alarmierenden Beobachtungen zur psychischen Gesundheit Heranwachsender, auf der anderen Seite aus der hohen Bedeutsamkeit selbstbezogener Kompetenzen für den weiteren Lebensweg, in beruflicher wie auch persönlicher Hinsicht.

2.2 Zur psychischen Gesundheit und Wohlbefinden von Heranwachsenden

Bei einem vertieften Blick in die aktuelle Forschungsliteratur zur psychischen Gesundheit junger Heranwachsender wird deutlich, dass hier eine besonders vulnerable Zeitspanne vorliegt, die das Risiko psychischer Erkrankung erhöht. Gleichzeitig ist die Empfänglichkeit für neue Sichtweisen auf sich gesteigert und alternative, neue Ideen und Impulse leichter anschlussfähig. Heranwachsende befinden sich bereits auf einem Weg der Selbstfindung, der innere Zweifel und Unsicherheiten hervorrufen kann. Die noch nicht vorhandene Festigkeit im Selbstbild und hinsichtlich Regulationskompetenzen kann zu einer erhöhten psychischen Belastung führen. Andererseits bildet die Suchbewegung und die Bereitschaft, neue Rollen, Lebensmodelle und Kontexte auszuprobieren, die geeigneten Voraussetzungen für ein selbstbezogenes Trainingsprogramm.

Gesundheit wird im Weiteren als mehr als das Fehlen psychischer Störungen (World Health Organization, 2018) verstanden. Nach dem ganzheitlichen Verständnis der WHO wird psychische Gesundheit als ein „Zustand des Wohlbefindens, in dem ein Individuum seine eigenen Fähigkeiten erkennt, mit den normalen Belastungen des Lebens zurechtkommt, produktiv arbeiten kann und in der Lage ist, einen Beitrag für seine Gemeinschaft zu leisten“ (World Health Organization, S. 12) definiert. Mit diesem Verständnis im Hinterkopf lässt sich zunächst auf Statistiken zur Verbreitung von psychischen Störungen blicken. Die Lebenszeitprävalenz psychischer Erkrankungen liegt bei etwa 35 %, die 12-Monats-Prävalenz innerhalb einer Studierendenpopulation liegt bei etwa 31 % (Auerbach et al., 2018). Die Zahl der depressiven Symptome bei Teenagern in den USA stieg von 2012 bis 2018 deutlich an (K. M. Keyes et al., 2019), insbesondere bei Mädchen. Diese alarmierenden Zahlen stammen noch von der Zeit vor der Corona-Pandemie. Welche Auswirkungen diese auf die psychische Gesundheit der Einzelnen hatte, wurde in zahlreichen Studien erfasst, die teils zu unterschiedlichen Ergebnissen kamen. Lemyre und Kollegen (2023) fassen die Ergebnisse ihrer Meta-Analyse von Langzeitstudien dahingehend zusammen, dass insbesondere zu Anfang der Pandemie die Belastung anstieg und das psychische Wohlbefinden sank. Zu späteren Zeitpunkten der Pandemie adaptierten sich scheinbar viele an die veränderte Situation. Die unterschiedlichen Studien, die in die Meta-Analyse einflossen, kommen hierzu jedoch teils zu unterschiedlichen Ergebnissen. Gleichzeitig ist der Blick auf das Erkrankungsalter bei psychischen Störungen interessant, welches bei etwa zwei Drittel aller psychischen Störungen vor dem 25. Lebensjahr liegt (Solmi et al., 2022). McGrath und Kollegen (2023) kommen auf Grundlage einer Studie von über 150.000 Menschen in 29 Ländern zu dem Schluss, dass im Alter von 75 Jahren die Hälfte aller Menschen zumindest an einer psychischen Störung erkrankt sein werden. Den Median im Erkrankungsalter halten sie für Männer bei 19 Jahren, für Frauen bei 20 Jahren fest. Psychische Störungen sind durch ein komplexes Zusammenspiel von genetischen, persönlichen, sozialen, umweltbezogenen und gesellschaftlichen Faktoren bedingt. Nach einer aktuellen Studie von Marx und Kollegen (2023) sind Jugendliche und junge Erwachsene verstärkt von depressiven Störungen betroffen, wobei sich Alter als ein Risikofaktor determinieren lässt. Diese empirischen Ergebnisse bestätigen den Bedarf an Präventions- und Interventionsangeboten für junge Heranwachsende. Sie bringen jedoch lediglich einen bestimmten Ausschnitt ans Licht. Denn eine niedrige mentale Zufriedenheit und ein geringes Wohlbefinden können wir unter Umständen auch bei Personen finden, die nicht unter die Diagnostikkriterien für psychische Störungen fallen.

Für eine ganzheitlichere Perspektive auf das Wohlbefinden Heranwachsender lohnt sich der Blick auf die differenzierten Auswirkungen der spezifischen Lebensphase auf die psychische Gesundheit. Denn die Charakteristiken dieser Lebensphase führen verstärkt zu Unsicherheiten und Zweifeln, die wiederum das Wohlbefinden beeinträchtigen können (Arnett et al., 2014). Zugrunde liegt die Annahme eines bidirektionalen Zusammenhangs zwischen Identitätsdiffusion und psychosomatischen Symptomen wie Depression, Ängsten und Essstörungen (Potterton et al., 2022). Studien zeigten, dass Heranwachsende ein höheres Risiko für psychiatrische Symptome aufweisen (Kessler et al., 2005). Hudson und Kollegen (2019) konnten nachweisen, dass das Wohlbefinden im jungen Erwachsenenalter sinkt und erst wieder im mittleren Erwachsenenalter ansteigt, und auch an anderer Stelle zeigt sich, dass in der Jugendzeit depressive Symptome eher zunehmen (Wight et al., 2004). Dennoch müssen ebenso Studien miteinbezogen werden, die zeigen, dass die Zusammenhänge komplexer sind: So konnten Potterton und Kollegen (2022) in ihrer

Meta-Analyse von Studien zu Identitätskonfusion und psychopathologischen Symptomen nicht gesichert nachweisen, dass in dieser Phase höhere Symptomatiken wiederzufinden sind. In ähnlicher Weise konnte in einer kanadischen Längsschnittstudie ein signifikanter Abfall an depressiven Symptomen und ein signifikanter Anstieg an Selbstwertgefühl in dieser Lebensphase beobachtet werden (Galambos et al., 2006).

Um diese sich zum Teil widersprechenden Ergebnisse einzusortieren, lohnt es sich, auf die theoretisch-konzeptionelle Seite des Konstrukts Wohlbefinden zu schauen – was genau meinen wir, wenn wir davon sprechen, dass jemand ein „hohes Wohlbefinden“ aufweist? Das Konstrukt Wohlbefinden wurde in der Vergangenheit auf zwei unterschiedliche Weisen verstanden und damit auch forschungstechnisch verfolgt. Das subjektive Wohlbefinden (SWB) konzentriert sich auf affektive Zustände und die allgemeine Lebenszufriedenheit und bezeichnet eine kognitive und/oder affektive Einschätzung des eigenen Lebens als Ganzes (Diener et al., 2017; Diener, Lucas & Oishi, 2018). Laut Ed Diener (2009) kann das subjektive Wohlbefinden in drei Komponenten differenziert werden: eine kognitive Dimension der Lebenszufriedenheit und zwei affektive Dimensionen, das Vorkommen positiver bzw. negativer Affekte. Wenn wir also jemanden danach fragen, wie es ihm tagtäglich geht und ob er im Allgemeinen zufrieden ist, messen wir eher das subjektive Wohlbefinden. Wenn wir dagegen darauf blicken, ob jemand sich erfüllt fühlt, den Eindruck hat, das Leben in all seinen Facetten auszukosten und einen Sinn in seinem Tun zu sehen, fokussieren wir einen anderen Aspekt: Das psychologische Wohlbefinden (PWB) berücksichtigt verstärkt Konzepte wie Selbstverwirklichung, Sinnhaftigkeit im Leben und wertebasierte Lebensgestaltung (Ryff, 1989; Ryff & Singer, 1998). Carol Ryff (1989) prägte diesen Forschungszweig mit ihrem Ansatz, in dem sie das psychologische Wohlbefinden auf sechs Dimensionen herunterbrach (Selbstakzeptanz, Lebenssinn, Autonomie, Umweltbeherrschung, persönliches Wachstum und positive Beziehungen). Sie stützt sich auf klassische psychologische Modelle wie Abraham Maslows (1968) Konzept der Selbstverwirklichung, Carl Rogers (1961) Konzept einer voll funktionsfähigen Person oder Gordon Allports (1961) Konzept der Reife. Psychologisches Wohlbefinden umfasst die Wahrnehmung von Sinn und Zweck im Leben, wie stark die Beziehungen zu anderen sind und ob jemand sich selbst als Person akzeptiert, und kann als positives psychologisches Kapital interpretiert werden (Luthans & Avey, James B. Avolio, Bruce J. Peterson, Suzanne J., 2010; Luthans et al., 2007).

Subjektives und psychologisches Wohlbefinden sind korrelierte, jedoch empirisch unterschiedliche Konzepte (Joshanloo, 2016). Wer hohe Sinnhaftigkeit empfindet und kohärent nach den eigenen Werten lebt, kann, muss aber nicht zufrieden mit seinem Leben sein. Im Zweifelsfall kann dies mit erhöhtem negativem Affekt einhergehen oder mit größerem Stress und Anstrengung. Man denke an Aktivisten, die sich ungeachtet eigener persönlicher Nachteile für Gesundheit und Zukunftschancen für ihre Ideale und Werte einsetzen, und unter Umständen große Abstriche im eigenen Erleben von positiven Emotionen in Kauf nehmen, während sie verstärkt negative Emotionen erleben. Der Oberbegriff Wohlbefinden umfasst als multidimensionales Konstrukt eine eher hedonische Sichtweise (Zufriedenheit) und einen eudaimonischen Aspekt (Erfüllung mit dem Leben). Glücklich sein und das Leben als sinnvoll zu empfinden überschneiden sich zwar, dennoch gibt es entscheidende Unterschiede (Baumeister et al., 2013): Glück ist eher gegenwartsorientiert, während Sinnhaftigkeit stärker Vergangenheits- und Zukunftsorientierung integriert. Menschen mit höherer Sinnhaftigkeit können jedoch ein höheres Maß an Sorgen, Ängsten und Stress erleben (Baumeister et al., 2013). Beide sind als Zielvorstellungen und erwünschte Ergebnisse von psychologischen Interventionen von großer Relevanz – Menschen in ihrem Wohlbefinden vollumfassend auf unterschiedlichen Dimensionen zu stärken.

Die psychische Gesundheit hängt mit dem Wohlbefinden zusammen, dennoch müssen beide als separate Konstrukte verstanden werden. Empirische Studien zeigen, dass psychologisches wie auch subjektives Wohlbefinden in engem Zusammenhang mit Maßen der psychischen Gesundheit stehen. Es konnten synchrone und diachrone Vorteile für beide Konstrukte dokumentiert wurden (Hill & Turiano, 2014; C. L. M. Keyes et al., 2010). Zu diesen Vorteilen gehören positive psychologische und physische Ergebnisse, wie beispielweise eine effektive Bewältigung von kritischen äußeren Anforderungen und allgemeine Gesundheit (Lyubomirsky et al., 2005). Beispielsweise war die Wahrscheinlichkeit, dass Menschen mit niedrigem PWB 10 Jahre später depressive Symptome zeigten 7,16-mal höher (Wood & Joseph, 2010). SWB scheint stärker von emotionalen Erfahrungen und Situationsaspekten beeinflusst zu werden, die je nach Zeit und Kontext stärker variieren. Ein höheres subjektives Wohlbefinden ist mit besserer körperlicher Gesundheit, höherer Arbeitsleistung, besseren zwischenmenschlichen Beziehungen und Langlebigkeit verbunden (Diener, Oishi & Tay, 2018). Das psychologische Wohlbefinden basiert auf eher auf tieferliegenden Fähigkeiten und Persönlichkeitseigenschaften, was vermutlich zu einem höheren Maß an Stabilität des Wohlbefindens über die Zeit führt (Steger, 2016).

Wie lässt sich das Wohlbefinden nun gezielt fördern? Um hier eine Antwort zu finden, wollen wir uns erst der Frage zuwenden, welche Determinanten es gibt, die das Wohlbefinden erklären. Nach Kämpfer (2014) lassen sich unterschiedliche Erklärungsansätze zusammenfassen: Der Top-Down-Ansatz geht davon aus, dass beim Wohlbefinden eher die inneren Bedingungen ausschlaggebend sind. Der Bottom-Up-Ansatz dagegen stellt die äußeren Lebensbedingungen in den Vordergrund, die mit absoluten Standards verglichen werden. Laut dem Diskrepanz-Ansatz orientieren sich Menschen eher an eigenen Werten, Lebenszielen und Aspirationen, vergleichen also äußere Bedingungen mit relativen Standards. Klar wird, dass je mehr Ressourcen jemand hat – sozial, finanziell, gesundheitlich, materiell – desto höher sollte das Wohlbefinden sein. Materielle, finanzielle Ressourcen, also äußere Bedingungen, lassen sich kaum durch ein Training beeinflussen. Dagegen lassen sich innere Ressourcen, Einstellungen, Lebensziele, Werte und Aspirationen durchaus in den Blick nehmen. In SystAm wird daher die Förderung von positiven Emotionen und das Herausarbeiten der Stärken und bereits positiv eingeschätzten Aspekte des eigenen Lebens fokussiert. Darüber hinaus wird an eigenen Werten und Zielen im Leben gearbeitet, um die Sinnhaftigkeit und die Bedeutsamkeit des eigenen Handelns zu stärken. Auch die sozialen Ressourcen, die Förderung von Beziehungen und des sozialen Netzwerks werden in den Blick genommen. Achtsamkeit und die Arbeit an einer kognitiven Wahrnehmungsebene steigern die Aufmerksamkeit für das Positive und stärken so das Wohlbefinden. Durch Perspektivenwechsel und intensiven Austausch wird der eigene Horizont erweitert.

2.3 Zur Bedeutsamkeit und Förderung selbstbezogener Kompetenzen

In Praxis und Forschung setzt sich immer mehr das Bewusstsein durch, dass die Art und Weise, wie Menschen mit sich, ihren Gefühlen und ihrer Umwelt umgehen (können), entscheidend für viele verschiedene Aspekte ist. Zum einen wirken sie auf die persönliche Entwicklung und das Aufbauen und Halten langfristiger Beziehungen, zum anderen sind sie langfristig entscheidend für das persönliche Wohlbefinden und die mentale Gesundheit. Selbst- und fremdbezogene Kompetenzen sind aber auch mitentscheidend für den Erfolg auf dem Arbeitsmarkt und als wichtige Prädiktoren für Berufserfolg mindestens genauso wichtig wie Fachkompetenzen (Heckman & Kautz, 2012). So hängen sozial-emotionale Kompetenzen eng mit dem Bildungsniveau zusammen (Lundberg, 2018). Empirische Studien zeigen zudem, dass sie auch im Laufe der Jahre für den Erfolg auf dem Arbeitsmarkt immer bedeutsamer wurden (Edin et al., 2022) – der Einkommensertrag bei non-kognitiven Kompetenzen hat sich zwischen 1992 und 2013 verdoppelt, während er bei den kognitiven Fähigkeiten stabil geblieben ist. Zudem ist anzunehmen, dass die Bedeutung von sozialen Fertigkeiten auf dem Arbeitsmarkt durch die technologischen Veränderungen und die wandelnden Anforderungen noch wachsen wird (Deming, 2017). Da die Automatisierung vieler Aufgaben nicht auf soziale Interaktionen übertragen werden kann, wird die Wichtigkeit von sozialen Fertigkeiten steigen. Was zukünftige Arbeitnehmer*innen also leisten müssen, ist breiter und facettenreicher. Als Credo für ein weiteres Verständnis davon, welche Kompetenzen gelehrt werden sollten, ruft die Wirtschaftswissenschaftlerin Shelly Lundberg daher aus: „moving beyond brains and brawn to incorporate a broad set of psychosocial capabilities“ (Lundberg, 2018, S. 219).

Nun stellt sich die Frage, welche Wirkmechanismen diesen Zusammenhängen zugrunde liegen und was daraus für die Praxis folgt. „Skills beget skills“ (OECD, 2015, S. 131) – so die vereinfachte Quintessenz der OECD. Kognitive und sozial-emotionale Kompetenzen sind eng miteinander verzahnt und bedingen sich in einem Wechselwirkungsprozess gegenseitig (OECD, 2015). Wenn junge Menschen höheres Selbstvertrauen und eine starke innere Überzeugung über ihr eigenes Potenzial aufweisen, werden sie sich verstärkt herausfordernden und anspruchsvollen Situationen in Schule und Ausbildung stellen. Kinder und Jugendliche mit höherer Selbstwirksamkeit zeigen offensiveres Verhalten, trauen sich zu, mehr zu fragen, explorieren mehr und erhalten dadurch mehr Input von Lehrkräften, Erziehungspersonen und dem weiteren Umfeld. Zudem wirken sich Erfolge und fachliche wie auch persönliche Lernerfahrungen wiederum positiv auf das innere Selbstbild junger Menschen aus. Sie motivieren gleichzeitig für ein weiteres Ausprobieren und das Testen anderer, neuer Kontexte und Bereiche. So erhöht sich auch die Möglichkeit für junge Menschen, Erfolgserlebnisse zu haben und bisher verborgene Kompetenzen und Talente zu entdecken.

Auf Grund dieser Befundlage mehren sich die Stimmen, die sich für extracurriculare Präventionsprogramme mit dem Fokus der Entwicklung sozial-emotionaler Kompetenzen aussprechen, die die fachlichen Lernumgebungen der jungen Menschen ergänzen (Durlak et al., 2011). Auch die OECD (2015) befürwortet, soziale und emotionale Kompetenzen im Bereich der Bildung stärker zu beachten und einzubeziehen, um die mentale Gesundheit von Jugendlichen und jungen Erwachsenen zu fördern. Laut der OECD (2015) ist eine frühe Förderung von sozial-emotionalen Fähigkeiten der Schlüssel zur Verbesserung der Lebensumstände von benachteiligten Bevölkerungsgruppen. Dies kann neben dem familiären Kontext auch in Schule und in der sozialen Gemeinschaft geschehen. Zudem könnten so sozioökonomische Ungleichheiten reduziert werden. Zur Förderung von kognitiven Fähigkeiten scheint das frühe Kindheitsalter am geeignetsten zu sein, während die Förderung emotionaler und sozialer Kompetenzen am ehesten in der späten Kindheit und Jugend stattfinden sollte (OECD, 2015, S. 131).

Die Idee hinter SystAm ist es also, selbstbezogene Kompetenzen zu fördern, um damit zum einen die psychische Gesundheit zu stärken. Zum anderen sollen weitere Konstrukte wie Selbstwirksamkeit und Resilienz gefördert werden, um so indirekt auf die persönliche wie berufliche Entwicklung positiv einzuwirken. Wir wollen dies in den Kontexten tun, in denen junge Heranwachsende sich sowieso aufhalten – in Ausbildung, Schule und Hochschule, und den Lernhorizont bewusst erweitern.

Literatur

Allport, G. W. (1961). *Pattern and growth in personality*. Holt, Reinhart & Winston.

Arnett, J. J. (2007a). Emerging adulthood: What is it, and what is it good for? *Child Development Perspectives*, *1*(2), 68–73.

Arnett, J. J. (2007b). The long and leisurely route: Coming of age in Europe today. *Current History*, *106*(698), 130–136.

Arnett, J. J., Žukauskienė, R. & Sugimura, K. (2014). The new life stage of emerging adulthood at ages 18–29 years: implications for mental health. *The Lancet Psychiatry*, *1*(7), 569–576. https://doi.org/10.1016/S2215-0366(14)00080-7

Auerbach, R. P., Mortier, P., Bruffaerts, R., Alonso, J., Benjet, C., Cuijpers, P., Demyttenaere, K., Ebert, D. D., Green, J. G., Hasking, P., Murray, E., Nock, M. K., Pinder-Amaker, S., Sampson, N. A., Stein, D. J., Vilagut G., Zaslavsky, A. M. & Kessler, R. C. (2018). WHO World Mental Health Surveys International College Student Project: Prevalence and distribution of mental disorders. *Journal of Abnormal Psychology*, *127*(7), 623–638. https://doi.org/10.1037/abn0000362

Baumeister, R. F., Vohs, K. D., Aaker, J. L. & Garbinsky, E. N. (2013). Some key differences between a happy life and a meaningful life. *Journal of Positive Psychology*, *8*(6), 49–60.

Deming, D. J. (2017). The growing importance of social skills in the labor market. *The Quarterly Journal of Economics*, *132*(4), 1593–1640. https://doi.org/10.1093/qje/qjx022

Diener, E. (2009). *Assessing well-being: The collected works of Ed Diener* (Bd. 39). Springer Science & Business Media.

Diener, E., Heintzelman, S. J., Kushlev, K., Tay, L., Wirtz, D., Lutes, L. D. & Oishi, S. (2017). Findings all psychologists should know from the new science on subjective well-being. *Canadian Psychology/Psychologie canadienne*, *58*(2), 87–104. https://doi.org/10.1037/cap0000063

Diener, E., Lucas, R. E. & Oishi, S. (2018). Advances and open questions in the science of subjective well-being. *Collabra. Psychology*, *4*(1). https://doi.org/10.1525/collabra.115

Diener, E., Oishi, S. & Tay, L. (2018). Advances in subjective well-being research. *Nature Human Behaviour*, *2*(4), 253–260.

Durlak, J. A., Weissberg, R. P., Dymnicki, A. B., Taylor, R. D. & Schellinger, K. B. (2011). The impact of enhancing students' social and emotional learning: A meta-analysis of school-based universal interventions. *Child Development*, *82*(1), 405–432.

Edin, P.-A., Fredriksson, P., Nybom, M. & Öckert, B. (2022). The rising return to noncognitive skill. *American Economic Journal: Applied Economics*, *14*(2), 78–100. https://doi.org/10.1257/app.20190199

Erikson, E. H. (1994). *Identity and the Life Cycle*. W. W. Norton & Company.

Galambos, N. L., Barker, E. T. & Krahn, H. J. (2006). Depression, self-esteem, and anger in emerging adulthood: Seven-year trajectories. *Developmental Psychology*, *42*(2), 350–365. https://doi.org/10.1037/0012-1649.42.2.350

Heckman, J. J. & Kautz, T. (2012). Hard evidence on soft skills. *Labour Economics*, *19*(4), 451–464. https://doi.org/10.1016/j.labeco.2012.05.014

Hill, P. L. & Turiano, N. A. (2014). Purpose in life as a predictor of mortality across adulthood. *Psychological Science*, *25*(7), 1482–1486. https://doi.org/10.1177/0956797614531799

Hudson, N. W., Lucas, R. E. & Donnellan, M. B. (2019). The development of subjective well-being across the lifespan. In D. P. McAdams, R. L. Shiner, & J. L. Tackett (Hrsg.), *Handbook of personality development* (S. 503–517). The Guilford Press.

Joshanloo, M. (2016). Revisiting the empirical distinction between hedonic and eudaimonic aspects of well-being using exploratory structural equation modeling. *Journal of Happiness Studies*, *17*, 2023–2036.

Kämpfer, S. (2014). *Migration und Lebenszufriedenheit: eine theoriegeleitete empirische Analyse*. Budrich UniPress.

Kessler, R. C., Berglund, P., Demler, O., Jin, R., Merikangas, K. R. & Walters, E. E. (2005). Lifetime prevalence and age-of-onset distributions of DSM-IV disorders in the National Comorbidity Survey Replication. *Archives of General Psychiatry*, *62*(6), 593–602. https://doi.org/10.1001/archpsyc.62.6.593

Keyes, C. L. M., Dhingra, S. S. & Simoes, E. J. (2010). Change in level of positive mental health as a predictor of future risk of mental illness. *American Journal of Public Health*, *100*(12), 2366–2371. https://doi.org/10.2105/AJPH.2010.192245

Keyes, K. M., Gary, D., O'Malley, P. M., Hamilton A. & Schulenberg, J. (2019). Recent increases in depressive symptoms among US adolescents: Trends from 1991 to 2018. *Social Psychiatry and Psychiatric Epidemiology*, *54*(8), 987–996. https://doi.org/10.1007/s00127-019-01697-8

Lemyre, A., Palmer-Cooper, E. & Messina, J. P. (2023). Wellbeing among university students during the COVID-19 pandemic: A systematic review of longitudinal studies. *Public Health*, *222*, 125–133.

Lundberg, S. (2018). Noncognitive skills as human capital. In C. R. Hulten & V. A. Ramey (Hrsg.), *Education, Skills, and Technical Change: Implications for Future US GDP Growth* (S. 219–243). The University of Chicago Press.

Luthans, F., Avey, J. B., Avolio, B. J. & Peterson, S. J. (2010). The development and resulting performance impact of positive psychological capital. *Human Resource Development Quarterly*, *21*(1), 41–67. https://doi.org/10.1002/hrdq.20034

Luthans, F., Avolio, B., Avey, J B. & Norman, S. M. (2007). Positive Psychological Capital: Measurement and relationship with performance and satisfaction. *Personnel Psychology*, *60*(3), 541–572. https://doi.org/10.1111/j.1744-6570.2007.00083.x

Lyubomirsky, S., King, L. & Diener, E. (2005). The benefits of frequent positive affect: Does happiness lead to success? *Psychological Bulletin*, *131*(6), 803–855. https://doi.org/10.1037/0033-2909.131.6.803

Marx, W., Penninx, B. W., Solmi, M., Furukawa, T. A., Firth, J., Carvalho, A. F. & Berk, M. (2023). Major depressive disorder. *Nature Reviews Disease Primers*, *2*, Article 16065.

Maslow, A. (1968). What psychology can learn from the existentialists. In A. Maslow (Hrsg.), *Toward a psychology of being* (S. 9–17). Van Nostrand.

McGrath, J. J., Al-Hamzawi, A., Alonso, J., Altwaijri, Y., Andrade, L. H., Bromet, E. J., Bruffaerts, R., Almeida, J. M. C. de, Chardoul, S. & Chiu, W. T. (2023). Age of onset and cumulative risk of mental disorders: A cross-national analysis of population surveys from 29 countries. *The Lancet Psychiatry*, *10*(9), 668–681.

OECD. (2015). *Skills for social progress*. https://www.oecd-ilibrary.org/content/publication/9789264226159-en. Zugegriffen am 02. Oktober 2024.

Parker, K. & Stepler, R. (2022). *As U.S. marriage rate hovers at 50%, education gap in marital status widens*. https://www.pewresearch.org/short-reads/2017/09/14/as-u-s-marriage-rate-hovers-at-50-education-gap-in-marital-status-widens/. Zugegriffen am 04. Oktober 2024.

Potterton, R., Austin, A., Robinson, L., Webb, H., Allen, K. L. & Schmidt, U. (2022). Identity development and social-emotional disorders during adolescence and emerging adulthood: A systematic review and meta-analysis. *Journal of Youth and Adolescence*, *51*(1), 16–29. https://doi.org/10.1007/s10964-021-01536-7

Rogers, C. R. (1961). *On Becoming A Person: A Therapist's View of Psychotherapy*. Houghton Mifflin.

Ryff, C. D. (1989). Happiness is everything, or is it? Explorations on the meaning of psychological well-being. *Journal of Personality and Social Psychology*, *57*(6), 1069–1081.

Ryff, C. D. & Singer, B. (1998). The contours of positive human health. *Psychological Inquiry*, *9*(1), 1–28.

Seiffge-Krenke, I. (2013). "She's leaving home" Antecedents, consequences, and cultural patterns in the leaving home process. *Emerging Adulthood*, *1*(2), 114–124. https://doi.org/10.1177/2167696813479783

Solmi, M., Radua, J., Olivola, M., Croce, E., Soardo, L., Salazar de Pablo, G., Il Shin, J., Kirkbride, J. B., Jones, P., Kim, J. H., Kim, J. Y., Carvalho, A. F., Seeman, M. V., Correll, C. U. & Fusar-Poli, P. (2022). Age at onset of mental disorders worldwide: Large-scale meta-analysis of 192 epidemiological studies. *Molecular Psychiatry*, *27*(1), 281–295. https://doi.org/10.1038/s41380-021-01161-7

Steger, M.F. (2016). Hedonia, eudaimonia, and meaning: me versus us; fleeting versus enduring. In J. Vittersø (Hrsg.), *Handbook of Eudaimonic Well-Being* (S. 175–182). Springer International Publishing. https://doi.org/10.1007/978-3-319-42445-3_11

Wight, R. G., Sepúlveda, J. E. & Aneshensel, C. S. (2004). Depressive symptoms: how do adolescents compare with adults? *Journal of Adolescent Health*, *34*(4), 314–323.

Wood, A. M. & Joseph, S. (2010). The absence of positive psychological (eudemonic) well-being as a risk factor for depression: A ten year cohort study. *Journal of Affective Disorders*, *122*(3), 213–217.

World Health Organization. (2018). *Mental health: strengthening our response*. https://www.who.int/news-room/fact-sheets/detail/mental-health-strengthening-our-response. Zugegriffen am 18. Oktober 2024

Konzeptioneller Hintergrund & zugrundeliegende Interventionsansätze

3

In den vergangenen Jahren ist das Angebot an Interventionen, Therapieansätzen und psychologischen Trainings enorm gewachsen. Gleichzeitig wächst die Vielfalt an theoretisch-konzeptionellen Ideen, die hier in die Praxis umgesetzt werden. Durch das Annehmen unterschiedlicher Wirkfaktoren folgen ganz unterschiedliche praktische Ansätze (Dahl et al., 2020). Auf der anderen Seite bemüht sich die Forschung um eindeutige Antworten, kann aber oftmals nur feststellen, dass auch ganz unterschiedliche inhaltliche Ansätze zu ähnlichen oder vergleichbaren Erfolgen führen (van Agteren et al., 2021).

Belastbare empirische Ergebnisse lassen den Rückschluss zu, dass sich unterschiedliche Ansätze miteinander verbinden lassen und sich durch ihre unterschiedlichen Fokusse gegenseitig verstärken (Heintzelman et al., 2020; Seppälä et al., 2020). Ganzheitliche Ansätze bauen nicht nur auf einem konzeptuellen Ansatz auf, sondern verbinden unterschiedliche Ideen, die sich gegenseitig ergänzen und möglicherweise dadurch verstärken sollen. In SystAm werden zwei zentrale konzeptionelle Ansätze miteinander verbunden, die sich in den vergangenen Jahren wachsender Beliebtheit innerhalb der Fachwelt erfreuen: Der achtsamkeitsbasierte Ansatz sowie das systemische Arbeiten. Dass diese Beliebtheit legitim ist und durch empirische Forschungsergebnisse untermauert werden kann, möchte ich im Folgenden zeigen.

3.1 Achtsamkeitsbasierte Interventionen

Achtsamkeit erfreut sich bei Praktiker*innen in den vergangenen Jahren immer größerer Beliebtheit, seit Jon Kabat-Zinn die Achtsamkeitswelle Ende der 1970er-Jahre anstieß. Das Thema erhält mit etwas Verzögerung auch aus der Forschung immer mehr Aufmerksamkeit. Neben empirischen Studien zur Wirksamkeit von Achtsamkeit interessiert hier

S. F. Tran-Huu, *Resilienz und psychologisches Wohlbefinden junger Erwachsener fördern*, https://doi.org/10.1007/978-3-658-46965-8_3

vor allem die Frage nach den erklärenden Wirkprozessen. Achtsamkeit entwickelte sich so zu einem der am besten untersuchten transdiagnostischen Faktoren für psychische Gesundheit und Wohlbefinden (Creswell 2017; Bunjak et al. 2022). Neben den vielen Befürworter*innen von Achtsamkeit mehren sich kritische und vorsichtigere Stimmen, die auf mögliche unerwünschte Nebenwirkungen von Meditation und anderer Achtsamkeitspraktiken hinweisen (Aizik-Reebs et al., 2021; Cebolla et al., 2017). Auch mögliche negative Konsequenzen auf das Sozialverhalten und Kooperationsverhalten werden hier genannt, die beispielsweise in experimentellen Settings nachgewiesen werden konnten (Hafenbrack & Vohs, 2018; Poulin et al., 2021). Beide Aspekte beeinflussen die Integration der Achtsamkeit in das SystAm-Programm, denn sie unterstreichen die besondere Wirkkraft der Praktik, die gleichzeitig behutsam und ganzheitlich gelehrt werden sollte. Insbesondere die Schwierigkeiten in der anfänglichen Praxis und die möglicherweise aufwühlenden Erfahrungen sollten von Trainer*innen und Fachkräften aufgefangen werden. Ideen und Impulse hierzu, wie dies in der Praxis vonstattengehen kann, finden sich im Modul zu Achtsamkeit im Praxisteil dieses Buches.

Zum Konzept der Achtsamkeit

Bevor wir noch detaillierter auf das Forschungsfeld blicken, möchte ich zunächst ein gemeinsames Verständnis darüber, was unter Achtsamkeit verstanden wird, festhalten. Das Achtsamkeitsfeld zeichnet sich durch eine Vielzahl von Definitionen und Praktiken aus, die ein einheitliches Verständnis von Achtsamkeit als Konzept erschwert. Bishop und Kollegen (2004) schlagen eine operative Definition von Achtsamkeit vor, die aus zwei Facetten besteht: Zum einen der Aufmerksamkeit für den gegenwärtigen Moment sowie zum anderen die Offenheit gegenüber jeglichen wahrgenommenen Erfahrungen und Empfindungen in diesem Moment und die Akzeptanz eben dieser. Eine weitere weit verbreitete Definition von Achtsamkeit ist die des populären Meditationsforscher Jon Kabat-Zinn, der unter Achtsamkeit die Aufmerksamkeit auf den gegenwärtigen Moment in einem Zustand der Nichtverurteilung versteht (Kabat-Zinn, 2009). Zu einer achtsamen Haltung gehört die Beobachtung der inneren Erfahrung, diese beschreiben zu können, aber auch nicht direkt auf diese Erfahrungen zu reagieren und diese zu bewerten (Baer et al., 2006). Zentral scheinen zwei Aspekte zu sein: Es geht darum, ob jemand überhaupt den gegenwärtigen Moment wahrnimmt, und darüber hinaus, auf welche Art und Weise er oder sie dies tut.

Es hat sich gezeigt, dass die Fähigkeit, sich des gegenwärtigen Augenblicks bewusst zu sein, einen relevanten Einfluss auf verschiedene Marker der psychischen Gesundheit und des Wohlbefindens hat. Zessin et al. (2015) berichten von einer signifikanten Korrelation von $r = 0{,}47$ zwischen Achtsamkeit und Wohlbefinden. Killingsworth und Gilbert (2010) führten eine groß angelegte Studie an 5000 Menschen durch und zeigten, dass Menschen im Durchschnitt fast die Hälfte ihrer wachen Stunden abgelenkt und in Gedanken bei anderen Dingen, Ereignissen oder Aspekten verbringen, als bei dem, was sie gerade tun. Noch interessanter ist jedoch, dass die Ablenkungszustände mit einem geringeren psychischen Wohlbefinden verbunden sind – selbst bei den am wenigsten angenehmen Aktivitäten im Laufe des Tages waren Menschen, die gedanklich umherwanderten, unglücklicher als die Menschen in einem bewussteren Stadium. Weniger Aufmerksamkeit und stärkere Ablenkung durch unbeabsichtigtes Abschweifen der Gedanken sind ebenso mit höherem Stress und höherer Ängstlichkeit verbunden (Seli et al., 2019). Depressive Patienten zeigten ein deutlich höheres Maß an Gedankenabschweifen und Grübeln, sogenannter Rumination, und berichteten insbesondere über ängstliche und belastende Gedanken (Hoffmann et al., 2016). Das Bewusstsein für den gegenwärtigen Augenblick verringert jedoch den subjektiv wahrgenommenen Stress und lindert die Symptome von Angstzuständen und Depressionen (Dawson et al., 2020).

Die empirische Befundlage spricht – trotz methodischer Schwächen einiger empirischer Studien wie kleinen Stichproben und der Fokussierung auf korrelative Zusammenhänge (Dawson et al., 2020) – insgesamt dafür, dass Achtsamkeit wirkt. Die spannendere Frage ist daher, auf welche Art und Weise sie dies tut. Ein gut untersuchter Mechanismus ist der Zusammenhang von Achtsamkeit mit der adaptiven Emotionsregulation (Roemer et al., 2015): Achtsamkeit kann die Fähigkeit verbessern, alle relevanten Aspekte der Situation und der eigenen emotionalen Reaktion wahrzunehmen. Sie könnte dabei helfen, den Fokus der Konzentration zu verstärken, von einer Kampf-Flucht-Reaktion wegzukommen und sich einer Reihe unterschiedlicher Verhaltensreaktionen zu öffnen, um die momentan empfundene Emotion zu verändern. Darüber hinaus verringert Achtsamkeit die Häufigkeit von ablenkenden und belastenden Gedanken und Grübeleien und fördert gleichzeitig eine akzeptierende Haltung gegenüber sich selbst (Seli et al., 2019). Achtsamkeit reguliert „die unangepassten Gedanken, emotionalen Reaktionen und automatischen Verhaltensweisen […], die psychischen Gesundheitsproblemen zugrunde liegen" (Creswell, 2017, S. 499). Hölzel und Kollegen (2011) schlagen fünf Mechanismen vor, die die Wirksamkeit von Achtsamkeit erklären: So wird die Aufmerksamkeit reguliert und das Bewusstsein für die eigenen körperlichen Empfindungen erhöht. Zur adaptiveren Emotionsregulation trägt eine flexiblere kognitive Neubewertung äußerer Umstände bei. Zudem trägt die intensivierte Exposition gegenüber äußeren, möglicherweise auch als negativ empfundenen Umständen zu einer erhöhten Nicht-Reaktivität bei. Als letztes nennen Hölzel und Kollegen auch Veränderungen in der Perspektive auf das eigene Selbst als erklärenden Mechanismus, was zu einer geringeren Identifikation mit einem statischen Selbstgefühl führt.

Emotionsregulation sticht als zentraler Aspekt bei verschiedenen Studien und Arbeiten zum Thema heraus: Es wurde eine Reihe impliziter und expliziter Emotionsregulationsprozesse vorgeschlagen, die auch durch Achtsamkeit angeregt und verstärkt werden können: Darunter der gezielte Einsatz der Aufmerksamkeit (Beobachtung mentaler Prozesse, einschließlich Emotionen), eine mögliche kognitive Veränderung (Änderung typischer Bewertungsmuster in Bezug auf die eigene Person) und die Reaktionsmodulation (Abnahme des tonischen Niveaus der Unterdrückung). Durch die erhöhte und erweiterte Aufmerksamkeit und das Bewusstsein im gegenwärtigen Moment kann „Achtsamkeit die Fähigkeit des Einzelnen verbessern, sich auf bestimmte Aspekte einer Situation zu konzentrieren (z. B. über einen engen Fokus auf Bedrohung hinauszugehen) sowie auf

Aspekte seiner eigenen Erfahrung (z. B. Körperwahrnehmung), und verbessern so ihre Erkennung der Notwendigkeit, Regulierungsstrategien umzusetzen (oder anzupassen)" (Roemer et al., 2015, S. 52). Durch die angepasste Form der Wahrnehmung innerer Zustände kann die Intensität emotionaler Reaktionen verringert und die negative Bewertung von Emotionen verringert werden. Bei Meditationsanfängern war eine stärkere präfrontale Aktivierung nachzuweisen, die erfahrenere Meditierende nicht hatten. Eine mögliche Erklärung hierfür könnte sein, dass erfahrene Meditierende leichter und schneller eine akzeptierende Haltung gegenüber ihrer Erfahrung einnehmen können. Dadurch müssen sie weniger aktiv kontrollieren, sondern weisen stattdessen eine schnellere Verarbeitung von unten nach oben auf. Achtsamkeitsmeditation ähnelt einer Konfrontationssituation, da sich die Praktizierenden ihrer emotionalen Erfahrung zuwenden, körperliche und affektive Reaktionen akzeptieren und lernen, keine innere wertende Reaktion darauf zu zeigen. Studien zeigen unterschiedliche Auswirkungen auf unterschiedliche Outcome-Variablen: Die stärksten Effekte wird für emotionale und zwischenmenschliche Aspekte berichtet, mittlere Effekte für die Aufmerksamkeit und kleine Effekte für kognitive Maße (Sedlmeier et al., 2012). Khoury et al. (2013) halten fest, dass Achtsamkeitsinterventionen große Auswirkungen auf Stress, mäßige Auswirkungen auf Angstzustände, Depressionen und Lebensqualität und geringe Auswirkungen auf Burnout haben. Goyal et al. (2014) fanden in ihrer Metaanalyse über 47 Studien mäßige Hinweise auf eine Verbesserung von Angstzuständen, Depressionen und Schmerzen. Sie fanden nur geringe oder unzureichende Hinweise auf eine Wirkung von Meditationsprogrammen auf positive Stimmung, Aufmerksamkeit, Substanzkonsum, Essgewohnheiten, Schlaf und Gewicht.

Sowohl dispositionelle Achtsamkeit als auch Zustandsachtsamkeit sagen selbstreguliertes Verhalten und positive affektive Zustände voraus (Brown & Ryan, 2003). Die beiden zentralen Komponenten der Achtsamkeit (Selbstregulation der Aufmerksamkeit und eine akzeptierende Orientierung an den unmittelbaren und inneren Erlebnissen) führen zur Annahme, dass Menschen mit hoher Achtsamkeit somit auf aversive Reize mit einer nicht-aversiven Reaktion reagieren (Martínez-Rubio et al., 2023). Reaktive Akzeptanz führt zu geringeren negativen Auswirkungen sowie geringerer Nervosität und Unruhe. Klarheit über die momentanen Bedürfnisse, Wünsche und Emotionen wird oftmals als Teil von emotionaler Kompetenz verstanden (Berking, 2008). Eben diese Klarheit wird durch eine erhöhte Achtsamkeit gefördert. Wenn sich jemand seiner aktuellen Emotionen, Bedürfnisse und Wünsche stärker bewusst ist, ist er oder sie besser in der Lage, adaptive Emotionsstrategien zu wählen. Achtsamkeit hilft, sich von ungesunden und schlecht angepassten Verhaltensweisen und Gewohnheiten zu lösen, und so die Selbstregulation zu verbessern (Hodgins & Knee). Darüber hinaus könnte sie das Erleben positiver Zustände und Emotionen verbessern und zu einer höheren Qualität von gegenwärtigen Genuss- und Freudemomenten führen, wodurch das Wohlbefinden direkt gesteigert wird. Menschen, die während ihrer Aktivitäten Flow erleben (Csikszentmihalyi et al., 2014), berichten von höherer Zufriedenheit und höherem Wohlbefinden (Carpentier et al., 2012). Gleichzeitig erfordert Flow ein hohes Maß an Aufmerksamkeit und Bewusstsein für den gegenwärtigen Moment.

Ein mit Achtsamkeit eng verwandtes Konzept ist das des Mitgefühls, das ein Gefühl der Fürsorge als Reaktion auf einen leidenden Menschen verbunden mit dem Wunsch, dessen Wohlbefinden zu verbessern, umfasst (Gilbert, 2017; Singer & Klimecki, 2014). Kristin Neff (2003, 2012, 2023) hat den Begriff des Selbstmitgefühls geprägt, bei dem dieses Gefühl auf sich selbst gerichtet ist. Selbstmitgefühl ist eng mit Achtsamkeit verknüpft, erweitert die Sichtweise jedoch noch durch eine tiefgreifende, gesunde Einstellung sich selbst gegenüber. Neff beschreibt es als eine ausgewogene Sicht auf sich selbst sowie auf (möglicherweise auch negative) emotionale Erfahrungen (Neff, 2012). Die erste der drei bipolaren Hauptkomponenten ist Selbstfreundlichkeit, die sich auf die Fähigkeit bezieht, mit sich selbst mit Sorgfalt und Verständnis umzugehen. Im Gegensatz dazu steht eine Haltung der harten Selbstverurteilung. Als zweite Komponente lässt sich ein Empfinden gemeinsamer Menschlichkeit herausarbeiten. Diese Haltung bezieht die Erkenntnis mitein, dass Unvollkommenheit ein gemeinsamer Aspekt der menschlichen Erfahrung ist. Im Gegensatz dazu steht das Gefühl, durch eigene Fehler und Unvollkommenheiten isoliert und allein zu sein. Und als Drittes umfasst Selbstmitgefühl Achtsamkeit, bei der es darum geht, die eigene Erfahrung im gegenwärtigen Moment festzuhalten und zu akzeptieren, anstatt sich auf die Emotion einzulassen (Neff, 2003). Am Gegenpol findet Überidentifikation, also das zu starke Identifizieren mit eigenen Empfindungen.

Ein höheres Maß an Selbstmitgefühl ist mit höherer Lebenszufriedenheit, emotionaler Intelligenz, sozialer Verbundenheit und stärkeren Bewältigungszielen verbunden. Gleichzeitig zeigen Menschen mit höheren Selbstmitgefühl ein geringeres Maß an depressiven Symptomen und Angstzuständen (Neff 2012). In einer Metaanalyse fanden Zessin et al. (2015) eine Gesamtgröße der Beziehung zwischen Selbstmitgefühl und Wohlbefinden von $r = 0{,}47$. Darüber hinaus sagte Selbstmitgefühl eine signifikante Varianz der positiven psychischen Gesundheit voraus, die über das hinausgeht, was auf die Persönlichkeit zurückzuführen ist (Neff et al., 2007). Selbstmitgefühl hängt auch mit einem besseren Gesundheitsverhalten und einer resilienteren Bewältigung von äußeren Anforderungen zusammen (Breines & Chen, 2012; Sbarra et al., 2012). Nach Inwood und Ferrari (2018) wird die Beziehung zwischen Selbstmitgefühl und psychischer Gesundheit über eine emotionale Regulierung vermittelt: Menschen mit höherem Selbstmitgefühl entscheiden sich eher für adaptive Strategien zur Emotionsregulation, die zu einer besseren psychischen Gesundheit führen.

Erfahrungsvermeidung bezeichnet die Tendenz, unangenehme innere Zustände und Erfahrungen zu vermeiden und zu unterdrücken (Hayes et al., 1999). Erfahrungsvermeidung wird in der Forschungsliteratur als transdiagnostischer Kontextfaktor hervorgehoben (Boulanger et al., 2010). Sie könnte entscheidend bei der Erklärung sein, wie eine höhere Aufmerksamkeit für innere unangenehme Zustände im Zuge von Achtsamkeitstechniken zu einem höheren Wohlbefinden führen könnte. Beispielsweise sagt eine höhere Erfahrungsvermeidung eine Zunahme von Angstzuständen und Depressionen voraus und ist mit einer Verringerung des Wohlbefindens verbunden (Yela et al., 2020). Veränderungen in der Erfahrungsvermeidung konnten die Auswirkungen von erhöhtem Selbstmitgefühl auf Angstzustände, Depressionen und Wohlbefinden nach einem Selbstmitgefühl-Training erklären (Yela et al., 2022). Erfahrungsvermeidung kann konzeptionell als das Gegenteil von Achtsamkeit und der damit verbundenen Akzeptanz des momentanen Erlebens verstanden werden. Achtsamkeits- und akzeptanzbasierte Ansätze versuchen, der Erfahrungsvermeidung entgegenzuwirken sowie den Kontakt und damit einen vorurteilsfreien offenen Zugang der Person zum eigenen Erleben zu fördern. Eine gewohnheitsmäßige Unterdrückung von Emotionen ist mit geringerer Lebenszufriedenheit, niedrigerem Selbstwertgefühl und geringerem psychischen Wohlbefinden verbunden (Gross & John, 2003). Laut Hayes et al. (1996) trägt Erfahrungsvermeidung auf unterschiedliche Weise zu verstärkter Symptomatik und Psychopathologie bei: Bewusste Vermeidungsstrategien aktivieren durch die mentale symbolische Darstellung dessen, was vermieden werden soll, den Zugang dazu. Diese wiederum beeinflussen dadurch weitere Kognitionen und Verhaltensweisen. Negative Emotionen verlieren dagegen durch Akzeptanz ihren starken Einfluss auf das weitere Tun sowie auf das wahrgenommene Wohlbefinden. Diese Idee basiert auf Ergebnissen, die beispielsweise zeigen, dass die Unterdrückung eines Gedankens tatsächlich zu einer Zunahme dieses Gedankens führte, also einem paradoxen Mechanismus (Wang et al., 2020). Darüber hinaus sind innere Erfahrungen oft nicht durch bewusste verbale Strategien zugänglich. Vermeidungsstrategien könnten ebenso zu sekundären Problemen führen – beispielsweise vermeidet jemand mit hoher sozialer Angst zunehmend soziale Situationen und isoliert sich so im Laufe der Zeit selbst. Yela et al. (2020) zeigten, dass Veränderungen in der Erlebnisvermeidung den Einfluss von gestiegenem Selbstmitgefühl auf niedrigere Angstzustände und Depressionen sowie höheres Wohlbefinden erklären können. Es wird angenommen, dass Vermeidung zu langfristigen Problemen führt, da negative Emotionen und unangenehme Erfahrungszustände unvermeidbare Aspekte des Lebens sind. Zudem wird dadurch die Ansicht verstärkt, dass negative, aversive Reize schlecht sind und vermieden werden müssen, so wird das Erleben des gesamten gegenwärtigen Augenblicks eingeschränkt, und andere wichtige, geschätzte Aspekte des Lebens werden dementsprechend weniger wahrgenommen (Roskes et al., 2014). Menschen im Vermeidungsmodus neigen dazu, ängstlicher zu sein und konzentrieren sich verstärkt auf die negativen Seiten von Ereignissen und Situationen. Sie haben eine erhöhte Wachsamkeit gegenüber negativen Informationen und können diese leichter erkennen. Vermeidung kann kurzfristig positive Auswirkungen auf das Wohlbefinden haben, da Menschen keine negativen Ereignisse erleben und stressige, herausfordernde Situationen vermeiden, ist aber auf lange Sicht nicht hilfreich. Erfahrungsvermeidung ist ein wichtiger Prädiktor für depressive Symptome, Stress und Angstzustände (Farr et al., 2021). Eine hohe Erlebensvermeidung ist mit einem niedrigeren Selbstmitgefühl (Marshall & Brockman, 2016) und einer geringeren Achtsamkeit (Rochefort et al., 2018) verbunden. Jemand mit hohem Selbstmitgefühl geht achtsam mit seinen oder ihren Gedanken und Gefühlen um. Daher ist es das vorteilhafte Gegenstück zur Erlebensvermeidung (Martínez-Rubio et al., 2023).

Selbstmitgefühl wurde als entscheidender Mechanismus zur Erklärung der Wirksamkeit achtsamkeitsbasierter Trainings und des höheren Wohlbefindens nach einer solchen Intervention vorgeschlagen (Hölzel et al., 2011). Selbstmitgefühlstraining verbessert das Wohlbefinden und reduziert psychopathologische Symptome (Ferrari et al., 2019; Inwood &

Ferrari, 2018; Wilson et al., 2019). Darüber hinaus scheint es, dass der Zusammenhang zwischen Selbstmitgefühl und psychischer Gesundheit durch Emotionsregulation vermittelt werden könnte (Inwood & Ferrari, 2018). Eine Meta-Analyse zu selbstmitgefühlsbezogenen Therapien (Wilson et al., 2019) belegt mittlere Effektgrößen in Bezug auf Angstzustände und depressive Symptome. Allerdings wurden in Studien, die eine aktive Kontrollbedingung umfassten, keine signifikanten Unterschiede zwischen der Intervention und der Kontrollgruppe gefunden. In einer Meta-Analyse von Wakelin et al. (2022) zu selbstmitgefühlsbezogenen Therapien, die in allen Studien eine signifikante, mittlere Effektgröße zeigten, wurden größere Effektstärken bei längerer Interventionsdauer und beim Vergleich mit wartenden Kontrollgruppen statt aktiven Kontrollgruppen festgestellt. Selbstmitgefühl ermöglicht und aktiviert funktionale Emotionsregulationsstrategien (beispielsweise gesunde Neubewertung), die vor Stress schützen würden (Martínez-Rubio et al., 2023).

Zur empirischen Befundlage der Achtsamkeit

Im Allgemeinen wird die empirische Befundlage in der Achtsamkeitsforschung durch eine große Anzahl von Selbstberichtsmessungen geschwächt. Zudem handelt es sich hier überwiegend um Korrelations- und Querschnittsstudien, denen jedoch nur wenige experimentelle und Langzeitstudien gegenüberstehen (Tang et al., 2015). Darüber hinaus stellen einige Studien eine rein positive Sicht auf Achtsamkeit in Frage, indem sie eine differenziertere Sichtweise fordern: Poulin et al. (2021) weisen berechtigterweise darauf hin, dass die Auswirkungen von Achtsamkeit auf das zwischenmenschliche und soziale Verhalten im Vergleich zu den Auswirkungen auf das individuelle Wohlbefinden weniger deutlich sind. In einer experimentellen Studie zeigten sie, dass eine kurze Achtsamkeitseinheit bei Menschen mit unabhängigen Selbstkonstruktionen zu einem verminderten prosozialen Verhalten führte, bei Menschen mit voneinander abhängigen Selbstkonstruktionen jedoch tatsächlich zu einer Steigerung führte. Sie kommen zu dem Schluss, dass die Auswirkungen von Achtsamkeit auf prosoziales Verhalten von den umfassenderen zwischenmenschlichen Zielen einer Person abhängen. In anderen Studien hatte Achtsamkeit demotivierende Auswirkungen auf die Aufgabenerfüllung (Hafenbrack & Vohs, 2018) oder computergestützte Verhandlungen (Grapendorf et al., 2017). Diese Ergebnisse gelten nur eingeschränkt, weil sie aus einem rein experimentellen Kontext stammen, denn die den Probanden gestellte Aufgabe ist normalerweise sinn- und zwecklos. Die Probanden könnten einfach zu dem Schluss kommen, dass die experimentelle Aufgabe für sie wirklich unwichtig ist. Dies erfordert detailliertere Studien, um zu verstehen, wie Achtsamkeit mit anderen Konstrukten interagiert und unter welchen Umständen welche Auswirkungen hat.

Dennoch führen diese Überlegungen auch zur Frage der angemessenen Implementierung von Achtsamkeitspraktiken: Ist es hinreichend, nur Achtsamkeit zu praktizieren, und damit „eine Kaskade von Veränderungen über die verschiedenen vorgeschlagenen Facetten der Achtsamkeit, einschließlich vorurteilsfreier Akzeptanz sowie Mitgefühl, auszulösen“? (Hildebrandt et al., 2017). Oder ist ein zusätzliches, explizites sozio-affektives Training erforderlich? Einige Ergebnisse zeigen, dass nur sozio-kognitive und mitgefühlsbasierte Praktiken zu umfassenderen Veränderungen einschließlich ethisch-motivationaler Aspekte führen können. Eine interessante Studie von Singer und Engert (2019) untermauert die vielschichtige Struktur der Achtsamkeit, da unterschiedliche Meditationstechniken zu unterschiedlichen Ergebnissen führten. Die sozioemotionalen Praktiken reduzierten die soziale Stresssensitivität erheblich und steigerten ethische Qualitäten, wobei Körperbewusstseinspraktiken die Aufmerksamkeitsleistung und das Präsenzgefühl steigerten. Diese Hinweise sprechen dafür, Achtsamkeit als einen Aspekt zu implementieren und mit anderen Techniken und Ansätzen zu kombinieren, um eine ganzheitliche, selbst- und umweltbezogene positive Wirkung zu erzielen. Achtsamkeit wird daher in SystAm mit dem systemischen Ansatz verbunden.

3.2 Systemisch-ressourcenorientiertes Arbeiten im Gruppenkontext

Systemisches Arbeiten findet sich inzwischen in vielen Kontexten wieder – in Therapie, Beratung und Coaching, in der Sozialen Arbeit oder in der Begleitung von Veränderungsprozessen auf Unternehmensebene. All diese Arbeitsformen nutzen einen bestimmten systemischen Blick, und beziehen sich auf systemtheoretische Ansätze: den Versuch adäquate Beschreibungen für die vielen parallel und miteinander verbundenen Prozesse zu finden, die in sozialen Systemen ablaufen. Die Einbeziehung des sozialen Kontextes und des direkten Umfeldes einer Person, die die Verhaltensweisen und Kommunikationsmuster beeinflussen, und die damit verbundene Sichtweise, das Individuum weniger als einzelne, unabhängig handelnde Entität wahrzunehmen, prägt den systemischen Ansatz. Eine weitere Grundannahme besteht darin, dass die alltägliche Realität jedes Einzelnen eben keine objektive Wirklichkeit an sich ist, sondern dass dieser „sinnhaft konstruierte, raum-zeitlich geordnete und symbolisch verfasste Erfahrungen zugrunde liegen“ (Kleve & Wirth, 2012, S. 10). Verhaltensweisen werden als sinnhaft für den Einzelnen verstanden, auch wenn die Auswirkungen auf sich selbst oder das Umfeld kurz- oder langfristig schädlich sein können. Zunächst einmal macht das Handeln für die Person selbst so weit Sinn, dass es systemerhaltend und selbstschützend ist. Wir rücken als Systemiker*innen weg von linearen Ursache-Wirkungs-Zusammenhängen, hin zu einer zirkulären Sicht, in der Ereignisse auf vielfältige Weise miteinander verknüpft werden. Systemisch zu arbeiten bedeutet also eine systemische Arbeits- und Erkenntnishaltung anzunehmen, die wiederum bestimmte Auswirkungen auf das methodische und praktische Vorgehen in der Arbeit mit Menschen hat – ganz gleich, ob wir mit Kindern, Jugendlichen, Erwachsenen, Gruppen oder Einzelnen und unabhängig davon, in welchem Kontext wir arbeiten. Wir fokussieren die dynamische Wechselwirkung zwischen den biologischen und psychischen Eigenschaften einerseits und den sozialen Bedingungen des Lebens andererseits.

Einführung ins systemische Arbeiten

Der systemische Ansatz in Beratung und Therapie hat seinen Ursprung in den frühen familientherapeutischen Ansätzen ab Beginn der 1950er-Jahre. In den USA arbeitete Virginia Satir verstärkt mit der gesamten Familie, anstatt nur mit dem betroffenen Kind oder Jugendlichen, und führte das Arbeiten mit Skulpturen in ihren Ansatz ein (Satir, 1996, 2003). In Palo Alto entstand das Mental Research Institute, wo Gregory Bateson und Jay Haley insbesondere zu Schizophrenie forschten und arbeiteten. Zwischen 1960 und 1980 erweitert sich der Anspruch des Arbeitens, es geht auch darum eine angewandte Erkenntnistheorie des therapeutischen Handelns zu entwickeln. Ab den 1970er-Jahren arbeitete die sogenannte Mailänder Gruppe um Mara Selvini Palazzoli systemisch und führte zentrale systemische Ideen und praktische Ansätze in ihre Arbeit ein wie das Arbeiten mit Hypothesen, zirkuläres Fragen und paradoxe Schlussinterventionen. Es entwickeln sich weitere unterschiedliche Ansätze, wie die strukturelle Familientherapie nach Salvador Minuchin, der sich stark mit Strukturen, Grenzen und Subsystemen innerhalb von Familien auseinandersetzte und funktionale Linien wieder integrieren wollte. Die strategische Familientherapie nach Jay Haley arbeitete stark mit Symptomverschreibungen, betrachtete Hierarchien und dysfunktionale Substrukturen, und betonte Generationengrenzen.

In Deutschland trug die Heidelberger Schule ab den 1980er-Jahre maßgeblich dazu bei, dass das systemische Arbeiten immer größere Resonanz erhielt. Immer stärker wurde hier der konstruktivistische Ansatz verfolgt, der Beziehungen als Wirklichkeitskonstruktionen verstand. Währenddessen prägten Insoo Kim Berg und Steve de Shazer (Duncan et al., 1996) die lösungsfokussierte Kurzzeittherapie, bei der die Lösungsfindung in den Mittelpunkt gestellt wird. Der narrative Ansatz nach Michael White (2007) folgte dem Grundgedanken, dass Menschen zu den Geschichten werden, die sie sich über sich selbst erzählen. Diese Geschichten lassen sich im therapeutischen Gespräch verändern und neukonstruieren. Tom Andersen führte das Reflecting Team als methodischen Ansatz ein, der den Dia- und Multilog, die Vielstimmigkeit bewusst nutzt und als Motor für den therapeutischen Prozess integriert. Der hypnosystemische Ansatz nach Gunther Schmidt (2005) bezog die körperliche Ebene im Arbeiten verstärkt mit ein. Seit den 1990er-Jahren findet das systemische Arbeiten immer stärker abseits der Psychotherapie einzug, in die Soziale Arbeit, in die Pädagogik und die Beratung von Organisationen und Menschen in diesen Organisationen. Die Vielfalt der Strömungen und spezifischen Ansätze verdeutlicht die Bandbreite des systemischen Arbeitens, die gleichzeitig die zentralen Grundaspekte und Überzeugungen teilen und umsetzen.

Um diesen Kernaspekten näher zu kommen, die auch in und für SystAm leitend sind, wollen wir zunächst einen Schritt zurückgehen und den Kernbegriff „systemisch" genauer betrachten. Als System wird eine beliebige Gruppe von Elementen bezeichnet, die miteinander verbunden sind und von ihrer Außenwelt abgrenzbar – dies können Familien, Gruppen, Teams, Organisationen, aber auch innere Systeme unterschiedlicher Persönlichkeitsanteile sein. Leitend für das Arbeiten mit Systemen ist das konstruktivistische

Weltbild, dass es uns als Praktiker*innen ermöglicht, uns gegenüber der Funktion spezifischer Interaktionsmuster zu öffnen. Problematische Verhaltensweisen werden als sinnhaft in einem bestimmten Kontext verstanden – Menschen handeln so, dass ihr System wieder ins Gleichgewicht kommt. Dies kann unter Umständen langfristig belastende Konsequenzen für den Einzelnen und sein Umfeld haben, macht aber aus der richtigen Perspektive herausblickend durchaus Sinn. Soziale Systeme entstehen und halten sich aufrecht durch Interaktion und Kommunikation. Und wenn wir als Beobachter*innen ein System beobachten, sind wir selbst bereits Teil des Systems (Kybernetik 2. Ordnung). Es gibt kein System ohne Beobachter*in. Systemisch ist daher als erkenntnistheoretischer Begriff zu verstehen und weniger als ontologischer Begriff.

Das betroffene soziale System – gleich, ob es eine Familie, ein Arbeitsteam oder eine einzelne Person ist – wird als Experte für sein eigenes Leben betrachtet: Lösungen liegen bereits in ihm. Die Annahme, dass Systeme nicht von außen veränderbar sind, führt zu einer entsprechenden Haltung in Beratung und Therapie. Als Prozessbegleiter*innen können wir lediglich Impulse in ein System geben, das dann in Bewegung und Veränderung kommen kann. Systemische Ansätze betonen die Bedeutung der Konzentration auf Lösungen und Ressourcen sowie Wege zu deren Entwicklung. Steve de Shazer prägte den Spruch: „Sprechen wir über Probleme, produzieren wir Probleme. Sprechen wir über Lösungen, produzieren wir Lösungen.“[1] Die Aufgabe innerhalb einer Prozessbegleitung ist es nun, durch Fragen, Angebote und Hypothesen diese Lösungen herauszuarbeiten. Auch unsere fachlich-wissenschaftlichen Annahmen sind Wirklichkeitskonstruktionen, die bestenfalls anregen können. Der Mensch ist nicht durch die vergangenen Erfahrungen an sich geprägt, sondern durch die Erzählungen über sich selbst und über das, was er erfahren und erlebt hat. Selbstbilder und Identitäten sind narrativ konstruiert – und so können sie auch dekonstruiert und anschließend neukonstruiert werden. Die Grundprinzipien der lösungsorientierten Ansätze könnten laut Steve de Shazer kurz zusammengefasst lauten: „Kein Ansatz passt für alle. Es gibt mehr als eine Lösung. Repariere nicht, was nicht kaputt ist. Finde heraus, was gut funktioniert und passt und tue mehr davon. [...] Fokussiere auf die Zukunft und nicht auf die Vergangenheit, fokussiere Stärken und Ressourcen. Änderung geschieht ständig.“ (De Shazer 1989, zitiert nach Schieche & Schreiber, 2020, S. 22). Diese sind auch in SystAm immer wieder zu finden.

Systemische Praxis ist weniger definiert durch bestimmte Methoden und Techniken, sondern stark durch die Haltung des systemischen Praktikers, der systemischen Praktikerin geprägt. Die Beziehung zu den Menschen, mit denen gearbeitet wird, und der Kontext spielen entscheidende Rollen. Im Arbeiten ist es entscheidend, dass Wirklichkeitskonstruktionen und Beschreibungen der Menschen hinterfragt werden, durch die Wirklichkeit als problematisch oder belastend wahrgenommen wird. Heinz von Foerster (1988) beschrieb dies mit einem ethischen Imperativ: „Handle stets so, dass du die Anzahl der

[1] Für eine vertiefte Darstellung der Systemtheorie und der damit verbundenen Annahmen für die systemische Praxis sei auf die Werke von Arist von Schlippe und Jochen Schweitzer „Lehrbuch der systemischen Therapie und Beratung I“ verwiesen.

Möglichkeiten vergrößerst!“ Wir begeben uns auf die Suche nach alternativen dienlichen Beschreibungen, die (uns) Lösungsräume und Ideen (er)öffnen. Der Blick wird in Beratung, Coaching oder Supervision auf die Zukunft, auf Lösungen gerichtet. Ob etwas hilfreich in einem beraterischen Prozess hilfreich war, entscheiden die Personen, die innerhalb dieses Prozesses um Hilfe gesucht haben. Wir erachten unsere Klient*innen als autonom, sie entscheiden, wann, wie und wohin sie sich verändern. Wir können lediglich Angebote machen, ihnen einen Raum geben, den sie angeleitet durch Methoden und Fragen zur Selbstreflexion nutzen können. Ebendies geschieht in SystAm – ein wertschätzender, strukturierter Raum, der Inhalte, Ansätze und Impulse bereithält, die den Teilnehmenden angeboten werden. Das zirkuläre Denken soll den Teilnehmenden ermöglichen, dass eigene Verhalten als eingebunden in ein System in einer neuen Perspektive zu sehen. Wenn ich innere Überzeugungen, beispielsweise Glaubenssätze oder Eigenschaftszuschreibungen weniger als feststehende Tatsachenbeschreibungen verstehe, sondern als konstruierte, eine von vielen möglichen Annahmen, ermöglicht es mir innere Bewegung, Distanz und den Raum zur eigenen, neuen Konstruktion einer mir dienlichen Realität. Systemisches Arbeiten darf Spaß machen, es darf auch mal provokant und irritierend sein, es soll das Denken, Fühlen und Sein von Menschen berühren. Vielen Teilnehmenden eines Kurses wird das systemische Arbeiten zunächst fremd sein, es darf behutsam dann Schritt für Schritt als neue Denk- und Handlungsperspektive eingeführt werden.

Das wachsende Interesse von Praktiker*innen und die positive Resonanz im Arbeiten in der Praxis führte zu einer Verbreitung des systemischen Arbeitens, welches Ende 2008 durch den Wissenschaftlichen Beirat Psychotherapie als wissenschaftlich anerkanntes Verfahren eingestuft wurde (Sydow et al., 2007). 2018 erfolgte in Deutschland die Anerkennung als therapeutisches Richtlinienverfahren, was seitdem als Krankenkassenleistung zur Verfügung steht. Damit einher ist ein Wandel zu beobachten: In den Anfängen der Psychotherapie lag der Fokus auf Symptome, Probleme und möglicherweise „Fehlerhaftes“. Nun orientieren sich Praktiker*innen in ihrem Arbeiten stärker auf das Positive, auf das, was die Person bereits in den Interventionskontext einbringt, auf die Stärken der Person und positive Emotionen wie Hoffnung und Optimismus. Das, was den Menschen wichtig ist, wofür, wann und in welchen Kontexten sie innerlich aufblühen und ihr bestmögliches Selbst entwickeln können, rückt verstärkt in den Mittelpunkt von Beratung und Therapie. Diese Ressourcenorientierung zielt auf die Nutzung bereits vorhandener Ressourcen zur persönlichen Problemlösung ab. Ressourcen können intern (Kompetenzen, Fähigkeiten oder Persönlichkeitsmerkmale, Gewohnheiten) oder extern (bedeutende andere Personen, Hobbys, Freizeitaktivitäten) verortet sei. Aber auch positive Emotionen, Ziele und Werte, soziale Netzwerke, Verhaltensweisen und Fähigkeiten tun uns Menschen gut und stärken uns.

Die starke Ressourcenorientierung findet sich auch bei anderen Ansätzen, wie der Positiven Psychologie, die durch Martin Seligman in seiner Antrittsrede als Präsident der American Psychological Association im Jahr 1998 ihren Startschuss erhielt. Seitdem hat sie eine große Menge an Forschung und praktischen Interventionen zur Förderung von Wohlbefinden inspiriert. Seligman beschreibt die Substanz der Positiven Psychologie, als das „gute Leben“ – was ist gesund und vernünftig? Was macht Menschen glücklich und hilft ihnen, ihr bestmögliches Leben zu führen? Seligman und sein Kollege Csikszentmihalyi (2000) kritisierten die vorherrschende Zentrierung der Psycholog*innen auf die Pathologie und plädierten für eine Verschiebung innerhalb der akademischen Psychologie hin zur Erforschung des Positiven. Ein hohes subjektives und psychologisches Wohlbefinden zieht weitere, positive Konsequenzen mit sich und kann zu einer besseren psychischen Gesundheit führen. Nach Seligman sind es fünf Faktoren, die zum Wohlbefinden beitragen: Positive Emotionen, Engagement, wobei das Nutzen persönlicher Stärken damit gemeint ist, soziale Beziehungen, das Erleben von Sinn und Bedeutsamkeit sowie die Zielerreichung, welches von einem Erleben von Selbstwirksamkeit und Gelingen geprägt ist. An diesen Aspekten ließe sich ansetzen, um Menschen zu stärken.

Zur empirischen Befundlage des systemischen Ansatzes

Die verstärkte Zuwendung zu anderen, alternativen Therapie- und Beratungsansätzen von Praktiker*innen führte zu einem verstärkten Forschungsinteresse – was sagt die Empirie zu systemischen Ansätzen? Eine starke Ressourcenorientierung, die sich in der Gesprächsführung und Haltung des Therapeuten besonders widerspiegelt, hat sich beispielsweise in der Therapie psychischer Störungen, wie sozialer Ängste, als wirksam erwiesen (Willutzki et al., 2012). Für die lösungsorientierte Therapie wurden signifikante Reduktionen des Angst- und Depressionsniveaus mit einer Effektstärke von $d = 0{,}36$[2] nachgewiesen (Kim, 2008). Bond et al. (2013) untersuchten die Wirksamkeit lösungsorientierter Therapie bei Kindern und Jugendlichen, die laut ihrer Studie in einem frühen Stadium von Interventionen sowie bei Angstzuständen und depressiven Symptomen am wirksamsten ist. In einer Überblicksarbeit zur Wirksamkeit Systemischer Psychotherapie wurde die Wirksamkeit des systemischen Arbeitens für Erwachsene sowie für Kinder und Jugendliche gerade für Depressionen, Essstörungen und psychosomatische Symptomatiken sehr gut belegt (Sydow, 2012). In den dargestellten Studien ist die Wirksamkeit des systemischen Ansatzes der Kognitiven Verhaltenstherapie und psychdodynamischen Ansätzen oftmals gleichgestellt oder sogar überlegen. In einer anderen Meta-Analyse konnten 34 von 38 untersuchten Studien signifikante Ergebnisse nachweisen (Sydow et al., 2010). Zwar weisen empirische Studie bestimmte Einschränkungen auf, so gibt es oftmals keine oder nicht ausgearbeitete Manuale für die Praxis und die Einhaltung von Behandlungsansätzen von Seiten der Therapeut*innen wurde nur selten erfasst. Dennoch spricht der Gesamtblick sich für eine Wirksamkeit der systemischen Therapieform aus. Vossler und Kollegen (2024) wiesen in einer aktuellen Arbeit signifikante Verbesserungen in de-

[2] Mit dem Effektstärkemaß Cohen's d wird erfasst, wie groß ein Mittelwertsunterschied bei einem Vorher-Nachher-Vergleich ist. Als kleiner Effekt wird ein $d = 0{,}2$, als mittlerer Effekt ein $d = 0{,}5$ und als großer Effekt ein $d = 0{,}8$ bezeichnet. Im Allgemeinen wird in Beratung und Therapie mit kleinen Effekten gerechnet, eine vertiefte Auseinandersetzung mit den statistischen Maßen und den Herausforderungen in der Interpretation der Effektstärkemaße finden sich bei Grissom und Kim (2001).

pressiver Symptomatik in einer Übersichtsarbeit von 30 randomisiert kontrollierten Studien nach, wobei sie jedoch keine signifikant unterschiedlichen Ergebnisse zu der Implementierung anderer Ansätze fanden. Auch sehr ausgewählte Methoden des systemischen Arbeitens wie die Systemaufstellung wurden inzwischen empirisch evaluiert – in Heidelberg wurden 3-tägige Systemaufstellungsseminare bei einer Stichprobe von 208 Personen auf ihre Wirksamkeit untersucht (Weinhold et al., 2014). Die Autoren konnte positive Veränderungen in Bezug auf psychische Gesundheit und im Erleben des sozialen Systems (Familie oder Paarbeziehung) nachweisen, die sich auch noch nach vier, acht und 12 Monaten nachweisen lassen konnten. Es handelt sich hierbei um zwar eher um kleine Effekte, was bedeutet, dass etwa 60 bis 70 % der Teilnehmenden bessere Werte aufwiesen als die Wartekontrollgruppe, die noch an keiner Systemaufstellung teilgenommen haben.

Noch ist die Forschungslandschaft zur Wirksamkeit systemischen Arbeitens übersichtlich. Um den Blick zu weiten, lassen sich auch Studien miteinbeziehen, die grundlegende Ideen und Ansätze mit dem systemischen Arbeiten teilen: So beispielsweise Interventionen aus dem Bereich der Positiven Psychologie (Rusk & Waters, 2013), die ebenfalls stark ressourcen- und zukunftsorientiert arbeiten. Barbara Fredrickson und Kollegen (2001) wiesen nach, dass positive Emotionen den schädlichen Auswirkungen negativer Emotionen auf Physiologie, Aufmerksamkeit und Kreativität entgegenwirken und wichtige Faktoren für die Widerstandsfähigkeit und die Bewältigung kritischer Lebensereignisse sind. Nach Fredrickson und Joiner (2018) verstärken sich positive Emotionen und ein breites Gedanken-Handlungs-Repertoire gegenseitig und führen zu einer Aufwärtsspirale des Wohlbefindens. Dies stützt die Hypothese, dass geringe positive Emotionen eine Ursache für Depressionen sein könnten und dass daher der gezielte Aufbau positiver Emotionen einen Schutz vor Depressionen bieten könnte. Weitere empirische Studien untermauern darüber hinaus die Bedeutung von Glück und Zufriedenheit für verschiedene Aspekte des Lebens: Sie prognostizieren Einkommenszuwächse (Neve et al., 2013) und führen zu einer besseren Leistung in Unternehmen und einer gesteigerten Arbeitsleistung (Diener et al., 2017; Tenney et al., 2016). Arbeitnehmer*innen mit höherem subjektivem Wohlbefinden verfügen über eine größere Selbstregulation, mehr Motivation und Kreativität, geringere Fluktuation und Fehlzeiten sowie eine bessere Gesundheit, was dann zu einer höheren individuellen und organisatorischen Leistung führt. Zusammenfassend über verschiedene Strategien der Positiven Psychologie hinweg haben zwei Meta-Analysen Unterstützung für die allgemeine Wirksamkeit positiver Aktivitätsinterventionen zur Steigerung des subjektiven Wohlbefindens gefunden (Effektgrößen zwischen $d = 0{,}34$ und .0,29) (Bolier et al., 2013; Sin & Lyubomirsky, 2009). Eine Übersicht über 39 RCT-Studien zur Wirksamkeit ressourcenaktivierender Interventionen zeigte, dass die meisten Interventionen im Selbsthilfeformat mit Anleitung durchgeführt wurden (26 von 39), während nur 8 Studien in Gruppensettings und 5 Studien in Einzelsettings durchgeführt wurden (Bolier et al., 2013). Größere Effekte zeigten sich bei Interventionen mit längerer Dauer, bei Einzelinterventionen (im Vergleich zur Selbsthilfe), wenn die Interventionen Menschen mit bestimmten psychosozialen Problemen angeboten wurden und wenn die Rekrutierung über eine Überweisung durch eine medizinische Fachkraft oder ein Krankenhaus erfolgte. Die Qualitätsbewertung milderte auch die Wirkung auf Depressionen: Je höher die Qualität der Studie, desto geringer war die nachgewiesene Wirkung auf Depressionsmaße. Interessanterweise beeinträchtigten diese Merkmale das subjektive Wohlbefinden und das psychische Wohlbefinden nicht wesentlich (Bolier et al., 2013). Bolier und Kollegen wiesen eine durchschnittliche Effektgröße von d = 0,34 für das subjektive Wohlbefinden, d = 0,20 für das psychische Wohlbefinden und d = 0,23 für Depressionen nach. Sin und Lyubomirsky (2009) berechneten in einer Meta-Analyse positiv-psychologischer Behandlungen eine durchschnittliche Effektstärke von d = 0,61 für die Steigerung des Wohlbefindens und d = 0,65 für die Verringerung von Depressionen. In einer Studie von Adler Braun (2016) war das Wohlbefinden bei den Schüler*innen der Schulen, in denen ressourcenorientierte Interventionen eingeführt wurden, deutlich höher als bei denen der Placebo-Schulen. Berichtenswert ist zudem, dass die akademischen Leistungen – gemessen an den nationalen Prüfungen – deutlich anstiegen und in den behandelten Schulen deutlich höher blieben. In den behandelten Schulen waren auch ein höheres Engagement der Schüler*innen und ihre erhöhte Ausdauer für die Überlegenheit bei den Prüfungsergebnissen verantwortlich. (Adler Braun, 2016).

Die COVID-19-Pandemie ermöglichte eine Vielzahl empirischer Studien zur Forschungsfrage, wie Menschen mit den ungewöhnlichen und unvermeidlichen Auswirkungen einer Pandemie und damit einer massiven Veränderung des Alltags umgingen. Puig-Perez et al. (2022) konnten zeigen, dass positive Überzeugungen zu geringeren psychologischen Auswirkungen der Pandemie führten. Sie betrachten Optimismus als Puffer gegen wahrgenommenen Stress, der zu weniger Vermeidungstendenzen führt. Laut Solberg Nes (2016) kann Optimismus kurzfristige Kosten mit sich bringen, diese werden jedoch durch die langfristigen Vorteile aufgewogen. Optimismus hilft beim Umgang mit Stress, da Stress die Bewertung von Ereignissen entsteht, die wiederum durch den Optimismus beeinflusst ist. Menschen mit höherem Optimismus neigen dazu, eine längere Beharrlichkeit und Zielbindung an den Tag zu legen, was zu einer höheren Wahrscheinlichkeit führt, Ziele zu erreichen und erfolgreich zu sein. Optimismus beeinflusst auch die Bewältigung von Herausforderungen und Stressfaktoren im Leben, da optimistischere Menschen dazu neigen, auf der Grundlage von aktiven Herangehensweisen (vs. Vermeidung) und problemfokussierten Strategien (vs. emotionsfokussiert) damit umzugehen.

Theoretisch-konzeptionell liegt diesen Ergebnissen die Annahme zugrunde, dass die Aktivierung von Ressourcen die Selbstwirksamkeit verbessern kann und Menschen dazu ermutigen, neue Dinge auszuprobieren sowie Herausforderungen und neue Situationen anzunehmen. Selbstwirksamkeit (Bandura, 1982), definiert als „der Glaube an die eigene Fähigkeit, Handlungsabläufe zu organisieren und durchzuführen, um bestimmte Ziele zu erreichen", ist ein zentraler Motivationsfaktor und trägt beispielsweise zum persönlichen Wachstum und akademischen Erfolg bei Studierenden bei (van Dinther et al., 2011). Darüber hinaus ist ein starkes Zielbewusstsein, welches durch eine Auseinandersetzung mit persönlich bedeutsamen Zielen aktiviert wird, mit verbesserten Gesundheitsergebnissen und Verhaltensweisen verbunden: Es kann als Katalysator für erfolgreiches Altern angesehen werden (Gudmundsdottir et al., 2023) und sagt auch eine bessere körperliche Gesundheit voraus. Sowohl das Zielbewusstsein als auch das Festhalten daran können für die körperliche Gesundheit im mittleren bis höheren Erwachsenenalter wichtig sein (Willroth et al., 2021). Nach Helmreich et al. (2017) können als empirisch gut abgesicherte psychosoziale Resilienzfaktoren beispielsweise das Erleben von Sinn im Leben, positive Emotionen, Selbstwert, aktives Coping, Selbstwirksamkeit, soziale Unterstützung, kognitive Flexibilität und religiöses/spirituelles Coping gelten.

Abschließend soll noch der Blick zusammenfassend auf das Systemische in SystAm gerichtet werden – wo und wie spiegelt sich der systemische Ansatz im Programm wider? Die Lösungs- und Ressourcenorientierung zieht sich wie ein roter Faden durch das Programm. Der Blick in SystAm wird verstärkt auf die Zukunft gelegt, wir verharren nur kurz und wenn, dann sehr gezielt in der Vergangenheit. Dies schlägt sich in SystAm insbesondere im Modul Ressourcenaktivierung wieder, in dem explizit auf bedeutsame Werte, Ziele und soziale Ressourcen geschaut wird. Gleichzeitig ist das konstruktivistische Verständnis in allen Modulen leitend, sei es in der Arbeit am eigenen inneren Team oder im Modul emotionale Kompetenz, in dem ein konstruktivistisches Verständnis von Emotionen vermittelt wird. Darüber hinaus sehe ich die Sinnhaftigkeit hinter Verhaltensweisen und Handlungen als entscheidenden Faktor an, der im Programm vermittelt werden soll: Dies unterstützt das Selbstverständnis, und die Akzeptanz bestimmter eigener Verhaltensweisen, aber fördert auch die Empathie und das Verständnis von anderen, wenn die Denkbewegung weg von „X ist so und so" als feststehende Wahrheit hin zu einem „X verhält sich in einer Weise, die ich als negativ empfinde, und X hat gute Gründe dafür". In der Praxis schlägt sich dies in den Übungen zum Perspektivenwechsel wieder, und in der Haltung der Kursleitung unterschiedliche Realitäten als gleichberechtigt nebeneinander zu betrachten, ohne zu bewerten. Zudem wird auf kreative, visualisierende und auch den Körper einbeziehende Übungen zurückgegriffen. Die Konzentration auf die kognitive Auseinandersetzung mit eigenen Themen ist für eine innere Veränderung und Verankerung der Erkenntnisse nicht hinreichend. Die Einbeziehung der somatischen Ebene geschieht verstärkt im Modul Achtsamkeit, findet sich aber auch in den drei anderen Modulen wieder.

SystAm möchte Handlungsspielräume erweitern und Wahlmöglichkeiten erschaffen. Wenn ich die Realität konstruieren kann, kann ich sie auch de- und neukonstruieren. Den Teilnehmenden soll ein Ort der eigenen Selbst- und Weltfindung geboten werden, in dem das systemische Denken als „Denk-Kultur" nicht nur Fachkräften vorbehalten werden soll, sondern auch Laien an die Hand gegeben wird. Die Gruppe dient dabei als Resonanzkörper des Lernens, durch die erst eine Begegnung mit sich selbst ermöglicht wird. Dies erfordert einiges an Mut und Vertrauen, sich einzulassen in den Prozess, sich zu öffnen und in Resonanz zu treten. Die Bereitschaft, zu Selbstreflexion und der Arbeit in Gruppen sowie mit dem eigenen biografischen Hintergrund ist daher unabdingbare Notwendigkeit für eine erfolgreiche Teilnahme. Kern ist die eigene persönliche Entwicklung, die für jeden Teilnehmenden an einem anderen Punkt beginnt, einen anderen Weg bereithält und zu einem anderen Ziel führt. Systemisch zu arbeiten, bedeutet ebenso, zu akzeptieren, dass wir Systeme nicht von außen verändern können, sondern nur die besten Bedingungen geben können, um Veränderungen zu begleiten. Auch der Erkenntnis- und Informationsgewinn geschieht innerhalb des Systems, dieser kann auch ganz anders als erhofft aussehen. Wir müssen ebenso akzeptieren, dass ein innerer geöffneter Zustand bei den Teilnehmenden vorhanden sein muss, damit Wandel geschieht.

Literatur

Adler Braun, A. (2016). *Teaching Well-Being Increases Academic Performance: Evidence From Bhutan, Mexico, And Peru* [Doktorarbeit]. University of Pennsylvania.

Aizik-Reebs, A., Shoham, A. & Bernstein, A. (2021). First, do no harm: An intensive experience sampling study of adverse effects to mindfulness training. *Behaviour Research and Therapy, 145*, 103941.

Baer, R. A., Smith, G. T., Hopkins, J., Krietemeyer, J. & Toney, L. (2006). Using self-report assessment methods to explore facets of mindfulness. *Assessment, 13*(1), 27–45. https://doi.org/10.1177/1073191105283504

Bandura, A. (1982). Self-efficacy mechanism in human agency. *American Psychologist, 37*(2), 122–147.

Berking, M. (2008). *Training emotionaler Kompetenzen: TEK-Schritt für Schritt*. Springer-Verlag.

Bishop, S. R., Lau, M., Shapiro, S., Carlson, L., Anderson, N. D., Carmody, J., Segal, Z. V., Abbey, S., Speca, M. & Velting, D. (2004). Mindfulness: A proposed operational definition. *Clinical Psychology: Science and Practice, 11*(3), 230–241.

Bolier, L., Haverman, M., Westerhof, G. J., Riper, H., Smit, F. & Bohlmeijer, E. (2013). Positive psychology interventions: A meta-analysis of randomized controlled studies. *BMC Public Health, 13*, 119. https://doi.org/10.1186/1471-2458-13-119

Bond, C., Woods, K., Humphrey, N., Symes, W. & Green, L. (2013). Practitioner Review: The effectiveness of solution focused brief therapy with children and families: a systematic and critical evaluation of the literature from 1990–2010. *Journal of Child Psychology and Psychiatry, 54*(7), 707–723. https://doi.org/10.1111/jcpp.12058

Boulanger, J. L., Hayes, S. C. & Pistorello, J. (2010). Experiential avoidance as a functional contextual concept. In A. M. Kring & D. M. Sloan (Hrsg.), *Emotion regulation and psychopathology: A transdiagnostic approach to etiology and treatment* (S. 107–136). The Guilford Press.

Breines, J. G. & Chen, S. (2012). Self-compassion increases self-improvement motivation. *Personality & Social Psychology Bulletin, 38*(9), 1133–1143. https://doi.org/10.1177/0146167212445599

Brown, K. W. & Ryan, R. M. (2003). The benefits of being present: Mindfulness and its role in psychological well-being. *Journal of Personality and Social Psychology, 84*(4), 822–848. https://doi.org/10.1037/0022-3514.84.4.822

Bunjak, A., Černe, M., & Schölly, E. L. (2022). Exploring the past, present, and future of the mindfulness field: A multitechnique bibliometric review. *Frontiers in Psychology*, 13, 792599.

Carpentier, J., Mageau, G. A. & Vallerand, R. J. (2012). Ruminations and flow: Why do people with a more harmonious passion experience higher well-being? *Journal of Happiness Studies, 13*(3), 501–518. https://doi.org/10.1007/s10902-011-9276-4

Cebolla, A., Demarzo, M., Martins, P., Soler, J. & Garcia-Campayo, J. (2017). Unwanted effects: Is there a negative side of meditation? A multicentre survey. *PLOS ONE, 12*(9), e0183137.

Creswell, J. D. (2017). Mindfulness Interventions. *Annual Review of Psychology, 68*(1), 491–516. https://doi.org/10.1146/annurev-psych-042716-051139

Csikszentmihalyi, M., Abuhamdeh, S. & Nakamura, J. (2014). Flow. In M. Csikszentmihalyi (Hrsg.), *Flow and the foundations of positive psychology: The collected works of Mihaly Csikszentmihalyi* (S. 227–238). Springer Netherlands.

Dahl, C. J., Wilson-Mendenhall, C. D. & Davidson, R. J. (2020). The plasticity of well-being: A training-based framework for the cultivation of human flourishing. *Proceedings of the National Academy of Sciences of the United States of America*, *117*(51), 32197–32206. https://doi.org/10.1073/pnas.2014859117

Dawson, A. F., Brown, W. W., Anderson, J., Datta, B., Donald, J. N., Hong, K., Allan, S., Mole, T. B., Jones, P. B. & Galante, J. (2020). Mindfulness-based interventions for university students: A systematic review and meta-analysis of randomised controlled trials. *Applied Psychology: Health and Well-Being*, *12*(2), 384–410.

Diener, E., Heintzelman, S. J., Kushlev, K., Tay, L., Wirtz, D., Lutes, L. D. & Oishi, S. (2017). Findings all psychologists should know from the new science on subjective well-being. *Canadian Psychology/Psychologie canadienne*, *58*(2), 87–104. https://doi.org/10.1037/cap0000063

Duncan, B. L., Hubble, M. A. & Miller, S. D. (1996). *Handbook of solution-focused brief therapy*. Jossey-Bass.

Farr, J., Ononaiye, M. & Irons, C. (2021). Early shaming experiences and psychological distress: The role of experiential avoidance and self-compassion. *Psychology and Psychotherapy: Theory, Research and Practice*, *94*(4), 952–972. https://doi.org/10.1111/papt.12353

Ferrari, M., Hunt, C., Harrysunker, A., Abbott, M. J., Beath, A. P. & Einstein, D. A. (2019). Self-compassion interventions and psychosocial outcomes: A meta-analysis of RCTs. *Mindfulness*, *10*(8), 1455–1473. https://doi.org/10.1007/s12671-019-01134-6

Foerster, H. v. (1988). Abbau und Aufbau. In F. B. Simon (Hrsg.), *Lebende Systeme: Wirklichkeitskonstruktionen in der Systemischen Therapie* (S. 19–33). Springer.

Fredrickson, B. L. (2001). The role of positive emotions in positive psychology: The broaden-and-build theory of positive emotions. *American Psychologist*, *56*(3), 218–226. https://doi.org/10.1037/0003-066X.56.3.218

Fredrickson, B. L. & Joiner, T. (2018). Reflections on positive emotions and upward spirals. *Perspectives on Psychological Science*, *13*(2), 194–199. https://doi.org/10.1177/1745691617692106

Gilbert, P. (2017). *Compassion: Concepts, Research and Applications*. Taylor and Francis.

Goyal, M., Singh, S., Sibinga, E. M. S., Gould, N. F., Rowland-Seymour, A., Sharma, R., Berger, Z., Sleicher, D., Maron, D. D., Shihab H. M., Ranasinghe, P. D., Linn, S., Saha, S., Bass, E. B. & Haythornthwaite, J. A. (2014). Meditation programs for psychological stress and well-being: A systematic review and meta-analysis. *JAMA Internal Medicine*, *174*(3), 357–368. https://doi.org/10.1001/jamainternmed.2013.13018

Grapendorf, J., Sassenberg, K. & Landkammer, F. (2017). Mindfulness is detrimental to performance in computer-mediated interdependent tasks. *Computers in Human Behavior*, *74*, 1–6. https://doi.org/10.1016/j.chb.2017.04.023

Grissom, R. J. & Kim, J. J. (2001). Review of assumptions and problems in the appropriate conceptualization of effect size. *Psychological Methods*, *6*(2), 135–146. https://doi.org/10.1037/1082-989x.6.2.135

Gross, J. J. & John, O. P. (2003). Individual differences in two emotion regulation processes: Implications for affect, relationships, and well-being. *Journal of Personality and Social Psychology*, *85*(2), 348–362. https://doi.org/10.1037/0022-3514.85.2.348

Gudmundsdottir, G. R., Pfund, G. N., Hill, P. L. & Olaru, G. (2023). Reciprocal associations between sense of purpose and subjective well-being in old age. *European Journal of Personality*, *38*(3), 391–404.

Hafenbrack, A. C. & Vohs, K. D. (2018). Mindfulness meditation impairs task motivation but not performance. *Organizational Behavior and Human Decision Processes*, *147*, 1–15.

Hayes, S. C., Bissett, R. T., Korn, Z., Zettle, R. D., Rosenfarb, I. S., Cooper, L. D. & Grundt, A. M. (1999). The impact of acceptance versus control rationales on pain tolerance. *The Psychological Record*, *49*, 33–47.

Hayes, S. C., Wilson, K. G., Gifford, E. V., Follette, V. M. & Strosahl, K. (1996). Experiential avoidance and behavioral disorders: A functional dimensional approach to diagnosis and treatment. *Journal of Consulting and Clinical Psychology*, *64*(6), 1152–1168. https://doi.org/10.1037/0022-006x.64.6.1152

Heintzelman, S. J., Kushlev, K., Lutes, L. D., Wirtz, D., Kanippayoor, J. M., Leitner, D., Oishi, S. & Diener, E. (2020). ENHANCE: Evidence for the efficacy of a comprehensive intervention program to promote subjective well-being. *Journal of Experimental Psychology: Applied*, *26*(2), 360–383. https://doi.org/10.1037/xap0000254

Helmreich, I., Kunzler, A., Chmitorz, A., König, J., Binder, H., Wessa, M. & Lieb, K. (2017). Psychological interventions for resilience enhancement in adults. *Cochrane Database of Systematic Reviews*. Vorab-Onlinepublikation. https://doi.org/10.1002/14651858.CD012527

Hildebrandt, L. K., McCall, C. & Singer, T. (2017). Differential effects of attention-, compassion-, and socio-cognitively based mental practices on self-reports of mindfulness and compassion. *Mindfulness*, *8*, 1488–1512.

Hodgins, H. S. & Knee, C. R. The integrating self and conscious experience. In E. L. Deci & R. M. Ryan (Hrsg.), *Handbook of Self-Determination Research* (S. 86–98). University Rochester Press.

Hoffmann, F., Banzhaf, C., Kanske, P., Bermpohl, F. & Singer, T. (2016). Where the depressed mind wanders: Self-generated thought patterns as assessed through experience sampling as a state marker of depression. *Journal of Affective Disorders*, *198*, 127–134. https://doi.org/10.1016/j.jad.2016.03.005

Hölzel, B. K., Lazar, S. W., Gard, T., Schuman-Olivier, Z., Vago, D. R. & Ott, U. (2011). How does mindfulness meditation work? Proposing mechanisms of action from a conceptual and neural perspective. *Perspectives on Psychological Science*, *6*(6), 537–559. https://doi.org/10.1177/1745691611419671

Inwood, E. & Ferrari, M. (2018). Mechanisms of change in the relationship between self-compassion, emotion regulation, and mental health: A systematic review. *Applied Psychology: Health and Well-Being*, *10*(2), 215–235. https://doi.org/10.1111/aphw.12127

Kabat-Zinn, J. (2009). *Full catastrophe living: Using the wisdom of your body and mind to face stress, pain, and illness*. Delta Trade Paperbacks.

Khoury, B., Lecomte, T., Fortin, G., Masse, M., Therien, P., Bouchard, V., Chapleau M.-A., Paquin, K. & Hofmann, S. G. (2013). Mindfulness-based therapy: a comprehensive meta-analysis. *Clinical Psychology Review*, *33*(6), 763–771. https://doi.org/10.1016/j.cpr.2013.05.005

Killingsworth, M. A. & Gilbert, D. T. (2010). A wandering mind is an unhappy mind. *Science*, *330*(6006), 932.

Kim, J. S. (2008). Examining the effectiveness of solution-focused brief therapy: A meta-analysis. *Research on Social Work Practice*, *18*(2), 107–116. https://doi.org/10.1177/1049731507307807

Kleve, H. & Wirth, J. (2012). *Lexikon des Systemischen Arbeitens. Grundbegriffe der systemischen Praxis, Methodik und Theorie*. Carl-Auer Verlag.

Marshall, E.-J. & Brockman, R. N. (2016). The relationships between psychological flexibility, self-compassion, and emotional well-being. *Journal of Cognitive Psychotherapy*, *30*(1), 60–72. https://doi.org/10.1891/0889-8391.30.1.60

Martínez-Rubio, D., Colomer-Carbonell, A., Sanabria-Mazo J. P., Pérez-Aranda, A., Navarrete, J., Martínez-Brotóns, C., Escamilla, C., Muro, A., Montero-Marín, J. & Luciano, J. V. (2023). How mindfulness, self-compassion, and experiential avoidance are related to perceived stress in a sample of university students. *PLOS ONE*, *18*(2), e0280791.

Neff, K. D. (2003). Self-compassion: An alternative conceptualization of a healthy attitude toward oneself. *Self and Identity*, *2*(2), 85–101. https://doi.org/10.1080/15298860309032

Neff, K. D. (2012). The science of self-compassion. In C. K. Germer & R. Siegel (Hrsg.), *Wisdom and compassion in psychotherapy: Deepening mindfulness in clinical practice* (Bd. 1, S. 79–92). Guilford Press.

Neff, K. D. (2023). Self-compassion: Theory, method, research, and intervention. *Annual Review of Psychology*, *74*, 193–218.

Neff, K. D., Kirkpatrick, K. L. & Rude, S. S. (2007). Self-compassion and adaptive psychological functioning. *Journal of Research in Personality*, *41*(1), 139–154. https://doi.org/10.1016/j.jrp.2006.03.004

Neve, J.-E. de, Diener, E., Tay, L. & Xuereb, C. (2013). The objective benefits of subjective well-being. In John Helliwell, Richard Layard and Jeffrey Sachs (Hrsg.), *World Happiness Report* (S. 54–79). UN Sustainable Development Solutions Network.

Poulin, M. J., Ministero, L. M., Gabriel, S., Morrison, C. D. & Naidu, E. (2021). Minding your own business? Mindfulness decreases prosocial behavior for people with independent self-construals. *Psychological Science*, *32*(11), 1699–1708.

Puig-Perez, S., Cano-Lopez, I., Martínez, P., Kozusznik, M. W., Alacreu-Crespo, A., Pulopulos, M. M., Duque, A., Almela, M., Aliño, M. & Garcia-Rubio, M. J. (2022). Optimism as a protective factor against the psychological impact of COVID-19 pandemic through its effects on perceived stress and infection stress anticipation. *Current Psychology*, *53*(9), 1–15.

Rochefort, C., Baldwin, A. S. & Chmielewski, M. (2018). Experiential avoidance: an examination of the construct validity of the AAQ-II and MEAQ. *Behavior Therapy*, *49*(3), 435–449. https://doi.org/10.1016/j.beth.2017.08.008

Roemer, L., Williston, S. K. & Rollins, L. G. (2015). Mindfulness and emotion regulation. *Current Opinion in Psychology*, *3*, 52–57.

Roskes, M., Elliot, A. J. & Dreu, C. K. W. de (2014). Why is avoidance motivation problematic, and what can be done about it? *Current Directions in Psychological Science*, *23*(2), 133–138.

Rusk, R. D. & Waters, L. E. (2013). Tracing the size, reach, impact, and breadth of positive psychology. *The Journal of Positive Psychology*, *8*(3), 207–221.

Satir, V. (1996). *Selbstwert und Kommunikation: Familientherapie für Berater und zur Selbsthilfe* (12. Aufl.). *Leben lernen: Nr. 18*. Pfeiffer.

Satir, V. (2003). *Familienbehandlung* (10. Aufl.). Lambertus Verlag.

Sbarra, D. A., Smith, H. L. & Mehl, M. R. (2012). When leaving your ex, love yourself: Observational ratings of self-compassion predict the course of emotional recovery following marital separation. *Psychological Science*, *23*(3), 261–269.

Schieche, M. & Schreiber, S. (Hrsg.). (2020). *Ins Tun kommen – Prozess- und ressourcenorientierte Tools der Systemischen Therapie* (Bd. 317). Klett-Cotta.

Schmidt G. (2005). *Einführung in die hypnosystemische Therapie und Beratung*. Carl-Auer Verlag.

Sedlmeier, P., Eberth, J., Schwarz, M., Zimmermann, D., Haarig, F., Jaeger, S. & Kunze, S. (2012). The psychological effects of meditation: A meta-analysis. *Psychological Bulletin*, *138*(6), 1139–1171.

Seli, P., Beaty, R. E., Marty-Dugas, J. & Smilek, D. (2019). Depression, anxiety, and stress and the distinction between intentional and unintentional mind wandering. *Psychology of Consciousness: Theory, Research, and Practice*, *6*(2), 163–170. https://doi.org/10.1037/cns0000182

Seligman M. E. P. & Csikszentmihalyi, M. (2000). Positive psychology: An introduction. *American Psychologist, 55*(1), 5–14. https://doi.org/10.1037/0003-066X.55.1.5

Seppälä, E. M., Bradley, C., Moeller, J., Harouni, L., Nandamudi, D. & Brackett, M. A. (2020). Promoting mental health and psychological thriving in university students: A randomized controlled trial of three well-being interventions. *Frontiers in Psychiatry*(11), 590.

Sin, N L. & Lyubomirsky, S. (2009). Enhancing well-being and alleviating depressive symptoms with positive psychology interventions: A practice-friendly meta-analysis. *Journal of Clinical Psychology, 65*(5), 467–487.

Singer, T. & Engert, V. (2019). It matters what you practice: Differential training effects on subjective experience, behavior, brain and body in the ReSource Project. *Current Opinion in Psychology, 28*, 151–158.

Singer, T. & Klimecki, O. M. (2014). Empathy and compassion. *Current Biology, 24*(18), R875–R878.

Solberg Nes, L. (2016). Chapter 51 – Optimism, Pessimism, and Stress. In G. Fink (Hrsg.), *Handbook of stress: volume 1. Stress: Concepts, cognition, emotion, and behavior* (S. 405–411). Elsevier Science & Technology. https://doi.org/10.1016/B978-0-12-800951-2.00052-2

Sydow, K. von. (2012). Evaluationsforschung zur Wirksamkeit systemischer Psychotherapie. In M. Ochs & J. Schweitzer (Hrsg.), *Handbuch Forschung für Systemiker* (S. 105–122). Vandenhoeck & Ruprecht.

Sydow, K. von, Beher, S., Retzlaff, R. & Schweitzer, J. (2007). *Die Wirksamkeit der Systemischen Therapie/Familientherapie*. Hogrefe.

Sydow, K. von, Beher, S., Schweitzer, J. & Retzlaff, R. (2010). The efficacy of systemic therapy with adult patients: A meta-content analysis of 38 randomized controlled trials. *Family process, 49*(4), 457–485. https://doi.org/10.1111/j.1545-5300.2010.01334.x

Tang, Y.-Y., Hölzel, B. K. & Posner, M. I. (2015). The neuroscience of mindfulness meditation. *Nature Reviews Neuroscience, 16*(4), 213–225.

Tenney, E. R., Poole, J. M. & Diener, E. (2016). Does positivity enhance work performance? Why, when, and what we don't know. *Research in Organizational Behavior, 36*, 27–46.

van Agteren, J., Iasiello, M., Lo, L., Bartholomaeus, J., Kopsaftis, Z., Carey, M. & Kyrios, M. (2021). A systematic review and meta-analysis of psychological interventions to improve mental well-being. *Nature Human Behaviour, 5*(5), 631–652. https://doi.org/10.1038/s41562-021-01093-w

van Dinther, M., Dochy, F. & Segers, M. (2011). Factors affecting students' self-efficacy in higher education. *Educational Research Review, 6*(2), 95–108.

Vossler, A., Pinquart, M., Forbat, L. & Stratton, P. (2024). Efficacy of systemic therapy on adults with depressive disorders: A meta-analysis. *Psychotherapy Research*, 1–17.

Wakelin, K. E., Perman, G. & Simonds, L. M. (2022). Effectiveness of self-compassion-related interventions for reducing self-criticism: A systematic review and meta-analysis. *Clinical Psychology & Psychotherapy, 29*(1), 1–25. https://doi.org/10.1002/cpp.2586

Wang, D., Hagger, M. S. & Chatzisarantis, N. L. D. (2020). Ironic effects of thought suppression: A meta-analysis. *Perspectives on Psychological Science, 15*(3), 778–793.

Weinhold, J., Bornhäuser, A., Hunger, C. & Schweitzer, J. (2014). Dreierlei Wirksamkeit. *Die Heidelberger Studie zu Systemaufstellungen. Heidelberg: Carl-Auer.*

White, M. (2007). *Maps of Narrative Practice*. WW Norton & Co.

Willroth, E. C., Mroczek, D. K. & Hill, P. L. (2021). Maintaining sense of purpose in midlife predicts better physical health. *Journal of Psychosomatic Research, 145*, 110485.

Willutzki, U., Teismann, T. & Schulte, D. (2012). Psychotherapy for social anxiety disorder: Long-term effectiveness of resource-oriented cognitive-behavioral therapy and cognitive therapy in social anxiety disorder. *Journal of Clinical Psychology, 68*(6), 581–591. https://doi.org/10.1002/jclp.21842

Wilson, A. C., Mackintosh, K., Power, K. & Chan, S. W. Y. (2019). Effectiveness of Self-Compassion Related Therapies: a Systematic Review and Meta-analysis. *Mindfulness, 10*(6), 979–995. https://doi.org/10.1007/s12671-018-1037-6

Yela, J. R., Crego, A., Buz, K., Sánchez-Zaballos, E. & Gómez-Martínez, M. Á. (2022). Reductions in experiential avoidance explain changes in anxiety, depression and well-being after a mindfulness and self-compassion (MSC) training. *Psychology and Psychotherapy: Theory, Research and Practice, 95*(2), 402–422. https://doi.org/10.1111/papt.12375

Yela, J. R., Crego, A., Gómez-Martínez, M. Á. & Jiménez, L. (2020). Self-compassion, meaning in life, and experiential avoidance explain the relationship between meditation and positive mental health outcomes. *Journal of Clinical Psychology, 76*(9), 1631–1652. https://doi.org/10.1002/jclp.22932

Zessin, U., Dickhäuser, O. & Garbade, S. (2015). The relationship between self-compassion and well-being: A meta-analysis. *Applied Psychology: Health and Well-Being, 7*(3), 340–364. https://doi.org/10.1111/aphw.12051

Zentrale transdiagnostische Prozesse 4

Aus den zwei theoretisch-konzeptionellen und praktischen Ansätzen von Achtsamkeit und Systemik lassen sich transdiagnostische Wirkprozesse ableiten, an die SystAm anknüpft. Drei Prozessebenen stehen bei SystAm besonders im Fokus: auf einer kognitiven Ebene die Veränderung in der Wahrnehmungs- und Aufmerksamkeitsebene, auf einer affektiven Ebene die Bewältigung von äußeren Umständen und auf der Prozessebene des Selbst der Wandel im Blick auf die eigene Person. Damit verortet sich SystAm innerhalb der prozessbasierten, transdiagnostischen Ansätze (Dalgleish et al., 2020), die störungsübergreifend arbeiten und eingesetzt werden können.

Lange Zeit dominierte innerhalb der psychologischen Forschung und Praxis der diagnostische Ansatz der psychischen Gesundheit: Die Einteilung von Symptomen in konkrete Störungsbilder und damit verbunden das Entwickeln und Anwenden von störungsspezifischen Behandlungs- und Präventionsansätzen (Dalgleish et al., 2020). Das Hauptaugenmerk lag auf der Entwicklung zugeschnittener und erprobter Interventionen für spezifische Problembereiche, die auf die Merkmale eines bestimmten Störungsbildes abgestimmt waren. Leitfrage war also, wie es Gordon Paul (1969) ausdrückte: „Welche Behandlung durch wen ist für diese Person mit diesem spezifischen Problem am effektivsten, unter welchen Umständen und wie kommt sie zustande?“.

Trotz des starken Einflusses und des historischen Momentums des diagnostischen Ansatzes stieg innerhalb der Praxis- und der Forschungsgemeinschaft der Konsens darüber, dass dieser Ansatz seine praktischen Grenzen in der Forschung und in der praktischen Umsetzung hat (Dalgleish et al., 2020). Es entstand so der Raum für eine alternative Sichtweise, für eine transdiagnostische Perspektive, die über diagnostische Grenzen hinweg schaut, und einen neuen Ansatz zum Verständnis von psychischer Gesundheit verfolgt. Das junge transdiagnostische Feld wächst zurzeit stark. Deren

S. F. Tran-Huu, *Resilienz und psychologisches Wohlbefinden junger Erwachsener fördern*, https://doi.org/10.1007/978-3-658-46965-8_4

Forschungsblick richtet sich auf die Frage, welche emotionalen, kognitiven oder selbstbezogenen Prozesse im Menschen selbst unterschiedlichen Störungsbilder gemein sind und welche als ursächlich zu bestimmen sein können. Diese Prozesse sind es, auf die dann in Einzel- oder Gruppentherapien spezifisch eingegangen wird. Innerhalb der sogenannten „dritten Welle“ kognitiver Verhaltenstherapien (Dalgleish et al., 2020; Hayes & Hofmann, 2017, 2021) entstanden neue Formen prozessbasierter Therapien, die eine Antwort auf die Frage suchen: „Welche zentralen biopsychosozialen Prozesse sollten im Mittelpunkt der Behandlung stehen? Welche Ziele sind bei diesen Patient*innen angesichts dieses Ziels in dieser Situation gegeben, und wie können sie am effizientesten und effektivsten geändert werden?“ Zu diesen neuen Therapieansätzen zählen die achtsamkeitsbasierte kognitive Therapie oder die Akzeptanz- und Commitment-Therapie, die den Fokus auf bestimmte Kernprozesse wie Emotionsregulation, Selbstmitgefühl und Metakognition gemein haben (Dalgleish et al., 2020; Morris et al., 2018). Der transdiagnostische Ansatz ermöglicht einen größeren Transfer theoretischer und praktischer Fortschritte zwischen Störungsbildern (Harvey et al., 2004). Insbesondere bei komorbiden Erkrankungen kann die Behandlung gemeinsamer Muster zu einer stärkeren Verbesserung führen als die Anwendung diagnosespezifischer Behandlungen (Barlow, 2018; Newby et al., 2015; Sakiris & Berle, 2019).

Aktuelle empirische Studien zur Natur psychopathologischer Syndrome stellen die vorherrschende kategoriale Sicht auf psychische Störungen in Frage: Ein bedeutsamer Aspekt, der den diagnostischen Ansatz herausfordert, ist die hohe Komorbidität zwischen Erkrankungen. Bei 40 % der Patienten ist mehr als nur eine Diagnose zu stellen, was einer störungsspezifischen Behandlung widerspricht (Jacobi et al., 2014). Eine Erklärung für die hohe Komorbidität könnten gemeinsame zugrundlegende ursächliche Prozesse auf psychosozialer Ebene sein (Caspi et al., 2014; Lahey et al., 2017). In eine ähnliche Richtung gestalten sich Überlegungen zu einem allgemeinen Faktor der Psychopathologie, dem sogenannten p-Faktor (Caspi et al., 2014), der eine höhere Anfälligkeit für psychopathologische Symptome widerspiegeln könnte. Der p-Faktor könnte als negative Emotionalität, geringe kognitive Funktionsfähigkeit und hohe Impulsivität interpretiert werden. In einer Übersicht über Studien, die sich auf Risiko- und Schutzfaktoren konzentrieren, stellten Lynch und Kollegen (2021) fest, dass neben mehreren biologischen Risikofaktoren auch geringe Anstrengungskontrolle, hoher Neurotizismus und negative Affektivität wichtige psychologische Risikofaktoren für verschiedene Syndrome sind. Auch eine geringe Extrovertiertheit und niedrige Werte auf der Offenheitsskala zählten zu den psychologischen Risikofaktoren. Des Weiteren sind Symptome dimensional geartet, und nicht kategorial (Dalgleish et al., 2020): Psychische Belastungen wie Depressivität oder Ängste sind keine Alles-oder-Nichts-Phänomene, sondern müssen als kontinuierliche Dimensionen verstanden werden, auf der auch die „gesunde“ Population zu verorten ist. Ein weiterer kritischer Punkt ist die Frage nach den spezifischen Symptomen, die einem Störungsbild zugeordnet werden: Zum Messen von depressiven Symptomen wurden beispielsweise über 280 unterschiedliche Messinstrumente entwickelt (Santor et al., 2006), die wiederum sich bezüglich der erhobenen Symptome und beobachtbaren Anzeichen stark unterscheiden. Fried (2017) weist daraufhin, dass 52 unterschiedliche depressive Symptome in den sieben am häufigsten eingesetzten Erhebungsinstrumenten erhoben werden, während im DSM-5 lediglich neun Symptome aufgezeigt werden. Der ausgeprägte kategoriale Ansatz des DSM-V-Inventars stößt auf immer mehr Kritiker*innen, wobei die Sichtweise, psychiatrische Störungen als „heterogene quantitative Abweichungen von der Gesundheit" (Hyman, 2021, S. 6) zu verstehen und von einer klaren Trennung zwischen Gesundheit und Krankheit abzusehen, immer häufiger anzutreten ist.

Transdiagnostische Ansätze konzentrieren sich auf gemeinsame Prozesse zwischen verschiedenen psychischen Störungen, da diese Prozesse kategorienübergreifend auftreten und eine hohe Komorbidität erklären könnten (Roefs et al., 2022). Wie Seligman feststellt, „werden diese transdiagnostischen Prozesse zur eigentlichen Störung" (Seligman, 2014, S. 2). Beispiele für diese transdiagnostischen Prozesse sind negatives Denken, ein geringes Selbstwertgefühl, Aufmerksamkeitsverzerrung, Perfektionismus, maladaptive Emotionsregulation und hoher negativer Affekt (Schaeuffele et al., 2021, S. 89). Hayes und Hofmann (2021) unterscheiden sechs transdiagnostische Prozessebenen, die durch psychologische Interventionen angesprochen werden können: Verhalten, Emotion, Kognition, das Selbst, Motivation und Aufmerksamkeit. SystAm umfasst in seinen vier Modulen drei zentrale Prozessebenen, die transdiagnostisch wirksam sind und denen in unterschiedlichen Übungen angesprochen und gefördert werden sollen: Hierzu gehört auf einer kognitiven Ebene Akzeptanz als zentrales Wahrnehmungskonstrukt, auf einer affektiven Ebene emotionales Coping, also der Umgang mit Emotionen und möglicherweise aversiven Erfahrungen, sowie auf der Prozessebene des Selbst die Beziehung zu sich selbst und das Herausbilden eines vollständigeren Selbstbildes (Abb. 4.1).

Im Folgenden werden die drei transdiagnostischen Prozessebenen eingehender betrachtet und auf einer theoretischen Ebene erarbeitet, während der hinzugenommene empirische Blick aktuelle Forschungsergebnisse betrachtet.

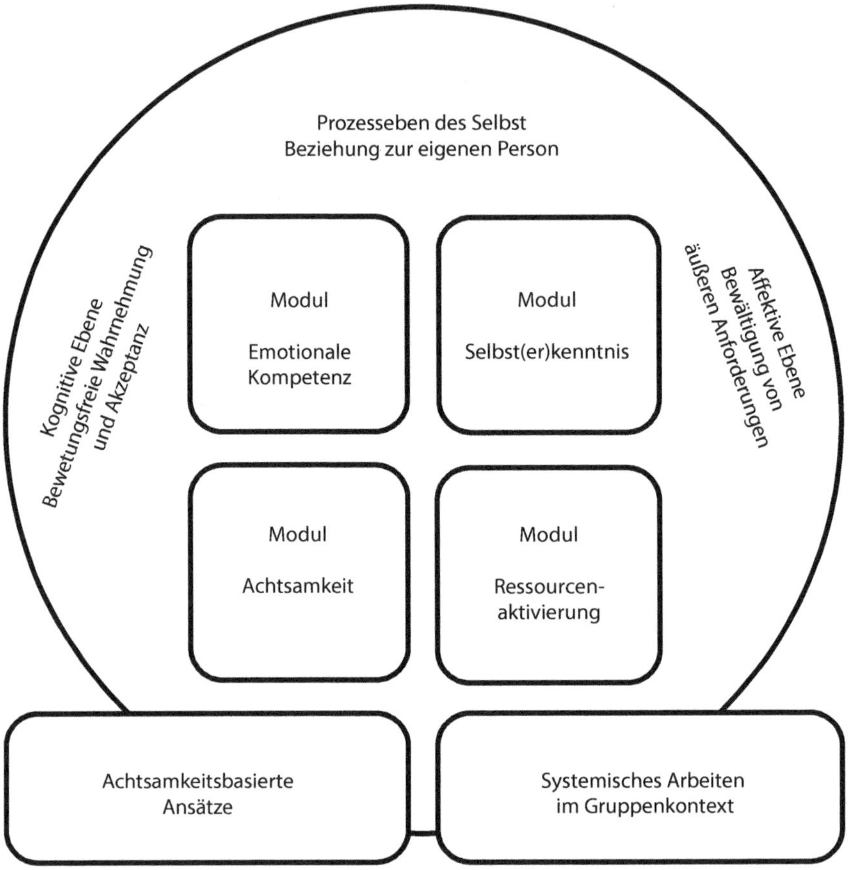

Abb. 4.1 Übersicht über den konzeptionellen Hintergrund von SystAm. Achtsamkeit und Systemisches Arbeiten bilden die Grundlage, auf die die drei transdiagnostischen Prozessebene ansetzen, woraus sich vier inhaltliche Module ergeben. (Eigene Darstellung)

4.1 Kognitive Ebene – Bewertungsfreie Wahrnehmung und Akzeptanz

Auf einer kognitiven Prozessebene erachte ich Akzeptanz und eine bewertungsfreie Wahrnehmung als entscheidenden Aspekt, um inneren Wandel zu ermöglichen. Oftmals neigen wir dazu allzu schnell zu bewerten und innere wie äußere Reize und Erfahrungen zu kategorisieren. All dies beeinflusst unser Erleben und unsere emotionalen Erfahrungen bedeutsam. Akzeptanz erlebt als Schlüsselkonzept in der Therapie, aber auch in Coaching und Beratungsansätzen immer mehr Aufmerksamkeit. Immer stärker hat die Empirie und Praxis bestätigt, dass Akzeptanz eine entscheidende Rolle für das Wohlbefinden und für Veränderungen auf der Erlebens- und Erfahrungsebene spielt (Williams & Lynn, 2010). Innerhalb der dritten Welle therapeutischer Ansätze arbeiten die Akzeptanz- und Commitment-Therapie und die Dialektisch-Behaviorale Therapie verstärkt daran, die akzeptierende

Haltung der Patient*innen zu fördern. Die paradoxe Natur der Akzeptanz ist es, die den Kern für die Wirksamkeit darstellt, denn durch das Akzeptieren entsteht Veränderung. Wenn also Patient*innen und Klient*innen in der Begleitung zu einer inneren Haltung der Akzeptanz unerwünschter Zustände und unangenehmer Emotionen geführt werden, erleben sie eine Reduktion dieses Erlebens. Durch eine Nicht-Akzeptanz wechseln Menschen in einen Vermeidungsmodus, der aktiv Erfahrungen wegschiebt, diese werden jedoch dadurch nur verstärkt in die gegenwärtige Wahrnehmung und Gedankenwelt drängen. Auch humanistische und existenzielle Theoretiker*innen haben sich mit den heilsamen Wirkungen der Akzeptanz beschäftigt. Carl Rogers (1961, 1995) hat die Rolle der Akzeptanz als Mechanismus der Veränderung betont und sie an die erste Stelle im therapeutischen Prozess gesetzt. Für ihn soll die Gesamtheit des inneren Erlebens anerkannt und erfahren werden, aber auch auf andere Menschen und äußere Reize ausgedehnt werden. Für Rogers war das Wissen über das Selbst, wie es ist, von zentraler Bedeutung, was zu einer realistischeren und dadurch positiveren Sicht auf sich selbst und andere führt. Wenn negative innere und äußere Reize bereitwillig und nicht wertend erlebt werden, ohne Versuche, diese Erfahrungen zu vermeiden, führt dies zu weniger Stress und Ängsten. Akzeptanz bedeutet, sich nicht von unangenehmen, lästigen Gedanken und Gefühlen dabei hindern zu lassen, was einem wichtig ist.

Selbstakzeptanz als weitere Differenzierung konzentriert sich auf die Wahrnehmung und Beziehung, die jemand zu sich selbst hat. Jemand mit hoher Selbstakzeptanz „erkennt und akzeptiert mehrere Aspekte seines Selbst, einschließlich guter und schlechter Eigenschaften, und steht dem vergangenen Leben positiv gegenüber“ (Ryff, 1989, S. 1072). Am Ende des 20. Jahrhunderts konzentierten sich Therapeut*innen auf Selbstwert als Zielkonstrukt und entscheidende Variable für Wohlbefinden und psychische Gesundheit (Rosenberg, 1965). In den vergangenen Jahren verlagerte sich ein Großteil der psychologischen Forschung jedoch auf Konstrukte, denen das gleiche Kernelement gemein ist: eine akzeptierende, ganzheitliche Haltung gegenüber dem eigenen Selbst und allen unterschiedlichen Aspekten, Stärken und Schwächen. Der Begriff der bedingungslosen Selbstakzeptanz wurde von Albert Ellis (2006), dem Begründer der rational-emotiven Verhaltenstherapie, eingeführt. Er steht für das Fehlen einer globalen Bewertung des Selbstwertes oder der Fähigkeiten einer Person bei gleichzeitiger vollständiger Akzeptanz seiner/ihrer selbst. Bedingungslose Selbstakzeptanz wird als „Anerkennen, dass man als Person ein Mensch, einzigartig, komplex, im Wandel und fehlbar ist und dass dies auf einen zutrifft, ganz gleich, welche Bedingungen auf der Welt herrschen“ definiert. Als solches kann das „Selbst nicht valide bewertet, aber auf der Grundlage der oben genannten Zutaten bedingungslos akzeptiert werden“ (Dryden, 2013, S. 109). Ellis war der Ansicht, dass die Wahrnehmung und die Überzeugungen über sich selbst, andere und konkrete Situationen die emotionale Innenwelt bestimmen und verhaltensbezogene wie auch emotionale Konsequenzen haben. Er betonte die Stärkung der Selbstakzeptanz als Eckpfeiler des psychologischen Wohlbefindens und arbeitete im Rahmen der Therapie an der Selbstwahrnehmung als fehlbarer Mensch, dem es erlaubt ist, Fehler zu machen. Selbstakzeptanz begründet sich somit auch nicht auf persönliche oder berufliche Erfolge oder die Meinung anderer, sondern ist Ergebnis eines selbsterzeugenden Prozesses.

Im Gegensatz dazu geht das Selbstwertgefühl mit einem Aspekt der Selbstbewertung einher. Es umfasst eine umfassende globale Einschätzung der eigenen Person (Rosenberg, 1965). In der Vergangenheit hat die Forschung überraschenderweise gezeigt, dass ein hohes Selbstwertgefühl zu geringeren positiven Aspekten führt, als die meisten Praktiker*innen dachten (Fairlamb, 2020). Ein hohes Selbstwertgefühl wird im Allgemeinen als adaptive Eigenschaft angesehen, die den Umgang mit dem Leben, mit Herausforderungen und Problemen unterstützt und somit zu einer höheren psychischen Gesundheit und einem höheren Wohlbefinden führt (Orth & Robins, 2022). Aber die Skepsis und die gemischten empirischen Beweise haben zur Entstehung alternativer Konzepte wie Selbstakzeptanz geführt. So bezieht Ryffs Modell des psychischen Wohlbefindens Selbstakzeptanz als eine Dimension des psychologischen Wohlbefindens mitein und hält fest, dass „eine positive Einstellung sich selbst gegenüber zu einem zentralen Merkmal von Positivem wird" (Ryff, 1989, S. 1071). Es kehrt in verschiedenen Modellen wieder und kann als Kerndimension der psychischen Gesundheit angesehen werden. Selbstakzeptanz und Selbstwertgefühl korrelieren im Allgemeinen positiv miteinander und sind einander konzeptionell zwar ähnlich, weisen aber dennoch einzigartige Aspekte auf (Chamberlain & Haaga, 2001; MacInnes, 2006). Das Selbstwertgefühl scheint stärker von Affekten und aktuellen emotionalen Zuständen abzuhängen, während Selbstakzeptanz enger mit dem psychologischen Wohlbefinden korreliert.

Eine hohe Selbstakzeptanz ist mit einem hohen subjektiven Wohlbefinden und Affektgleichgewicht verbunden (Jibeen, 2017; Sanjuán, 2011; Xu et al., 2016). Der Zusammenhang zwischen Achtsamkeit und Selbstakzeptanz ist im Allgemeinen mittelgroß ($r = 0{,}31$, B. L. Thompson & Waltz, 2008). Werte auf einer Akzeptanzskala sind auch mit geringerer Angst, depressiven Symptomen, negativen Auswirkungen und Stress verbunden (Jibeen, 2017; Ng et al., 2020; Popov, 2019; Xu et al., 2016). Ng et al. (2020) führten eine 20-jährige prospektive Kohortenstudie durch und kamen zu dem Schluss, dass „Selbstakzeptanz das Sterblichkeitsrisiko um 19 % senkte und die Lebenserwartung um 3 Jahre verlängerte", (S. 5980) selbst nach Kontrolle anderer psychologischer Komponenten und potenzieller Störfaktoren. Selbstakzeptanz konnte ebenso als ein vermittelnder Faktor zwischen Achtsamkeit und subjektivem Wohlbefinden (Xu et al., 2016) und wahrgenommenem Stress (Rodriguez et al., 2015) nachgewiesen werden. Maßstäbe für Lebenszufriedenheit und Glück sind mäßig bis stark mit der Selbstakzeptanzskala verbunden (Ryff & Keyes, 1995). Eine geringere Selbstakzeptanz ist mit einem höheren Ausmaß an Depressionen (Flett et al., 2003) und an Angstzuständen (Chamberlain & Haaga, 2001) verbunden. Bei Personen, die sich als LGBTQ+ identifizierten, führte eine geringere Selbstakzeptanz ihrer Sexualität zu schlechteren psychischen Werten, höheren Depressionswerten und höherem Stress, da sie sich stärker von erlebter Diskriminierung betroffen fühlten (Camp et al., 2020). In ähnlicher Weise bestätigten Woodford et al. (2014) in ihrer Studie den vermittelnden Weg der Selbstakzeptanz, der den Einfluss von Diskriminierungserfahrungen auf Stress sowohl für allgemeinen Heterosexismus als auch für Mikroaggressionen mitbedingte.

Akzeptanzbasierte Interventionen wurden störungsspezifisch entwickelt und führen zu empirisch nachgewiesenen Veränderungen, wie beispielsweise bei Angststörungen (Roemer & Orsillo, 2007), Depression (Kanter et al., 2006) und der Vorbeugung depressiver

Rückfälle (Teasdale et al., 2000). Akzeptanztechniken sind ebenso Teil ganzheitlicher neu entwickelter Therapieansätze wie die Akzeptanz- und Commitment-Therapie (Hayes et al., 2004), die dialektische Verhaltenstherapie (Linehan, 1987) und achtsamkeitsbasierte Ansätze wie MBCT (Segal et al., 2002) und MBSR (Kabat-Zinn, 2003). Die Förderung der Akzeptanz und der Bereitschaft, die eigenen inneren Reaktionen zu zeigen, um an bedeutungsvollen Erfahrungen teilzuhaben, ist die Schlüsselidee, die diesen Ansätzen zugrunde liegt. Sie wollen es sich zunutze machen, dass die Akzeptanz von Störungen zu veränderten Vorstellungen über Symptome führen kann. Dadurch entsteht eine geringere Belastung durch die Symptome und eine höhere Bereitschaft, eben diese im alltäglichen Leben zu integrieren. Durch diese Integration verliert sich die Bedeutsamkeit und Wirkkraft der Symptomatik.

Mehrere Studien haben die Wirkung von akzeptanzbezogenen Übungen im Rahmen therapeutischer Interventionen untersucht: Das Training in der Anwendung kognitiver und verhaltensbezogener Schamregulations- und Unterstützungsaufbaufähigkeiten führte zu signifikanten Verbesserungen bei Selbstakzeptanz, Scham und Borderline-Persönlichkeitsstörung. Auch bei der Nachuntersuchung konnten eine höhere Lebensqualität und eine bessere Emotionsregulation beobachtet werden, während Depressionen, Einsamkeit und Stress verringert wurden (Schoenleber & Gratz, 2018). Eine Meta-Analyse von randomisiert kontrollierten Studien zuz Dialektisch-Behavioralen Therapie bestätigte deren Wirksamkeit bei verschiedenen psychologischen Problemen und Syndromen (Hayes et al., 2004). Eine Übung zu bedingungsloser Selbstakzeptanz führte beispielsweise zu weniger Selbstvorwürfen und Schamgefühlen und gleichzeitig zu mehr Empathie (Bernard & Wolfe, 2000). Trainings, die das Selbst als innere Erfahrung neu definieren und dann Mitgefühl und Achtsamkeitsfähigkeiten entwickeln, scheinen zu einer verbesserten Stimmung, weniger Stress, höherer Selbstachtung und einer besseren Fähigkeit, präsent zu sein, beizutragen. Auch achtsamkeitsbasierte Interventionen können die Selbstakzeptanz verbessern (Cohen-Katz et al., 2005). In Übereinstimmung mit diesen Ergebnissen wurde festgestellt, dass Selbstmitgefühl tatsächlich die Beziehung zwischen Achtsamkeit und subjektivem Wohlbefinden (Hollis-Walker & Colosimo, 2011) sowie zwischen Achtsamkeits- und Depressionswerten (Jimenez et al., 2010) vermittelt.

Akzeptanz als zentraler transdiagnostischer Prozess und Leitmotiv findet sich in SystAm in unterschiedlichen Übungen wieder. Sie sollte darüber hinaus als Grundlage auch von den Trainerinnen und Trainern (vor)gelebt werden. Bei Erfahrungsaustauschen und Plenumsdiskussionen kann Akzeptanz als Denkmuster und Impuls immer wieder in die Gruppe gegeben werden. Achtsamkeit wird im entsprechenden Modul aktiv trainiert – in den Achtsamkeitsübungen geht es um die Akzeptanz der Wahrnehmung, die Erfahrungen und Empfindungen im Körper zu spüren, in einer offenen, neutralen Haltung diesen zu begegnen. Diese praktische Erfahrung ist der Grundstein für die Übertragung dieser Haltung auf soziale Interaktionen und Reize von außen – mit Akzeptanz sollte auch diesen begegnet werden. Auch im Modul Selbst(er)kenntnis spielt Akzeptanz in der Betrachtung eigener zunächst ungewollter Eigenschaften und inneren Aspekten, die eher abgelehnt werden, eine bedeutsame Rolle. So agiert sie auch als Grundlage für die Arbeit an eben diesen.

4.2 Affektive Ebene der Bewältigung von äußeren Anforderungen

Emotionen sind immanenter Teil der alltäglichen Lebenswelt. Gleichzeitig können sie immer wieder herausfordernd sein und eine angemessene Bewältigung schwierig machen. Emotionales Coping, die Bewältigung von Emotionen, die durch innere, wie äußere Erfahrungen hervorgerufen werden, sehe ich als eine zentrale selbstbezogene Kompetenz, auf jede/r sein/ihr Leben lang zurückgreifen kann und muss. Ohne emotionales Coping ist ein Bewerkstelligen des Alltäglichen nicht möglich. Darüber hinaus sind problematische Emotionen beziehungsweise die maladaptive Bewältigung von starken Emotionen Teil aller psychischen Störungen (Eismann & Lammers, 2017).

Bevor wir auf die Regulation von Emotionen schauen, möchte ich in einem ersten Schritt Emotionen an sich näher betrachten. Sie sind subjektive Erfahrungen, die aus verschiedenen Komponenten bestehen (Shuman & Scherer, 2014): Ein subjektives Gefühl in einer Person selbst entsteht, welches gepaart mit einer Handlungstendenz zu einem bestimmten Verhalten motiviert. Hinzu kommt eine Bewertungskomponente, die hilft, einem Erlebnis Sinn zu geben. Die motorische Aktivität führt zur Kommunikation auf zwischenmenschlicher Ebene, während die physiologische Komponente das emotionale Erleben auf körperlicher Ebene unterstützt, zum Beispiel durch stärkere Durchblutung und Pulsveränderungen. Emotionen erleben wir nicht als Eigenzweck, sondern sie erfüllen wichtige Funktionen. Hierzu gehören die bedarfs- und situationsgerechte Auswahl von Verhaltensweisen, die Regulierung der Intensität und Dauer der verschiedenen Verhaltensweisen sowie das Erinnern an Verhaltensweisen, die erfolgreich waren oder aber zu Misserfolgen führten.

Der Umgang von Individuen mit den in sich empfundenen Emotionen, die Emotionsregulation also, umfasst physiologische, verhaltensbezogene und psychologische Elemente. Damit sind alle „extrinsische und intrinsische Prozesse, die für die Überwachung, Bewertung und Modifizierung emotionaler Reaktionen, insbesondere ihrer intensiven und zeitlichen Merkmale, verantwortlich sind, um die eigenen Ziele zu erreichen" (R. A. Thompson, 1994, S. 27) gemeint. Emotionen können effektives Funktionieren verbessern oder untergraben, während ein Individuum durch funktionale Regulierungsstrategien in der Lage ist, adaptiv zu handeln und sich zu verhalten. Emotionale Kompetenz kann auf aufeinander aufbauende Teilkompetenzen runtergebrochen werden: Zunächst geht es um ein Erkennen der Gefühle, dann die Beeinflussung der Gefühle, anschließend die Nutzung der Gefühle in adaptivem Maße sowie darum, die Emotionen und deren Signale bei anderen zu verstehen, um angemessen darauf reagieren zu können (Raisch, 2022, S. 30).

Was emotionales Coping leisten kann und sollte, wird deutlicher, wenn wir den Emotionsregulationsprozess noch näher betrachten. Laut dem Ansatz von James Gross (2002) lassen sich drei Grundannahmen zu Emotionen festhalten: Erstens beinhalten Emotionen lose gekoppelte Veränderungen in den Bereichen subjektive Erfahrungen, Verhalten und periphere Physiologie. Sie beinhalten daher eine gewisse Tendenz, auf eine bestimmte Art und Weise zu handeln. Zweitens entfalten sich Emotionen im Laufe der Zeit. Und Drittens können Emotionen je nach Kontext entweder schädlich oder hilfreich sein. Emotionen sind hilfreich, wenn sie die Sinnesverarbeitung angemessen steuern: Sie liefern Informationen über die Verhaltensabsichten anderer und motivieren sozial angemessenes Verhalten. Emotionen sind schädlich, wenn sie für eine bestimmte Situation die falsche Intensität, Dauer, Häufigkeit oder Art haben und die Wahrnehmung und das Verhalten schlecht anpassen (Gross und Jazaieri 2014). Emotionsregulation meint laut Gross alle Versuche, Einfluss darauf zu nehmen, welche Emotionen man hat, wann man sie hat und wie man sie erlebt oder ausdrückt. Dies erfolgt entweder bewusst oder unbewusst.

Gross unterscheidet fünf verschiedene Strategien zur Emotionsregulation: Zunächst die Situationsauswahl, die alle Handlungen beschreibt, die das Erleben einer bestimmten Situation mehr oder weniger wahrscheinlich machen. Anschließend bezieht sich Situationsmodifikation auf das Ergreifen von Maßnahmen, die eine Situation verändern, mit dem Ziel, die emotionale Wirkung zu beeinflussen. Als drittes kann durch gezielte Aufmerksamkeitslenkung die emotionale Reaktion abgeschwächt werden. Viertens kann ein kognitiver Wandel die Einschätzung einer Situation verändern. Als letztes können durch die Modulation der Reaktion direkt die erfahrungsbezogenen, verhaltensbezogenen oder physiologischen Komponenten beeinflusst werden. Gross (2015a) unterscheidet zwischen intrinsischer Emotionsregulation (bei der jemand seine eigenen Emotionen fokussiert) und extrinsischer Emotionsregulation (bei der jemand versucht, die Emotionen einer anderen Person zu regulieren). Emotionsregulation funktioniert jedoch nicht ohne die Aktivierung eines Ziels (Gross, 2015b). Gross (2015b) unterscheidet nun drei Stufen der Emotionsregulation: Zunächst muss ich die Emotionen identifizieren und wahrnehmen, wodurch ich erst zur Entscheidung komme, dass ich etwas beeinflussen will. Im zweiten Schritt muss ich mich für eine Strategie entscheiden und im letzten und dritten Schritt diese Strategie umsetzen.

Emotionales Coping kann an diesen drei Stufen ansetzen: Je besser, schneller und spezifischer ich wahrnehmen kann, welche Emotionen ich erlebe und wodurch sie verursacht wurden, desto adaptiver ist mein Coping-Prozess. Je mehr Handlungsalternativen, Ideen und Impulse sowie Wissen über Strategien der Emotionsregulation ich habe, desto erfolgreicher und funktionaler agiere ich in Bezug auf meine eigenen Emotionen. Dazu gehört auch ein reflektierter Erfahrungsraum zu erfolgreichen Ansätzen in der Vergangenheit sowie die Möglichkeit, auf unterschiedliche Ressourcen zurückgreifen zu können. Als letztes bezieht sich emotionales Coping darauf, wie gut ich Strategien umsetzen kann, wie leicht es mir fällt, zielspezifisch zu handeln und mich bei der Umsetzung von Handlungsideen nicht irritieren zu lassen. Wer diese drei Stufen adaptiv, also langfristig sinnhaft und dienlich für die eigene Gesundheit durchläuft, wird mit höherer Wahrscheinlichkeit psychisch gesund bleiben und das Leben an sich gut bewältigen können. Maladaptive Strategien wären beispielweise langes Grübeln, was zu einem Verharren in den Emotionen führt, eine aktive Emotionsunterdrückung, wobei die Emotionen weggeschoben werden, sowie die Vermeidung von Emotionen. Diese führen gesamtheitlich zu Belastungen und langfristig negativen Konsequenzen, persönlich wie beruflich.

Ein Blick in die aktuelle Forschungsliteratur belegt den Zusammenhang zwischen adaptiver Emotionsbewältigung und guter psychischer Gesundheit sowie hohem subjektivem

Wohlbefinden (Berking et al., 2008; Berking & Wupperman, 2012). Psychische Störungen gehen oftmals mit Schwierigkeiten in der Emotionsregulation einher (Aldao et al., 2010). Essstörungen oder substanzbezogene Abhängigkeiten lassen sich beispielsweise als dysfunktionale Strategien der Emotionsbewältigung interpretieren. Eine hohe emotionale Kompetenz ist mit einem höheren subjektiven Wohlbefinden verbunden: In einer Meta-Analyse zeigten Sánchez-Alvarez und Kollegen (2016), dass der signifikante Zusammenhang zwischen SWB und emotionaler Kompetenz r = 0,32 beträgt, während der Zusammenhang für die kognitive Kompetenz höher ist Komponente von SWB (r = 0,35) als mit der affektiven Komponente (r = 0,29). Eine adaptive Emotionsregulation ist ein wichtiger Schutzfaktor für die psychische Gesundheit (Berzenski, 2019). Eine gestörte Emotionsregulationskompetenz wurde mit einem geringeren Wohlbefinden und einem erhöhten Auftreten psychopathologischer Symptome in Verbindung gebracht (Aldao et al., 2010; Cludius et al., 2020). Personen mit psychischen Störungen nutzen seltener adaptive Emotionsregulationsstrategien und/oder nutzen häufiger maladaptive Strategien (Cludius et al., 2020). Darüber hinaus zeigen sie möglicherweise eine geringere Wirksamkeit in der Umsetzung (Gross & Jazaieri, 2014). In Bezug auf verschiedene Arten der Emotionsregulation zeigten Zahniser und Conley (2018), dass eine häufigere Nutzung kognitiver Neubewertung als Strategie eine geringere Psychopathologie vorhersagt (Goldin & Gross, 2010). Defizite in der Emotionsregulation wurden ebenso als vermittelnde Faktoren zwischen Kindheitserlebnissen und Psychopathologie im Erwachsenenalter identifiziert (Berzenski, 2019). Maladaptives Durchdenken und Grübeln mit Fokus auf negative Inhalte wird mit Depressionen, Angststörungen und Essstörungen in Verbindung gebracht (Luca, 2019; Palmieri et al., 2021). Es wird angenommen, dass die Zunahme psychopathologischer Symptome im Jugendalter auf entwicklungsbedingte Veränderungen des Gehirns zurückzuführen ist, die die Emotionsregulation und den Einsatz adaptiver Regulationsstrategien hemmen (Dahl, 2004). Ein höheres Maß an adaptiver Emotionsregulation ist mit einer besseren psychischen Gesundheit verbunden: Depressive Menschen haben größere Schwierigkeiten, negative Emotionen zu akzeptieren und zu tolerieren (Campbell-Sills et al., 2006). Depressive Symptome gehen zudem mit Katastrophismus und Grübeln einher, die als dysfunktionale Emotionsregulation eingestuft werden (Aldao et al., 2010). Defizite in der Regulierungsfähigkeit tragen zur Entstehung und Aufrechterhaltung angstbedingter Störungen bei. Patienten mit Essstörungen haben Schwierigkeiten, Emotionen zu regulieren und versuchen, diese zu vermeiden (Carano et al., 2006), während der Substanzkonsum als Versuch gesehen werden kann, negativen Emotionen auszuweichen (Baker et al., 2004).

Aus praktischer Sicht interessiert uns, wie emotionales Coping gezielt gefördert werden kann. Wir können emotionale Kompetenz als mehrstufiges Konstrukt verstehen, welche auf den höheren Ebenen spezifische Fähigkeiten wie das Wahrnehmen und angemessene Einordnen von emotionalen Empfindungen bei sich und anderen umfasst (Hodzic et al., 2018). An diesen spezifischen Kompetenzen setzen emotionale Kompetenztrainings an, die in randomisiert kontrollierten Studien, sowohl in subklinischen als auch in klinischen Populationen, positive Ergebnisse zeigten (Moltrecht et al., 2021). Ein Programm zur emotionalen Intelligenz führte zu höherem Wohlbefinden, Lebenszufriedenheit, adaptiver Bewältigung und Selbstakzeptanz sowie zu einer Verringerung des negativen Affekts (Seppälä et al., 2020). Das von Matthias Berking entwickelte Affective Regulation Training (ART) hat in empirischen Studien vielversprechende Ergebnisse gezeigt (Berking, 2008; Berking et al., 2013; Berking & Lukas, 2015; Berking & Whitley, 2014). Das Hinzufügen des ARTs zu einer kognitiven Verhaltenstherapie führte im Vergleich zu einer regulären kognitiven Verhaltenstherapie zu einer stärkeren Verringerung der Depression (Berking et al., 2013). Eine emotionale Kompetenz verstärkende Intervention führte zu einer geringeren Cortisol-Ausschüttung und einem höheren subjektiven und psychologischen Wohlbefinden sowie einer höheren wahrgenommenen Qualität sozialer Beziehungen (Kotsou et al., 2011). Auch sozial-emotionale Lern-Programme (SEL) in Schulen können signifikant das Wohlbefinden und die Leistung verbessern (Durlak et al., 2011), was zu mehr als 200 verschiedenen SEL-Programmen führte (Hoffman, 2009).

Die affektive Ebene wird in erster Linie im Modul Emotionale Kompetenz aufgegriffen, in der auf unterschiedliche Weise sich dem Thema Emotionen genähert wird. Neben einem psychoedukativen Input zur Entstehung von Emotionen wird ein Perspektivenwechsel in Bezug auf die Wertung von Emotionen angeregt. Die Sinnhaftigkeit, Wichtigkeit und Funktionalität gerade auch von zunächst negativ wahrgenommenen Emotionen wie Wut und Scham bildet einen zentralen Übungsbaustein. Bei der Analyse von eigenen emotionalen Situationen wird der Blick auf das eigene Handlungsrepertoire erweitert und das Verständnis des eigenen Handelns gestärkt. Auch hier wirkt die akzeptierende Haltung, gepaart mit der Grundidee der Sinnhaftigkeit des Handelns, und das Suchen von guten Gründen für das eigene Verhalten, die auf emotional besetzte Situationen angewandt werden. Darauf baut die Reflexion von Regulationsstrategien auf, die die Selbstwirksamkeit und Handlungssicherheit in Bezug auf Auswahl und Anwendung von adaptiven Regulationsstrategien stärkt.

4.3 Prozessebene des Selbst – Beziehung zu sich selbst

Innerhalb der selbstbezogenen psychologischen Forschung tummeln sich unterschiedliche Begrifflichkeiten – von Selbstwahrnehmung, Selbstbild, Selbstkonzept, Selbstvertrauen, Selbstwert ... die Liste der selbstbezogenen Konstrukte ist lang. Während der Fokus in der zweiten Hälfte des 20. Jahrhunderts auf der Stärkung des Selbstwertes als relevanten Wirkprozess in Beratung und Therapie lag, wandelte sich in den vergangenen Jahrzehnten das Verständnis darüber, was innerhalb von inneren selbstbezogenen Veränderungsprozessen relevant ist. In SystAm wird der Fokus auf die Selbst(er)kenntnis, womit die Klarheit über sich als Person und über die persönlichen Stärken, Werte, Konzepte und inneren Antriebe gemeint ist, gelegt.

Nun stellt sich zunächst die Frage, inwieweit Klarheit über sich selbst überhaupt möglich ist, denn ein Beobachten von außen ist für uns selbst kaum realisierbar. Wir konstruieren ein Bild von uns selbst aus der Beobachtung unseres eigenen Denkens und Fühlens (Andersen & Ross, 1984), wir schlussfolgern aus den Reaktionen unseres Umfeldes Annahmen über uns selbst, wir schließen aus unseren inneren Vorgängen auf tieferliegende Bedürfnisse und Wünsche. All dies ist begrenzt – Emily Pronin (2009) prägte hierfür den

Begriff der „Introspektionsillusion“: Der Glaube an eine unverzerrte Sicht auf sich selbst sei ein Irrglaube. Introspektion, vom lateinischen *introspicere* abgeleitet, was so viel heißt wie hineinblicken – ist es nicht doch eher ein aktiver konstruierender Prozess, durch den wir uns ein Selbstbild erarbeiten? Denn Menschen haben kaum vollständigen Zugang zu ihren Gefühlen oder Empfindungen und demzufolge generieren sie Ursachen für bestimmte Handlungen, die auch kulturell und gesellschaftlich konsistent sind und in der Erinnerung verfügbar (Wilson und Dunn 2004).

Die Beobachtung von sich selbst in Situationen ist eine mögliche Quelle für die Selbstkonstruktion. Dieser kann als positiv und angenehm empfunden werden (im Sinne einer Selbstreflektion). Jedoch kann eine zu starke Selbstbeobachtung in bestimmten Umständen hinderlich, störend und dysfunktional sein (im Sinne einer Rumination über sich selbst) (Joireman et al., 2002; Trapnell & Campbell, 1999). Dennoch geht die Fähigkeit zur Beobachtung des eigenen Fühlens und Denkens mit einem höheren Selbstwertgefühl einher (Andersen & Williams, 1985): Je klarer mein Selbstbild ist und ich mir meiner eigenen Grenzen und Bedürfnisse bewusst bin, desto eher kann ich dementsprechend handeln und von unerreichbaren Zielen loslassen. Gleichzeitig bewirkt das Sprechen darüber die verbale Konstruktion des Selbstbildes, auch die selbst wahrgenommene Wahrhaftigkeit desselben – denn Sprache erzeugt Wirklichkeit (Welter-Enderlin & Hildenbrand, 2011, S. 7).

Die Klarheit über das eigene Selbstkonzept korreliert positiv mit der wahrgenommenen Sinnhaftigkeit im Leben und genereller Zufriedenheit, sowie negativ mit Depressionen und Ängstlichkeit (Bigler et al., 2001). Selbstkonzept-Klarheit ist nicht gleichzusetzen mit Selbstwert (Weber, 2023). Beide Konstrukte sind zwar verwandt und teilen sich ähnliche Entwicklungswege, sind dennoch strukturell und konzeptuell unterschiedlich. In der Empirie zeigen sich auf der einen Seite hohe korrelative Zusammenhänge zwischen diesen zwei Konstrukten (Błażek & Besta, 2012), auf der anderen Seite zeigen sich aber auch strukturelle Unterschiede. Selbstkonzept-Klarheit scheint akademischen Erfolg (Thomas & Gadbois, 2007) sowie berufliche Leistung (Earl & Bright, 2007) vorherzusagen. Möglicherweise können sich Menschen mit einem klareren Selbstbild besser selbstregulieren und -kontrollieren (Fite et al., 2017). Sie setzen verstärkt adaptive Lernstrategien ein, um langfristige Ziele zu erreichen.

Selbstbezogene Aspekte wurden als transdiagnostische Faktoren in verschiedenen Konzeptionen relevant für psychische Störungen ausgemacht. Da wäre zunächst die Selbstdiskrepanz als relevantes Konstrukt. Laut der Selbstdiskrepanztheorie (Higgins, 1987) existieren verschiedene Arten von Selbstdarstellungen: Das tatsächliche Selbst (das Eigenschaften sowie Stärken und Schwächen enthält, von denen jemand glaubt, dass er oder sie sie tatsächlich besitzt) wird mit dem idealen Selbst (das die Eigenschaften enthält, die jemand besitzen möchte) und mit dem Soll-Selbst (definiert durch die Eigenschaften, von denen jemand denkt, dass er oder sie sie besitzen sollte) verglichen. Die Beziehung zwischen diesen Selbstdarstellungen hat emotionale und motivierende Konsequenzen. Selbstdiskrepanz als transdiagnostischer Faktor (Mason et al., 2019) ist für eine Vielzahl von Psychopathologien und Syndromen relevant, beispielsweise Depressionen, Angstzustände, Essstörungen, und hat gleichzeitig positive und negative Auswirkungen, auch auf die zwischenmenschliche Ebene. Auch Selbstkritik, was einer akzeptierenden und klaren Haltung sich selbst gegenüber diametral entgegen steht, wurde als transdiagnostischer Faktor ausgewiesen: Es ist zu beobachten, dass Selbstkritik bei Menschen mit diagnostizierten Essstörungen und nicht-suizidaler Selbstverletzung generell höher ist (Zelkowitz & Cole, 2019), was die Perspektive eines transdiagnostischen Prozesses verstärkt. Im konzeptionellen Modell von Claes und Muehlenkamp (2014) wird Selbstkritik neben weiteren Faktoren als spezifischer transdiagnostischer Risikofaktor einbezogen, der bei der Erfahrung eines negativen Lebensereignisses zu selbstverletzendem Verhalten führt.

Die Prozessebene des Selbst durchläuft durchgehend SystAm als relevante Veränderungsdimension – dies beginnt im Modul Achtsamkeit, in dem die Fokussierung auf das eigene Erleben und das innere Selbst explizit gemacht wird. Während im Modul Emotionale Kompetenz die eigenen Emotionen als Teil des Selbst im Vordergrund stehen, betrachtet das Modul Selbst(er)kenntnis in erster Linie die innere Vielfalt und die abgelehnten selbstbezogenen Persönlichkeitsanteile und Eigenschaften. Im letzten Modul Ressourcenaktivierung stehen wiederum die positiven Aspekte und inneren Ressourcen im Blick, um angemessene Kontexte und Erfahrungsräume zu gestalten, in denen das eigene Selbst in seiner Einzigartigkeit ausgelebt werden kann.

Literatur

Aldao, A., Nolen-Hoeksema, S. & Schweizer, S. (2010). Emotion-regulation strategies across psychopathology: A meta-analytic review. *Clinical Psychology Review*, *30*(2), 217–237. https://doi.org/10.1016/j.cpr.2009.11.004

Andersen, S. M. & Ross, L. (1984). Self-knowledge and social inference: I. The impact of cognitive/affective and behavioral data. *Journal of Personality and Social Psychology*, *46*(2), 280–293.

Andersen, S. M. & Williams, M. (1985). Cognitive/affective reactions in the improvement of self-esteem: When thoughts and feelings make a difference. *Journal of Personality and Social Psychology*, *49*(4), 1086–1097.

Baker, T. B., Piper, M. E., McCarthy, D. E., Majeskie, M. R. & Fiore, M. C. (2004). Addiction motivation reformulated: An affective processing model of negative reinforcement. *Psychological Review*, *111*(1), 33–51. https://doi.org/10.1037/0033-295X.111.1.33

Barlow, D H. (2018). *Unified protocol for transdiagnostic treatment of emotional disorders: Therapist guide* (Second edition). *Transdiagnostic programs.* Oxford University Press.

Berking, M. (2008). *Training emotionaler Kompetenzen: TEK-Schritt für Schritt.* Springer-Verlag.

Berking, M., Ebert D., Cuijpers P. & Hofmann, S. G. (2013). Emotion regulation skills training enhances the efficacy of inpatient cognitive behavioral therapy for major depressive disorder: A randomized controlled trial. *Psychotherapy and Psychosomatics*, *82*(4), 234–245. https://doi.org/10.1159/000348448

Berking, M. & Lukas, C. A. (2015). The Affect Regulation Training (ART): A transdiagnostic approach to the prevention and treatment of mental disorders. *Current Opinion in Psychology*, *3*, 64–69. https://doi.org/10.1016/j.copsyc.2015.02.002

Berking, M., Orth, U., Wupperman, P., Meier, L. L. & Caspar, F. (2008). Prospective effects of emotion-regulation skills on emotional adjustment. *Journal of Counseling Psychology*, *55*(4), 485–494. https://doi.org/10.1037/a0013589

Berking, M. & Whitley, B. (2014). *Affect Regulation Training: A Practitioners' Manual.* Springer New York. https://doi.org/10.1007/978-1-4939-1022-9

Berking, M. & Wupperman, P. (2012). Emotion regulation and mental health: Recent findings, current challenges, and future directions. *Current Opinion in Psychiatry, 25*(2), 128–134. https://doi.org/10.1097/YCO.0b013e3283503669

Bernard, M. E. & Wolfe J. L. (2000). *The REBT resource book for practitioners: innovative REBT techniques for practitioners with reproducible self-help articles and handouts for clients* (2nd ed.). Albert Ellis Institute.

Berzenski, S. R. (2019). Distinct emotion regulation skills explain psychopathology and problems in social relationships following childhood emotional abuse and neglect. *Development and Psychopathology, 31*(2), 483–496. https://doi.org/10.1017/S0954579418000020

Bigler, M., Neimeyer, G. J. & Brown, E. (2001). The divided self revisited: Effects of self-concept clarity and self-concept differentiation on psychological adjustment. *Journal of Social and Clinical Psychology, 20*(3), 396–415.

Błażek, M. & Besta, T. (2012). Self-concept clarity and religious orientations: Prediction of purpose in life and self-esteem. *Journal of Religion and Health, 51*, 947–960.

Camp, J., Vitoratou, S. & Rimes, K. A. (2020). LGBQ+ Self-Acceptance and Its Relationship with Minority Stressors and Mental Health: A Systematic Literature Review. *Archives of sexual behavior, 49*(7), 2353–2373. https://doi.org/10.1007/s10508-020-01755-2

Campbell-Sills, L., Barlow, D. H., Brown, T. A. & Hofmann, S. G. (2006). Acceptability and suppression of negative emotion in anxiety and mood disorders. *Emotion, 6*(4), 587–595.

Carano, A., Berardis, D. de, Gambi, F., Di Paolo, C., Campanella, D., Pelusi, L., Sepede, G., Mancini, E., La Rovere, R. & Salini, G. (2006). Alexithymia and body image in adult outpatients with binge eating disorder. *International Journal of Eating Disorders, 39*(4), 332–340.

Caspi, A., Houts, R. M., Belsky, D. W., Goldman-Mellor, S. J., Harrington, H., Israel, S., Meier M. H., Ramrakha, S., Shalev, I. & Poulton, R. (2014). The P Factor: One general psychopathology factor in the structure of psychiatric disorders? *Clinical Psychological Science, 2*(2), 119–137.

Chamberlain, J. M. & Haaga, D A. F. (2001). Unconditional self-acceptance and psychological health. *Journal of Rational-Emotive and Cognitive-Behavior Therapy, 19*(3), 163–176. https://doi.org/10.1023/A:1011189416600

Claes, L. & Muehlenkamp, J. J. (Hrsg.). (2014). *Non-suicidal self-injury and eating disorders: Dimensions of self-harm.* Springer.

Cludius, B., Mennin, D. & Ehring, T. (2020). Emotion regulation as a transdiagnostic process. *Emotion, 20*(1), 37–42. https://doi.org/10.1037/emo0000646

Cohen-Katz, J., Wiley, S., Capuano, T., Baker, D. M., Deitrick, L. & Shapiro, S. (2005). The effects of mindfulness-based stress reduction on nurse stress and burnout: a qualitative and quantitative study, part III. *Holistic Nursing Practice, 19*(2), 78–86.

Dahl, R. E. (2004). Adolescent brain development: A period of vulnerabilities and opportunities. Keynote address. *Annals of the New York Academy of Sciences, 1021*(1), 1–22.

Dalgleish, T., Black, M., Johnston, D. & Bevan, A. (2020). Transdiagnostic approaches to mental health problems: Current status and future directions. *Journal of Consulting and Clinical Psychology, 88*(3), 179–195. https://doi.org/10.1037/ccp0000482

Dryden, W. (2013). Unconditional self-acceptance and self-compassion. In M. E. Bernard (Hrsg.), *The Strength of Self-Acceptance: Theory, Practice and Research* (S. 107–120). Springer.

Durlak, J. A., Weissberg, R. P., Dymnicki, A. B., Taylor, R. D. & Schellinger, K. B. (2011). The impact of enhancing students' social and emotional learning: A meta-analysis of school-based universal interventions. *Child Development, 82*(1), 405–432.

Earl, J. K. & Bright, J. E. H. (2007). The relationship between career decision status and important work outcomes. *Journal of Vocational Behavior, 71*(2), 233–246.

Eismann, G. & Lammers, C.-H. (2017). *Therapie-Tools Emotionsregulation.* Beltz.

Ellis, A. (2006). *The myth of self-esteem: How rational emotive behavior therapy can change your life forever*. Prometheus Books.

Fairlamb S. (2020). We need to talk about self-esteem: The effect of contingent self-worth on student achievement and well-being. *Scholarship of Teaching and Learning in Psychology*, *8*(1), 45–57.

Fite, R. E., Lindeman, M. I. H., Rogers, A. P., Voyles, E. & Durik, A. M. (2017). Knowing oneself and long-term goal pursuit: Relations among self-concept clarity, conscientiousness, and grit. *Personality and Individual Differences*, *108*, 191–194.

Flett, G. L., Besser, A., Davis, R. A. & Hewitt, P. L. (2003). Dimensions of perfectionism, unconditional self-acceptance, and depression. *Journal of Rational-Emotive & Cognitive-Behavior Therapy*, *21*, 119–138.

Fried, E. I. (2017). The 52 symptoms of major depression: Lack of content overlap among seven common depression scales. *Journal of Affective Disorders*, *208*, 191–197.

Goldin, P. R. & Gross, J.J. (2010). Effects of mindfulness-based stress reduction (MBSR) on emotion regulation in social anxiety disorder. *Emotion*, *10*(1), 83–91.

Gross, J.J. (2002). Emotion regulation: Affective, cognitive, and social consequences. *Psychophysiology*, *39*(3), 281–291. https://doi.org/10.1017/s0048577201393198

Gross, J. J. (2015a). Emotion regulation: Current status and future prospects. *Psychological Inquiry*, *26*(1), 1–26. https://doi.org/10.1080/1047840X.2014.940781

Gross, J. J. (2015b). The extended process model of emotion regulation: Elaborations, applications, and future directions. *Psychological Inquiry*, *26*(1), 130–137.

Gross, J. J. & Jazaieri, H. (2014). Emotion, emotion regulation, and psychopathology: An affective science perspective. *Clinical Psychological Science*, *2*(4), 387–401.

Harvey, A., Watkins, E., Mansell, W. & Shafran, R. (2004). *Cognitive Behavioural Processes across Psychological Disorders: A transdiagnostic approach to research and treatment*. Oxford University Press. https://doi.org/10.1093/med:psych/9780198528883.001.0001

Hayes, S. C. & Hofmann, S. G. (2017). The third wave of cognitive behavioral therapy and the rise of process-based care. *World Psychiatry*, *16*(3), 245–246. https://doi.org/10.1002/wps.20442

Hayes, S. C. & Hofmann, S. G. (2021). „Third-wave" cognitive and behavioral therapies and the emergence of a process-based approach to intervention in psychiatry. *World psychiatry: official journal of the World Psychiatric Association (WPA)*, *20*(3), 363–375. https://doi.org/10.1002/wps.20884

Hayes, S. C., Masuda, A., Bissett, R., Luoma, J. & Guerrero, L. F. (2004). DBT, FAP, and ACT: How empirically oriented are the new behavior therapy technologies? *Behavior Therapy*, *35*(1), 35–54.

Higgins, E. T. (1987). Self-discrepancy: A theory relating self and affect. *Psychological Review*, *94*(3), 319–340.

Hodzic, S., Scharfen, J., Ripoll, P., Holling, H. & Zenasni, F. (2018). How efficient are emotional intelligence trainings: A meta-analysis. *Emotion Review*, *10*(2), 138–148.

Hoffman, D. M. (2009). Reflecting on social emotional learning: A critical perspective on trends in the United States. *Review of Educational Research*, *79*(2), 533–556. https://doi.org/10.3102/0034654308325184

Hollis-Walker, L. & Colosimo, K. (2011). Mindfulness, self-compassion, and happiness in non-meditators: A theoretical and empirical examination. *Personality and Individual Differences*, *50*(2), 222–227.

Hyman, S. E. (2021). Psychiatric disorders: Grounded in human biology but not natural kinds. *Perspectives in Biology and Medicine*, *64*(1), 6–28.

Jacobi, F., Höfler, M., Siegert, J., Mack, S., Gerschler, A., Scholl, L., Busch, M. A., Hapke, U., Maske, U. & Seiffert, I. (2014). Twelve-month prevalence, comorbidity and correlates of mental disorders in Germany: The Mental Health Module of the German Health Interview and Examination Survey for Adults (DEGS1-MH). *International journal of methods in psychiatric research*, *23*(3), 304–319.

Jibeen, T. (2017). Unconditional self acceptance and self esteem in relation to frustration intolerance beliefs and psychological distress. *Journal of Rational-Emotive & Cognitive-Behavior Therapy, 35*, 207–221.

Jimenez, S. S., Niles, B. L. & Park, C. L. (2010). A mindfulness model of affect regulation and depressive symptoms: Positive emotions, mood regulation expectancies, and self-acceptance as regulatory mechanisms. *Personality and Individual Differences, 49*(6), 645–650.

Joireman, J. A., Parrott, L. III. & Hammersla, J. (2002). Empathy and the self-absorption paradox: Support for the distinction between self-rumination and self-reflection. *Self and Identity, 1*(1), 53–65.

Kabat-Zinn, J. (2003). Mindfulness-based interventions in context: Past, present, and future. *Clinical Psychology: Science and Practice, 10*(2), 144–156.

Kanter, J. W., Baruch, D. E. & Gaynor, S. T. (2006). Acceptance and commitment therapy and behavioral activation for the treatment of depression: Description and comparison. *The behavior analyst, 29*, 161–185.

Kotsou, I., Nelis, D., Grégoire, J. & Mikolajczak, M. (2011). Emotional plasticity: Conditions and effects of improving emotional competence in adulthood. *The Journal of applied psychology, 96*(4), 827–839. https://doi.org/10.1037/a0023047

Lahey, B. B., Krueger, R. F., Rathouz, P. J., Waldman, I. D. & Zald, D. H. (2017). A hierarchical causal taxonomy of psychopathology across the life span. *Psychological Bulletin, 143*(2), 142–186.

Linehan, M. M. (1987). Dialectical behavior therapy for borderline personality disorder: Theory and method. *Bulletin of the Menninger Clinic, 51*(3), 261–276.

Luca, M. (2019). Maladaptive rumination as a transdiagnostic mediator of vulnerability and outcome in psychopathology. *Journal of Clinical Medicine, 8*(3), 314.

Lynch, S. J., Sunderland, M., Newton N. C. & Chapman, C. (2021). A systematic review of transdiagnostic risk and protective factors for general and specific psychopathology in young people. *Clinical Psychology Review, 87*, 102036.

MacInnes, D. L. (2006). Self-esteem and self-acceptance: An examination into their relationship and their effect on psychological health. *Journal of Psychiatric and Mental Health Nursing, 13*(5), 483–489.

Mason, T. B., Smith, K. E., Engwall, A., Lass, A., Mead, M., Sorby, M., Bjorlie, K., Strauman, T. J. & Wonderlich, S. (2019). Self-discrepancy theory as a transdiagnostic framework: A meta-analysis of self-discrepancy and psychopathology. *Psychological Bulletin, 145*(4), 372–389.

Moltrecht, B., Deighton, J., Patalay, P. & Edbrooke-Childs, J. (2021). Effectiveness of current psychological interventions to improve emotion regulation in youth: A meta-analysis. *European Child & Adolescent Psychiatry, 30*(6), 829–848. https://doi.org/10.1007/s00787-020-01498-4

Morris, L., Mansell, W., Amos, R. & Edge, D. (2018). Experiences of a transdiagnostic group, the Take Control Course, for clients with common mental health problems: A qualitative study. *Clinical Psychology & Psychotherapy, 25*(5), 730–744. https://doi.org/10.1002/cpp.2303

Newby, J. M., McKinnon, A., Kuyken, W., Gilbody, S. & Dalgleish, T. (2015). Systematic review and meta-analysis of transdiagnostic psychological treatments for anxiety and depressive disorders in adulthood. *Clinical Psychology Review, 40*, 91–110.

Ng, R., Allore, H. G. & Levy, B. R. (2020). Self-acceptance and interdependence promote longevity: Evidence from a 20-year prospective cohort study. *International Journal of Environmental Research and Public Health, 17*(16), 5980.

Orth, U. & Robins, R. W. (2022). Is high self-esteem beneficial? Revisiting a classic question. *American Psychologist, 77*(1), 5–17.

Palmieri, S., Mansueto, G., Scaini, S., Caselli, G., Sapuppo, W., Spada, M. M., Sassaroli, S. & Ruggiero, G. M. (2021). Repetitive negative thinking and eating disorders: A meta-analysis of the role of worry and rumination. *Journal of Clinical Medicine, 10*(11), 2448.

Paul, G. L. (1969). Behavior modification research: design and tactics. In C. M. Franks (Hrsg.), *Behavior Therapy: Appraisal and Status* (S. 29–62). McGraw-Hill.

Popov, S. (2019). When is unconditional self-acceptance a better predictor of mental health than self-esteem? *Journal of Rational-Emotive & Cognitive-Behavior Therapy*, *37*, 251–261.

Pronin, E. (2009). The introspection illusion. In M. P. Zanna (Hrsg.), *Advances in experimental social psychology, Vol. 41* (S. 1–67). Elsevier Academic Press.

Raisch, M. (2022). *Emotionen in der systemischen Therapie: Grundlagen und Methoden für eine integrative Praxis*. Vandenhoeck & Ruprecht.

Rodriguez, M. A., Xu, W., Wang, X. & Liu, X. (2015). Self-acceptance mediates the relationship between mindfulness and perceived stress. *Psychological Reports*, *116*(2), 513–522.

Roefs, A., Fried, E. I., Kindt, M., Martijn, C., Elzinga, B., Evers, A. W. M., Wiers, R. W., Borsboom, D. & Jansen, A. (2022). A new science of mental disorders: Using personalised, transdiagnostic, dynamical systems to understand, model, diagnose and treat psychopathology. *Behaviour Research and Therapy*, *153*, 104096.

Roemer, L. & Orsillo, S. M. (2007). An open trial of an acceptance-based behavior therapy for generalized anxiety disorder. *Behavior Therapy*, *38*(1), 72–85.

Rogers, C. R. (1961). *On Becoming A Person: A Therapist's View of Psychotherapy*. Houghton Mifflin.

Rogers, C. R. (1995). What understanding and acceptance mean to me. *Journal of Humanistic Psychology*, *35*(4), 7–22.

Rosenberg, M. (1965). *Rosenberg self-esteem scale*. Princeton University Press.

Ryff, C. D. (1989). Happiness is everything, or is it? Explorations on the meaning of psychological well-being. *Journal of Personality and Social Psychology*, *57*(6), 1069–1081.

Ryff, C. D. & Keyes, C. L. M. (1995). The structure of psychological well-being revisited. *Journal of Personality and Social Psychology*, *69*(4), 719–727.

Sakiris, N. & Berle, D. (2019). A systematic review and meta-analysis of the Unified Protocol as a transdiagnostic emotion regulation based intervention. *Clinical Psychology Review*, *72*, 101751.

Sánchez-Álvarez, N., Extremera, N. & Fernández-Berrocal, P. (2016). The relation between emotional intelligence and subjective well-being: A meta-analytic investigation. *The Journal of Positive Psychology*, *11*(3), 276–285. https://doi.org/10.1080/17439760.2015.1058968

Sanjuán, P. (2011). Affect balance as mediating variable between effective psychological functioning and satisfaction with life. *Journal of Happiness Studies*, *12*, 373–384.

Santor, D. A., Gregus, M. & Welch, A. (2006). Eight decades of measurement in depression. *Measurement: Interdisciplinary Research and Perspectives*, *4*(3), 135–155.

Schaeuffele, C., Schulz, A., Knaevelsrud, C., Renneberg, B. & Boettcher, J. (2021). CBT at the crossroads: The rise of transdiagnostic treatments. *International Journal of Cognitive Therapy*, *14*, 86–113.

Schoenleber, M. & Gratz, K. L. (2018). Self-acceptance group therapy: A transdiagnostic, cognitive-behavioral treatment for shame. *Cognitive and Behavioral Practice*, *25*(1), 75–86.

Segal, Z. V., Teasdale, J. D., Williams, J. M. & Gemar, M. C. (2002). The mindfulness-based cognitive therapy adherence scale: Inter-rater reliability, adherence to protocol and treatment distinctiveness. *Clinical Psychology & Psychotherapy*, *9*(2), 131–138.

Seligman, M. E. P. (2014). The real mental illnesses: Susan Nolen-Hoeksema (1959–2013) in memoriam. *Journal of Abnormal Psychology*, *123*(1), 1–2.

Seppälä, E. M., Bradley, C., Moeller, J., Harouni, L., Nandamudi, D. & Brackett, M. A. (2020). Promoting mental health and psychological thriving in university students: A randomized controlled trial of three well-being interventions. *Frontiers in Psychiatry*(11), 590.

Shuman, V. & Scherer, K. R. (2014). Concepts and structures of emotions. In R. Pekrun & L. Linnenbrink-Garcia (Hrsg.), *International Handbook of Emotions in Education* (S. 13–35). Routledge/Taylor & Francis Group.

Teasdale, J. D., Segal, Z. V., Williams, J. M. G., Ridgeway, V. A., Soulsby, J. M. & Lau, M. A. (2000). Prevention of relapse/recurrence in major depression by mindfulness-based cognitive therapy. *Journal of Consulting and Clinical Psychology*, *68*(4), 615–623.

Thomas, C. R. & Gadbois, S. A. (2007). Academic self-handicapping: The role of self-concept clarity and students' learning strategies. *British Journal of Educational Psychology*, *77*(1), 101–119.

Thompson, B. L. & Waltz, J. A. (2008). Mindfulness, self-esteem, and unconditional self-acceptance. *Journal of Rational-Emotive & Cognitive-Behavior Therapy*, *26*, 119–126.

Thompson, R. A. (1994). Emotion regulation: A theme in search of definition. In Monographs of the Society for Research in Child Development (Hrsg.), *The Development of Emotion Regulation: Biological and Behavioral Considerations* (S. 25–52). Wiley.

Trapnell, P. D. & Campbell, J. D. (1999). Private self-consciousness and the five-factor model of personality: Distinguishing rumination from reflection. *Journal of Personality and Social Psychology*, *76*(2), 284–304.

Weber, J. (2023). *Ich fühle, was ich will: Wie Sie Ihre Gefühle besser wahrnehmen und selbstbestimmt steuern*. Hogrefe AG.

Welter-Enderlin, R. & Hildenbrand, B. (Hrsg.). (2011). *Systemische Therapie. Gefühle und Systeme: Die emotionale Rahmung beraterischer und therapeutischer Prozesse*. Carl-Auer Verlag.

Williams, J. C. & Lynn, S. J. (2010). Acceptance: An historical and conceptual review. *Imagination, cognition and personality*, *30*(1), 5–56.

Wilson, T. D. & Dunn, E. W. (2004) Self-Knowledge: Its Limits Value and Potential for Improvement. *Annual Review of Psychology, 55*(1), 493–518. https://doi.org/10.1146/psych.2004.55.issue-1. https://doi.org/10.1146/annurev.psych.55.090902.141954

Woodford, M. R., Kulick, A., Sinco, B. R. & Hong, J. S. (2014). Contemporary heterosexism on campus and psychological distress among LGBQ students: The mediating role of self-acceptance. *American Journal of Orthopsychiatry*, *84*(5), 519–529.

Xu, W., Oei, T. P. S., Liu, X., Wang, X. & Ding, C. (2016). The moderating and mediating roles of self-acceptance and tolerance to others in the relationship between mindfulness and subjective well-being. *Journal of Health Psychology*, *21*(7), 1446–1456.

Zahniser, E. & Conley, C. S. (2018). Interactions of emotion regulation and perceived stress in predicting emerging adults' subsequent internalizing symptoms. *Motivation and Emotion*, *42*(5), 763–773. https://doi.org/10.1007/s11031-018-9696-0

Zelkowitz, R. L. & Cole, D. A. (2019). Self-criticism as a transdiagnostic process in nonsuicidal self-injury and disordered eating: Systematic review and meta-analysis. *Suicide and Life-Threatening Behavior*, *49*(1), 310–327.

II

Praktischer Teil

Nachdem im ersten Teil die theoretischen und konzeptionellen Hintergründe sowie die Motivation und Ziele von SystAm erläutert wurden, folgt im zweiten Teil die praktische Einführung in das Programm. Dabei gebe ich zunächst einen Überblick über das gesamte Programm und erläutere notwendige und hilfreiche Rahmenbedingungen. Dazu gehören Informationen zur zeitlichen Struktur und Ablauf sowie zu Räumlichkeiten und Materialien. Ebenso nehme ich die Rolle der Kursleitung in den Blick, um eine angemessene und sinnhafte Führung durch das Programm zu ermöglichen. Anschließend folgt der Blick in die konkreten Inhalte und Übungen.

Die Grundstruktur von SystAm beruht auf den vier Modulen: Achtsamkeit (AC), emotionale Kompetenz (EK), Selbst(er)kenntnis (SE) sowie Ressourcenaktivierung (RA). Diese bauen aufeinander auf: Achtsamkeit bildet als Grundlage und zielt auf eine veränderte Haltung und Wahrnehmung des Geschehens innerhalb und außerhalb der eigenen Person ab. Das Achtsamkeitsmodul zieht sich durch den gesamten Kurs: Das Modul startet mit zwei einführenden Sitzungen zum Thema und wird dann als Einstiegsmeditationen und achtsamkeitsbasierten Übungen zum Start jeder Sitzung immer wieder aufgegriffen. Achtsamkeit benötigt regelmäßige Übung, um seine Wirksamkeit zu entwickeln, sodass die beständige Integration der Achtsamkeit in alle Sitzungen über das gesamte Programm von entscheidender Bedeutung ist. Anschließend folgt das Modul emotionale Kompetenz, in der die Psychoedukation und die Auseinandersetzung mit eigenen und fremden Emotionen in den Fokus gesetzt werden. Das dritte Modul Selbst(er)kenntnis fokussiert das Kennenlernen und Reflektieren der eigenen Persönlichkeit. Abschließend blicken die Teilnehmenden im letzten Modul Ressourcenaktivierung in die Zukunft. Sie beschäftigen sich mit Zielen und Werten sowie mit sozialen, äußeren und inneren Ressourcen, die sie zukünftig begleiten sollen.

Jedem Modul ist folgend ein Unterkapitel gewidmet, zudem wird dem Beginn und dem Abschluss des Programms Raum gegeben. Für den Gruppenprozess ist das gelungene Gestalten des Anfangs und des Endes zentral, da hier verstärkt auf der Gruppenebene gearbeitet wird, weniger auf einer inhaltlichen Ebene. Es steht den Kursleitungen frei, die

Anfangs- und Abschlussrunden der Sitzungen individuell und zielgruppengerecht zu gestalten. Je nach Alter, Gruppendynamik und vorhandene Selbstreflexionsfähigkeit ist ein unterschiedlicher Grad an Begleitung und Leitung durch die Übungen notwendig. Dies kann kaum im Vorfeld festgelegt werden, sondern wird im Laufe des Kurses in einem dynamischen Wechselspiel zwischen Kursleitung und Kursteilnehmenden immer wieder neu ausgehandelt. Als Impulse und Ideen zur sprachlichen Formulierung sind bei der Beschreibung der einzelnen Übungen wortwörtliche Anmoderationen und Fragen eingefügt, die lediglich als Formulierungsvorschläge dienen sollen.

Rahmenbedingungen & Organisatorisches 5

5.1 Zeitliche Struktur und Ablauf

Der Kurs ist für eine Dauer von 16 Wochen mit jeweils einer Sitzung von 1,5 h konzipiert. In drei von diesen Wochen findet statt dem wöchentlichen Einzeltermin ein Blocktermin statt, der von 10 bis 16 Uhr angedacht ist. Es steht jedoch den Kursleiter*innen frei, diese zeitliche Struktur an mögliche Voraussetzungen und Rahmenbedingungen des Settings anzupassen. Die Blocktermine sind thematisch strukturiert, sodass an diesen Tagen ein vertieftes Arbeiten an einem ausgewählten Thema möglich ist. Oftmals stellen sich die Blocktermine als bedeutsam für die Gruppendynamik heraus, denn die Gruppe verbringt mehr und intensiver Zeit miteinander. Wenn dies nicht realisierbar ist, ließen sich die drei zu einem Blocktermin zusammengefassten Sitzungen auch aufteilen und als Einzelsitzungen durchführen. Hierbei ist zu bedenken, dass dadurch kein so tiefes Arbeiten möglich sein wird. Oftmals sind die Blocktermine besonders bereichernd, für die Einzelnen und für die Gruppe. Gleichzeitig sind sie für die Teilnehmenden anstrengender und intensiver, sodass auch je nach Alter und Voraussetzungen der Gruppe entschieden werden muss, ob die Blocktermine durchführbar sind.

Der Aufbau der vier Module ist in Abb. 5.1 visualisiert. Die ersten zwei Sitzungen sind für einen angemessenen Einstieg und das persönliche Ankommen der Teilnehmenden im Kurs sowie in der Gruppe und zum Aufbau der intrinsischen Motivation und einer arbeitsfähigen vertrauensvollen Gruppenklimas gedacht. Hier steht das Kennenlernen und das Finden innerhalb der Gruppe im Vordergrund, zudem wird gemeinsam ein Gruppencommitment erarbeitet, um für alle Teilnehmenden einen sicheren Rahmen zu gewährleisten. Die nächsten zwei Sitzungen leiten in das Thema Achtsamkeit ein, welches anschließend in allen weiteren Sitzungen zu Beginn einer Stunde aufgegriffen und trainiert wird.

S. F. Tran-Huu, *Resilienz und psychologisches Wohlbefinden junger Erwachsener fördern*, https://doi.org/10.1007/978-3-658-46965-8_5

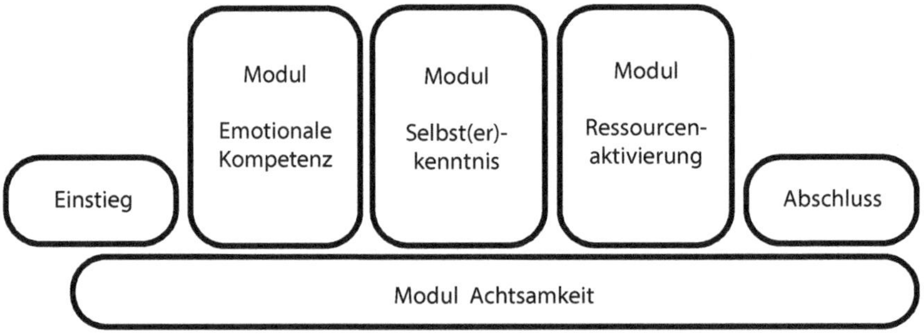

Abb. 5.1 Überblick und Reihenfolge der vier Module von SystAm

Dann folgt das Modul emotionale Kompetenz, das Modul Selbst(er)kenntnis und abschließend das Modul Ressourcenaktivierung mit jeweils zwei bzw. drei Einzelterminen und einem Blocktermin. Die drei Blocktermine fokussieren jeweils ein Thema vertiefend: der erste Block das Thema Umgang mit herausfordernden Emotionen, der zweite Block umfasst die Übung zum inneren Team als Kern, und der dritte Block soll den Ausblick in die Zukunft unterstützen, die Auseinandersetzung mit Werten, beruflichen wie persönlichen Zielen ermöglichen. Die letzte Sitzung gilt einem angemessenen Abschluss des Programms und dient der Auflösung der Gruppe.

Alle angegebenen Zeiten sind als grobe Orientierungen gedacht: Bei Zeitmangel lassen sich Reflexionsrunden im Plenum kürzen. Die vorherige Strukturierung soll den Kursleiter*innen eine innere Gliederung der Sitzungen ermöglichen, wobei sie flexibel und adaptiv an das Engagement und Aktivität der Gruppen, Anzahl der Teilnehmenden. Gestartet wird jede Sitzung mit einem Nachklang und einem wertschätzenden und öffnenden Einstieg: Dies dient den Teilnehmenden zum Ankommen. Die Kursleiter*innen können ein paar einleitende Sätze sagen, eventuell den Raum öffnen für die Gruppe, falls jemanden etwas beschäftigt, was wichtig ist, oder nach der vergangenen Sitzung fragen, welche Wirkungen die Übungen dort hatten. „*Schön, dass ihr wieder da seid. Vergangene Woche haben wir uns... angeschaut. Wie ging es euch damit in den letzten Tagen?*“ Dies wird manchmal kurz sein, kann auch mal länger sein – je nachdem, was die Gruppe braucht und wie die Stimmung ist. Den Trainer*innen steht es frei, bei Bedarf Auflockerungsübungen einzubauen, wenn diese für das Energielevel der Teilnehmenden notwendig sein sollten.

Zur Gruppengröße ist eine Anzahl an Teilnehmenden bis zu 15 gut machbar. Es hat sich gezeigt, dass dann ein Plenum und Kleingruppenarbeiten gut durchführbar sind. Empfehlenswert ist es, besonders zu Beginn darauf zu achten, Kleingruppen immer wieder zu mischen, sodass keine zu starken Subsysteme entstehen. Dies ist insbesondere der Fall, wenn die Teilnehmenden sonst ebenfalls zusammen lernen oder arbeiten (Tab. 5.1).

Tab. 5.1 Übersicht über alle Sitzungen von SystAm

Woche	Modul	Sitzung	Inhalt
1	Einstieg	Einstieg 1	Kennenlernen & Ankommen
2	Einstieg	Einstieg 2	Gruppencommitment & Regeln zur Zusammenarbeit
3	Achtsamkeit	AC 1	Einstieg Achtsamkeit
4	Achtsamkeit	AC 2	Einstieg Selbstmitgefühl
5	Emotionale Kompetenz	EK 1	Was sind Emotionen? Einstellung zu Emotionen
6	Emotionale Kompetenz	EK 2	Chancen, Risiken und Funktionen von Emotionen
7	Emotionale Kompetenz	Block EK 3 bis 5	Analyse und Regulierung von emotionalen Situationen, angemessene Selbstunterstützung
8	Selbst(er)kenntnis	SE 1	Selbst- und Fremdwahrnehmung
9	Selbst(er)kenntnis	SE 2	Betrachtung von Glaubenssätzen & Neukonstruktion
10	Selbst(er)kenntnis	SE 3	Reflektion ungeliebter Eigenschaften, Perspektivenwechsel
11	Selbst(er)kenntnis	Block SE 4 bis 6	Die Geschichten, die mich prägten Arbeit am inneren Team
12	Ressourcenaktivierung	RA 1	Bedeutsamkeit positiver Emotionen, Wohlfühl- und Werteglück
13	Ressourcenaktivierung	RA 2	Visualisierung des Ressourcenbaums
14	Ressourcenaktivierung	RA 3	Ressourcenperspektive: Perspektivenwechsel
15	Ressourcenaktivierung	Block RA 4 bis 6	Soziales Atom, Werte- und Entwicklungsquadrat, Lebenslinie zeichnen
16	Abschluss	Abschluss 1	Abschied aus der Gruppe

5.2 Räumlichkeiten & Materialien

Nicht immer entsprechen die zur Verfügung stehenden Räumlichkeiten dem, was möglicherweise als Ideal im Sinne eines angenehmen Coachingraums zu verstehen ist. Dies ist insbesondere der Fall, wenn in Schulen, Hochschulen oder Ausbildungsstätten gearbeitet wird. Nichtsdestotrotz ist es wünschenswert, Räume zu haben, die das Lernen unterstützen, die auch einen Schutz gegenüber den Blicken von außen aufweisen, in denen die Gruppe ungestört ist und Stühle/Tische so verschoben werden können, wie es für die jeweilige Übung passend ist. Es ist wünschenswert, die Räumlichkeiten so weit wie möglich anzupassen. Ein Stuhlkreis ist empfehlenswert, um die Gruppendynamik und das Sich-Öffnen zu unterstützen. Es sollte ausreichend Platz für Gruppenarbeiten existieren. Wer einen Zugang nach draußen hat, kann dies immer wieder gerne nutzen.

SystAm arbeitet in den einzelnen Sitzungen mit Handouts, die an die Teilnehmenden ausgeteilt werden. Die Trainer*innen erhalten die Anleitungen für die Anmoderationen und Durchführung der Übungen in der jeweiligen Sitzungsbeschreibung und können dies bei Leitung der Sitzung als Unterstützung nutzen. Alle Handouts und Anleitungen sind nach Sitzungsnummer sortiert und als PDF herunterladbar. Die Sitzungen sind in jedem Unterkapitel jeweils in Tabellenform für einen ersten Überblick kurz skizziert. Dort ist der grobe Ablauf geschildet, das Ziel der jeweiligen Sitzungen, die benötigten Materialien sowie eine geschätzte Zeitdauer. Jede Sitzung wird darüber hinaus noch ausführlich eingeführt. Die Inhalte und Ergebnisse der Gruppenarbeit sollten den Teilnehmenden per Fotoprotokoll zur Verfügung gestellt werden, welche auf der Lernplattform der Institution beispielsweise zum Download von den Kursleitungen hochgeladen werden können.

5.3 Zur Rolle der Kursleitung

Lehrende sind gleichzeitig immer auch Lernende. Die Kursleitung ist Rollenmodell, Coach*in, Leiter*in und Prozessbegleiter*in in einem. Für die Idee hinter SystAm und die damit verbundene Rolle der Trainer*in bedeutet dies, dass Kursleitung und Kursteilnehmende auf Augenhöhe gemeinsam das Programm durchlaufen. Während der Trainer oder die Trainerin den Rahmen und die Struktur vorgibt, sind es die Teilnehmenden, die diese mit Inhalt und Leben füllen. Bestimmte Inputs wie beispielsweise zur Funktionalität und Sinnhaftigkeit von Emotionen sollten nicht als feststehende Realität vermittelt werden, sondern als eine Möglichkeit, die ergänzt und kritisch diskutiert werden darf. Anders verhält es sich mit wissenschaftlich bewiesenen Tatsachen, wie der neurophysiologischen Entstehung von Emotionen im Gehirn, oder empirische Ergebnisse aus wissenschaftlichen Aufsätzen. Hier wird der aktuell geltende Stand der Forschung vermittelt. Bei allen Inhalten stellt sich die Frage, was dies persönlich für den Einzelnen bedeutet, welche Resonanzen erzeugt werden und ob dies von ihm innerlich akzeptiert und integriert werden kann.

Da aus meiner Sicht die Rolle des Trainers/der Trainerin zentral für das Gelingen des Kurses und die Arbeit in der Gruppe ist, folgen nun Gedanken zu einer systemischen (Hochschul-)Lehre und einem systemischen Verständnis von Gruppenleitung. Goll-Kopka und Ludwig (2022) nennen als zentrale Überzeugungen und leitende Ideen innerhalb einer als systemisch verstandenen Hochschullehre Reflexionsfähigkeit, aktives Lernen sowie starke Kompetenzorientierung. Darüber hinaus mündet die Entwicklung von spezifischen Kompetenzen in einer Bewegung weg von einem *Teaching* zu einem *Learning*. Erforderlich hierfür ist eine „kritische Auseinandersetzung mit Prozessen und Dynamiken, mit dem eigenen Handeln in der Beratung und den verschiedenen Kontexten und Bedingungen, die die Beratungssituation beeinflussen" (Goll-Kopka & Ludwig, 2022, 217 f.). „Selbstbeobachtung und Selbstwahrnehmung und ein Bewusstmachen der komplexen und vielschichtigen Faktoren“ (ebd. S. 218) gilt es „behutsam und in einem stabilen Rahmen zu entwickeln“. Der ressourcenorientierte Blick ist für SystAm unabdingbar, und sollte von den Kursleitungen auch als Rollenmodell vorgelebt werden. Als wesentlich zu erachten ist die wertschätzende Beziehung zu den Lernenden in dem Kurs. Dies bedingt, dass Lehrende sich über die eigenen inneren Stimmen und die eigenen wirklichkeitsschaffenden Konstruktionen bewusst sein sollten.

Lehre verstehe ich als „konstruktiven, sozial auszuhandelnden Prozess auf Augenhöhe“ (Goll-Kopka & Ludwig, 2022, S. 219): Trainer*innen dürfen und sollten als Prozessbegleiter*innen in Sitzungen auch ihre eigenen Erfahrungen, Hintergründe und Ideen miteinbringen. Auch wenn alle Kursleitungen mit dem gleichen hier vorliegenden Manual arbeiten, werden es unterschiedliche Kurse sein, in denen unterschiedliche Fokusse gesetzt und die Diskussionen und der Austausch in der Gruppe in andere Richtungen gelenkt werden. Dies ist unvermeidbar, sollte aber den Lehrenden durchaus bewusst sein. In ähnlicher Weise bringen Lernende in den Kursen ihre eigenen Ideen, Konstruktionen, Meinungen und Erfahrungen ein, sodass auf dem Papier zwar die „gleiche“ Sitzung abgehalten wird, wenn wir aber Mäuschen spielen könnten, wir Beobachter*innen ganz unterschiedlicher Prozesse werden würden. Eine Reflexion dessen im Rahmen einer Supervision und einem Austausch mit anderen Lehrenden sei daher allen ans Herz gelegt.

Nach Ruth Cohn (1988) und ihrem Ansatz der Themenzentrierten Interaktion (TZI) ist jede Gruppe durch vier Faktoren bestimmt: Die Person (also das Ich), die Gruppeninteraktion (das Wir), das Thema oder die gemeinsame Aufgabe, die es zu bewältigen gilt (das Es) sowie das Umfeld (Globe). Aufgabe für die Gruppenleiter*innen ist nun das Gleichgewicht zwischen diesen vier Faktoren aufrechtzuerhalten. Sollte ein Faktor zu stark werden, ist ein weiteres Arbeiten nicht mehr möglich: Stellen Sie sich eine Gruppe vor, die auf Gruppenebene Konflikte entwickelt, sodass die Gruppeninteraktion (das Wir) vollkommen in den Vordergrund tritt – die Aufgabe tritt zwangsläufig in den Hintergrund. Cohn sieht das Arbeiten in Gruppen als beständigen Wechsel zwischen Anspannung und Entspannung, zwischen Reden und Schweigen, zwischen intellektueller und emotionaler Beteiligung, wobei die Kursleitung immer wieder zwischen diesen Polen hin und her schwingt. Sie muss erspüren, was die Gruppe wann braucht – wann braucht es mehr Struktur, Leitung und Führung? Wann mehr Raum zur Entfaltung? Wann sollten Pausen gesetzt werden, wann braucht es mehr Input? Das Gleichgewicht entsteht nicht im Stillstand, sondern wie bei einem Fahrrad nur im Prozess selbst. Das Thema der jeweiligen Sitzungen gibt den Teilnehmenden Orientierung, bleibt jedoch gleichzeitig offen genug für situative und spontane Impulse. Der Bezug zum allgemeinen Thema des Programms sollte deutlich werden – wozu dient die heutige Sitzung in unserem größeren Ziel? Jede Kursleitung ist gleichzeitig Teil des Systems – sie bringt sich ein, verwirklicht modellhafte übergeordnete Prinzipien wie Wertschätzung und Neutralität. So gilt für jegliches Arbeiten in Gruppen das Prinzip der Selbstverantwortung sowie das Prinzip der Arbeitsfähigkeit: Konkrete Kommunikationsregeln sind nach Cohn unabdingbar, diese sollten in der zweiten Sitzung in SystAm beim Gruppencommitment erarbeitet werden. Diese gemeinsamen Regeln bieten Orientierung und äußere Grenzen, und formen damit einen Raum, in dem die

Einzelnen sich selbst freier entfalten können. Von Cohn stammt auch das sogenannte Störungspostulat: Störungen, also Hindernissen, Ablenkungen oder Beeinträchtigungen im Lernprozess, werden höchstwahrscheinlich auftauchen. Jede Kursleitung kennt Gruppenkonflikte, geringe Motivation bei Teilnehmenden, einzelne Widerstände oder Unstimmigkeiten in Bezug auf Rahmung und Struktur. Sie sollten nicht ignoriert werden, denn dann werden sie noch stärker versuchen in den Vordergrund zu streben. Daher müssen sie bearbeitet werden, bis die Gruppe wieder (zumindest vorläufig) arbeitsfähig ist.

Bei der TZI wie auch im systemischen Ansatz sind Authentizität und eine flexible Perspektivenübernahme zentral. Es geht um die „Anerkennung der Mehrperspektivität auf das Gelehrte“ (Bräutigam, 2022, S. 249). „Lehre ist ein Prozess der Produktion gemeinsamen Wissens“ (Goll-Kopka & Ludwig, 2022, S. 228), es geht nicht darum, in einer Ein-Weg-Kommunikation von Lehrendem zu Lernenden zu vermitteln, sondern in einem gemeinsamen Prozess Lerninhalte zu erarbeiten. Ich unterscheide nach Holger Lindemann (2022, S. 306) zwei Richtungen im Lernprozess: Er benennt diese mit den Fragen „Was gibt es zu wissen?“ beziehungsweise „Was gibt es zu können?“. In der Regel startet eine Sitzung mit einem kurzen Input von Seiten des Trainers/der Trainerin, der auf die erst gestellte Frage abzielt. Die zweite Frage nimmt deutlich mehr Raum in den Sitzungen ein und wird in der Gruppe gemeinsam erarbeitet. Jede/r wird die eigenen Schlüsse und Interpretationen aus dem Gehörten ziehen, und an unterschiedlichen Stellen für sich Lernmöglichkeiten entdecken. Ich sehe Kursleiter*innen weniger als Expert*innen für die Inhalte, sondern hier vor allem als Expert*innen für die Rahmung und die Strukturierung der Sitzungen. Unsicherheiten bezüglich der fachlichen Inhalte sind daher kein Hinderungsgrund, sondern sollten als Einladung an die Teilnehmenden verstanden werden, mitzuwirken. Wir alle, die als Trainer*in, Coaches oder Dozent*innen tätig sind, kennen Selbstzweifel oder Unsicherheiten im Prozess. Wir können nie auf alle Fragen vorbereitet sein, wir können nicht für alle Eventualitäten und Einwände von Seiten der Teilnehmenden gewappnet sein. Dies ist aus meiner Sicht auch nicht erforderlich. Wir dürfen Dinge nicht wissen oder selbst offene Fragen haben. Wie zu Beginn gesagt, wir sind selbst Lernende in diesem Prozess. Da mag es zur Erleichterung beitragen, dass Studien zeigten, dass Zweifel an den eigenen Fähigkeiten mit besseren Ergebnissen bei Therapien und Interventionen (Nissen-Lie et al., 2013) zusammenhängen.

Gleichzeitig können auch allgemein geltende Prinzipien eines „guten Unterrichts“ auf SystAm angewandt werden, wie beispielsweise von Hilbert Meyer (2004) zusammengefasst: So sollten die Stunden klar strukturiert sein, echte Lernzeit einen hohen Anteil haben, das Klima lernförderlich sein und die Kommunikation sinnstiftend. Unterschiedliche Methoden sollten eingesetzt werden, während alle Teilnehmenden insbesondere individuell gefördert werden sollten. Transparente Leistungserwartungen und eine vorbereitete Umgebung unterstützen ebenfalls den Lernprozess.

Bräutigam (2022, S. 250) weist darauf hin, dass „ein weitergehendes und auch ganzheitliches Interesse an Leib und Seele der Studierenden oftmals – und keinesfalls immer zu Unrecht – mit Übergriffigkeit und Missbräuchlichkeit assoziiert“ wird. Es gibt in selbsterfahrungsorientierten Programmen immer auch die Gefahr der Grenzüberschreitungen, die dann didaktisch gerahmt und gerechtfertigt werden könnten. Umso wichtiger ist eine Selbstreflexion im Rahmen von Inter- und Supervision, um sich als Kursleitung in seinem eigenen Verhalten immer wieder selbst zu reflektieren. Wir sollten uns bewusst sein, dass wir in dem Moment des Sich-Öffnens der Teilnehmenden einen großen Vertrauensvorschuss erhalten und in einem intimen Bereich der Menschen hineintreten. Achtsamkeit, Behutsamkeit und Wertschätzung sind daher unabdingbar, ähnlich wie eine stetige Reflexion des eigenen Handelns als Kursleitung. Die Schweigepflicht ist als Verpflichtung ernst zu nehmen.

Das Manual ist so konzipiert, dass zum einen Praktiker*innen mit systemischer Ausbildung damit arbeiten können, die sich im Feld der Achtsamkeit ganz neu bewegen, und zum anderen Praktiker*innen mit achtsamkeitsbasierter Ausbildung, die zum ersten Mal auch systemisch arbeiten möchten. In beiden Fällen wird der jeweilige Teil und die dazugehörigen Übungen leichter fallen, da mehr Erfahrungshintergründe bestehen. Der Gegenpart lässt sich mit dem Hintergrund, der hier präsentiert wird, ebenfalls gut durchführen. Selbstverständlich helfen entsprechende Vorerfahrungen in Achtsamkeit und systemischer Selbsterfahrung dabei, die Übungen authentisch und glaubhaft zu vermitteln, nicht nur die Übungen anzuleiten, sondern auch die eigenen Erfahrungen zu teilen. Für einen angemessenen Grad der eigenen Übungspraxis kann kaum eine allgemein geltende Regel aufgestellt werden. Klar ist lediglich, dass der eigene Zugang insbesondere beim Thema Achtsamkeit die Vermittlung wesentlich unterstützt: „Nur wer erlebt hat, was es bedeutet, Achtsamkeit in seinen Alltag zu integrieren, wer also den immensen Reichtum, aber auch die immensen Schwierigkeiten erlebt hat, die mit einer Entscheidung für einen achtsamen Lebensstil verbunden sind, kann den Teilnehmern neben dem äußeren Kursrahmen auch einen lebendigen und intuitiven Zugang erleichtern" (Heidenreich & Michalak, 2009, S. 217). Prinzipiell ist aus meiner Sicht entscheidend, das eigene Gefühl gegenüber den Übungen: Fühle ich mich als Kursleitung wohl damit, diese Übung anzuleiten und den Rahmen zu halten? Empfinde ich Überforderung, sei es aus einer inhaltlichen Perspektive heraus oder aus einer strukturellen Perspektive? Dies muss jede Kursleitung für sich selbst prüfen und im Zweifelsfall sich gezielt Austausch und/oder fachliche Weiterbildung holen, um die Sitzungen angemessen leiten zu können.

Literatur

Bräutigam, B. (2022). Schlafende Hunde wecken oder in Frieden lassen: Ein systemisch inspirierter Umgang mit Selbstreflexion und Selbsterfahrung in sozialwissenschaftlichen Studiengängen. In H. Lindemann & S. Trumpa (Hrsg.), *Hochschullehre: systemisch? Theoretische und praktische Impulse für Didaktik und Methodik* (S. 249–257). Vandenhoeck & Ruprecht.

Cohn, R. C. (1988). *Von der Psychoanalyse zur themenzentrierten Interaktion: Von der Behandlung einzelner zu einer Pädagogik für alle* (8. Aufl.). Klett-Cotta.

Goll-Kopka, A. & Ludwig, M. (2022). Lehren auf den Grundlagen wertschätzender Beziehung und reflektierter Erfahrung in einem systemisch-konstruktivistisches Verständnis von Lehre. In H. Lindemann & S. Trumpa (Hrsg.), *Hochschullehre: systemisch? Theoretische und praktische Impulse für Didaktik und Methodik* (S. 216–231). Vandenhoeck & Ruprecht.

Heidenreich, T. & Michalak, J. (Hrsg.). (2009). *Achtsamkeit und Akzeptanz in der Psychotherapie: Ein Handbuch.* DGVT-Verlag.

Lindemann, H. & Trumpa, S. (Hrsg.). (2022). *Hochschullehre: systemisch? Theoretische und praktische Impulse für Didaktik und Methodik.* Vandenhoeck & Ruprecht.

Meyer, H. (2004). *Was ist guter Unterricht? Studienbuch* (1. Aufl.). Cornelsen Verlag Scriptor.

Nissen-Lie, H. A., Monsen, J. T., Ulleberg, P. & Rønnestad, M. H. (2013). Psychotherapists' self-reports of their interpersonal functioning and difficulties in practice as predictors of patient outcome. *Psychotherapy Research, 23*(1), 86–104. https://doi.org/10.1080/10503307.2012.735775

6 Einführung & Einstieg in das Programm

Zu Beginn des Trainings wird es darum gehen, dass sich die Teilnehmenden orientieren, die Ziele und die grobe Struktur des Trainings verstehen und sich miteinander vertraut machen. Je nachdem, ob sie freiwillig am Training teilnehmen oder geschickt wurden, ist die innere Motivation und Bereitschaft zum Lernen unterschiedlich ausgeprägt. Teilnehmende, die weniger aus freien Stücken am Programm teilnehmen, sollten ebenfalls offen und wertschätzend für ihre Bereitschaft, überhaupt teilzunehmen, gewürdigt werden, und in ihrem Widerstand und damit verbundenen Sorgen und Bedenken gehört werden. SystAm versteht sich als Angebot, was den Teilnehmenden zur Verfügung gestellt wird, was jede/r für sich daraus macht, hängt auch von der eigenen Verantwortung ab.

Das Sich-Öffnen in Gruppen sowie das Sich-Zeigen in Gesprächen und Reflexionen erfordern Vertrauen und eine gute Rahmung seitens des Trainers/der Trainerin. Daher ist für die zweite Sitzung das Erarbeiten eines Gruppencommitments vorgesehen, in der der Rahmen, die Regeln der Zusammenarbeit und zentrale Aspekte des Miteinanders besprochen werden. Wenn SystAm in Kontexten stattfindet, in denen die Teilnehmenden auch in ganz anderen Settings miteinander zu tun haben oder in denen persönlichere Themen wenig Raum haben, dann ist dieses Gruppencommitment umso wichtiger, um ein inneres Lernen überhaupt möglich zu machen. Auch sollten mögliche Sorgengespenster und Ängste, die sich zu Beginn eines solchen Trainings melden, geäußert werden. Durch die Erfahrung, dass vermutlich alle Teilnehmenden mehr oder weniger große Gedanken und sorgenvolle Gefühle haben, nimmt es für den/die Einzelne den Druck raus. Bei Störungen im Laufe des Kurses kann das verschriftliche Gruppencommitment hilfreich sein, die Gruppe wieder zu vereinen und trotz möglicher Differenzen handlungs- und arbeitsfähig zu bleiben.

S. F. Tran-Huu, *Resilienz und psychologisches Wohlbefinden junger Erwachsener fördern*, https://doi.org/10.1007/978-3-658-46965-8_6

6.1 Einstieg 1: Kennenlernen & Ankommen

Die erste Sitzung in selbsterfahrungsorientierten Gruppen ist für die meisten Teilnehmenden mit einiges an Aufregung verbunden, zum einen ist unklar, was genau auf sie zukommt, zum anderen birgt die Erwartung sich mit persönlichen Themen in einer zunächst fremden Gruppe auseinanderzusetzen Unsicherheiten (Tab. 6.1). Daher sind in SystAm zwei Sitzungen zu Beginn vorgesehen, die noch kein inhaltliches Arbeiten beinhalten, sondern zunächst der Bildung der Gruppe und dem Herstellen einer Vertrauensbasis dienen. Zunächst ist es für den Prozess hilfreich nach einer Begrüßung und Selbstvorstellung auch die eigene Motivation, den Kurs zu geben, darzustellen. Die organisatorischen Rahmenbedingungen wie Anrede, Zeiten, Umgang mit Fehlzeiten, und weiteres sollten geklärt werden, um alle diesbezüglichen Fragen zu klären und den Teilnehmenden auf einer organisatorischen Ebene Sicherheit und eine klare Richtung geben.

Nun kommt die Gruppe zum eigentlichen Kennenlernen, das so gestaltet ist, dass es ebenso einen Lerngewinn für die Teilnehmenden mit sich bringt. Die Spiegelungsübung „Erstes wertschätzendes Spekulieren“ gestaltet das Kennenlernen anders als üblicherweise: Die Teilnehmenden gehen in Kleingruppen zu dritt zusammen und jeweils zwei aus der Gruppe sollen sich über die dritte Person in wertschätzenden Hypothesen austauschen: „Wer könnte diese Person sein? Was macht sie aus? Woher nimmt sie ihre Kraft?“ Ihnen wird also der Spiegel verbal vorgehalten, die Fremdeinschätzungen, die sowieso ablaufen, offen gelegt und gleich zu Beginn eine offene Form von Kontakt und Kennenlernen ermöglicht.

Diese Form des Kennenlernens ist für die meisten zunächst sehr ungewohnt, die Beobachter*innen werden dabei aus ihrer Komfortzone herausgeleitet und für die Person, über die gesprochen wird, ist es zunächst seltsam, dass sie einfach nur zuhören soll. Bedenken und Unsicherheiten werden aktiviert. Erstaunlicherweise findet sich in den Spekulationen der ein oder andere genaue Treffer und richtige Zuschreibung, während man als Dritte auch viel Neues über sich erfährt: Wie wirke ich auf andere? Was sehen sie in mir?

Tab. 6.1 Skizzierung der Inhalte, Ablauf und Materialien der ersten Sitzung

Skizzierung der Inhalte	Dauer	Ziel und Funktion	Benötigte Materialien
Begrüßung, Selbstvorstellung, Organisations-Themen	15′	Gruppe zusammenführen, Aktivierung	-
Gruppenübung „Erste wertschätzende Spekulation“ Kennenlernen in 3er Gruppen	45′	Erste Erfahrungen mit Fremdwahrnehmung und Erweiterung des Selbstbildes	Flipchart mit Fragen und Anleitung
Zirkuläres Vorstellen im Plenum	20′	Kennenlernen und Ankommen in der Gruppe	-
Reflexion der ersten Sitzung und Ausblick	10′	Einstimmen auf einen wertschätzenden Rahmen, Ausblick auf das gemeinsame Arbeiten	-

Es werden drei Runden gestaltet, sodass jeder jede Rolle mal einnimmt und am Ende der Runden dürfen alle drei Gruppenmitglieder „auflösen“ – das, was stimmt bestätigen, und eventuell ergänzen und berichtigen. Fragen zur Übungsanleitung könnten sein: „*Was macht ihn/sie aus? Welche Kraftquellen und Energiegeber hat er/sie? Wo und wie lebt er/sie? Was kann er/sie gut*?“ Und für das Plenum gibt es noch eine Extra-Frage: „*Mit welcher besonderen Eigenschaft oder Stärke wird X uns, die Gruppe und den Kurs in den kommenden Wochen bereichern*?“ Die Fragen können auf einem Flipchart notiert werden, um den Kleingruppen Struktur und einen Handlungsleitfaden an die Hand zu geben. Die folgende Anmoderation ist für eine studentische Teilnehmergruppe angepasst.

> „Ich lade Euch jetzt zu einem Kennenlernen ein, dass ich etwas anders gestalte als sonst. Wir wollen in diesem Kurs immer wieder mit Selbst- und Fremdwahrnehmung arbeiten, wir erfahren ganz viel, wenn wir die Möglichkeit haben, uns durch die Augen anderer zu sehen. Ihr werdet gleich zu dritt zusammengehen, und jeweils zwei von Euch werden sich dann über die dritte Person wertschätzend austauschen. Was glaubt ihr, wer ist diese oder dieser Dritte? Was macht ihm/ihr Freude? Was studiert/arbeitet sie/er? Wo und wie lebt er/sie? Das sind alles Eure Ideen und Hypothesen im Kopf. Die dritte Person hört währenddessen nur zu, bleibt einfach neugierig. Erst am Ende dürft ihr auflösen. Ihr macht das drei Runden lang, sodass jede/r einmal drankommt. Für das anschließende Plenum sollt ihr euch dann gegenseitig vorstellen. Und hier bitte ich euch noch eine Extra-Frage zu beantworten: Mit welcher Fähigkeit und Stärke wird die von euch vorgestellte Person uns, die Gruppe und den Kurs in den kommenden Wochen bereichern?“

Im anschließenden Plenum stellen sich die Gruppenmitglieder gegenseitig zirkulär vor und ergänzen die objektivierbaren Charakteristika der Person mit ihrer Antwort zur Extra-Frage nach den persönlichen Stärken und Fähigkeiten dieser Person. Hier soll bereits der Grundstein für ein wertschätzendes Miteinander gelegt werden. Den meisten fällt es leichter, diese Frage über eine andere Person zu beantworten als über sich selbst, und gleichzeitig dient es auch wieder der Spiegelung der Fremdwahrnehmung und Erweiterung des Selbstbildes. Anschließend können noch offene Fragen geklärt werden sowie auf einer Meta-Ebene geschaut werden, wie sich dieses Kennenlernen angefühlt hat. Als Abschlussfrage bietet es sich an zu fragen, was sich in der vergangenen Stunde verändert hat und wie nun auf die gemeinsame Zeit geblickt wird.

6.2 Einstieg 2: Gruppencommitment

Die zweite Sitzung dient der Bildung eines Gruppencommitments und eines gemeinsamen Verständnisses darüber, wie die Gruppenmitglieder miteinander in diesem Kurs arbeiten wollen (Tab. 6.2). Insbesondere weil in einer sich zunächst fremden Gruppe auch über sehr persönliche Themen gesprochen werden soll, und gerade auch wenn der Kurs in einem anderen Kontext wie Schule, Universität oder dergleichen integriert werden soll, ist diese Sitzung von besonderer Bedeutung.

Nach einer Ankommensrunde, in der nach der aktuellen Stimmung und möglicherweise noch zu klärenden Themen gefragt wird, wird von der/dem Trainer*in die Bedeutsamkeit eines sicheren Raumes und einer Vertrauensbasis für das weitere Arbeiten ein-

Tab. 6.2 Skizzierung der Inhalte, Ablauf und Materialien der zweiten Sitzung

Skizzierung der Inhalte	Dauer	Ziel und Funktion	Benötigte Materialien
Ankommen und Intro: Bedeutung eines Safe Space	10′	Persönlicher und thematischer Einstieg in die Sitzung	-
World Café: Gruppencommitment	45′	Gruppenkommunikations- und handlungsregeln aufstellen, gemeinsames Verständnis schaffen	Anleitung 1_Sitzung 2: World Café – Gruppencommitment Moderationskarten, Stifte, 3 Flipcharts, auf die jeweils eine Frage notiert wird.
Kreis der Sicherheit visualisieren und besprechen	15′	Mitverantwortung der Teilnehmenden klären, Einstimmen auf das Lernen	Anleitung 2_Sitzung 2: Kreis der Sicherheit Flipchart mit Visualisierung der Kreise
Wunderfrage zur eigenen Auftragsklärung	15′	Eigene Ziele klären, Motivation aktivieren	-
Abschlussrunde	5′	Ausstieg aus der Sitzung	-

geführt. Hier sollte deutlich werden, dass die Verantwortung auf Seiten des Kursleitung primär für den Rahmen und die Struktur liegt, jedoch nicht ohne die Selbstverantwortung der Gruppenmitglieder ausgeführt werden kann.

Das Gruppencommitment erarbeitet die Gruppe gemeinsam in einer Variante eines World Cafés: In drei Gruppen wandern sie in drei Runden zu drei unterschiedlichen Fragen, die an drei Stationen im Raum angebracht sind und zu denen sie jeweils etwa sieben Minuten Zeit haben, sich auszutauschen. Die erste Frage lautet „*Welche Wünsche habe ich an den Kurs, an die Gruppe und an *Name Kursleiter*In*? Wodurch und wie wird SystAm für mich gewinnbringend und sinnhaft*?“ Hier sollen persönliche Erwartungen erfragt werden, die möglicherweise anschließend auch von der Kursleitung eingeordnet werden können. Denn SystAm kann einiges nicht leisten, und bereits zu Anfang deutlich zu machen, wo die Grenzen eines Gruppencoachingprogramms liegen, hilft im weiteren Verlauf dem gemeinsamen Arbeiten. Die zweite Frage lautet: „*Welche Sorgengespenster fliegen, in Hinblick auf Gruppenprozesse und das Mich-Zeigen in meiner persönlichen Weiterentwicklung, manchmal über mir herum?*“ Diesen Ängsten und Bedenken Raum zu geben, sie sichtbar werden zu lassen, ist der erste Schritt dazu, dass sie im Laufe des Kurses weniger wirkungsvoll sind. Für die Kursleitung geht es hier weniger darum, alle Ängste und Bedenken zu beseitigen. Allein das Ausformulieren und Teilen wird den Teilnehmenden eine Last vom Herzen nehmen. Für die Moderation bedeutet es im Anschluss ebenso, die Sorgengespenster mit den Wünschen für das Arbeiten in Zusammenhang zu bringen: „*Jetzt haben einige gesagt, sie haben Sorge, ausgelacht zu werden – wie könnten wir als Gruppe dafür sorgen, dass* *das nicht passiert? Was von dem, was ihr hier bei den Wünschen aufgeschrieben habt, könnte diesem Sorgengespenster gut begegnen?*" Die dritte Frage ziel auf die möglicher erwartbaren Unterschiede in Lehren und Lernen ab: „*Welche Erwartungen habe ich an das Lehren und Lernen in diesem Kurs, und wo erwarte ich Unterschiede zu Lehren und Lernen in anderen Kontexten wie Universität, Schule oder Ausbildung?*" Sie soll die Teilnehmen für die Eigenverantwortung und das gemeinsame Gestalten des Kurses sensibilisieren.

Auf einem Flipchart notieren die Teilnehmenden alle Ideen und Impulse zunächst unstrukturiert. Die kleinen Gruppen erleichtern den Austausch, während die Teilnehmenden gleichzeitig merken, dass sie insbesondere mit ihren Ängsten und Sorgen nicht allein dastehen. In einer letzten Runde gelangen alle drei Gruppen wieder zu ihrer ersten Frage zurück und sollen die Antworten nun nochmal überarbeiten und clustern: Was scheinen besonders wichtige Punkte zu sein? Was wurde mehrfach genannt? Im Plenum werden die einzelnen sortierten Ergebnisse der drei Fragen nun besprochen. Es gibt die Möglichkeit Rückfragen zu stellen, um Unklarheiten auszuräumen. Wenn es sich anbietet, lässt sich für die Gruppe ein Name oder Motto finden, oder möglicherweise ein Bild, was passt. Die Kursleitung sollte hier Punkte ergänzen, falls sie nicht genannt wurden, sowie bei recht abstrakten Begriffen nochmal nachhaken („*Was genau bedeutet es, wenn wir wertschätzend miteinander umgehen? Was würde jemand von außen beobachten, wenn ich dich respektiere?*"), um den Gruppenkonsens möglichst konkret werden zu lassen. Gleichzeitig ist hier auch Raum für die Wünsche und Bedürfnisse der Kursleitung: „*Jetzt habt ihr einiges genannt, was für Euch wichtig ist. Ich werde dies im Hinterkopf behalten, wie wir alle und danach handeln. Was mir noch wichtig wäre und ich gerne aus meiner Rolle der Kursleitung ergänzen wollen würde, ist, dass ihr mir bei Irritationen direkt Rückmeldung gebt, ihr könnt auch gerne im Anschluss der Sitzung zu mir kommen, wenn etwas, was ich gesagt oder getan habe, euch verunsichert hat. Dann können wir das hoffentlich schnell klären.*"

Bei der anschließenden Darstellung des „Kreises der Sicherheit" geht es vor allem darum eine Balance zwischen dem Sich-Öffnen und der Bewegung Raus-aus-der-Komfortzone, welche für den Kurserfolg unerlässlich sind, und der persönlichen Grenzen, die jede(r) mitbringt und auch von Tag zu Tag verschieden sein kann. Zudem soll hier ein Stück Verantwortung auch an die Teilnehmenden zurückgegeben werden, denn auch sie sind dafür verantwortlich, ihre Grenzen sichtbar zu machen. Es kann zusätzlich darauf hingewiesen werden, dass die Teilnehmenden auch füreinander Verantwortung übernehmen sollten, beispielsweise bei Irritationen, Unsicherheiten oder Impulse von anderen, die darauf schließen lassen, dass irgendetwas offen ist oder eine Störung mit sich bringt, diese ansprechen können und sollen („*Ich als Trainerin habe nur zwei Augen und zwei Ohren, ich werde versuchen auf alle zu achten – und doch kann es mir passieren, dass ich bestimmte Dinge nicht bemerke. Wenn dies der Fall ist, bitte ich Euch, dies mir zu signalisieren!*").

Ein Grundsatz des systemischen Arbeitens ist es, nie ohne Auftrag zu arbeiten. Steve de Shazer hat die bekannte Unterscheidung zwischen drei Klient*Innen-Typen geprägt, denen wir als Praktiker*innen in Beratung, Coaching oder Training begegnen: (De Shazer 2015).

Es gibt die Kund*innen, die sich aktiv Veränderung wünschen und auch bereit sind, dafür zu arbeiten. Als zweiten Typus könnten in den Kurs Klagende kommen, die durchaus ein Problembewusstsein haben, jedoch wenig Veränderungsbereitschaft aufweisen, und für sich kaum aktive Handlungsspielräume sehen und wenig Selbstwirksamkeit erleben. Als drittes könnten auch Besucher*innen teilnehmen, die sich dadurch auszeichnen, dass sie keinen Leidensdruck erleben, sie wurden von jemand anderem geschickt, und meinen, es sei so weit alles in Ordnung. SystAm kann in unterschiedlichen Kontexten eingesetzt werden, und so könnte es auch sein, dass Besucher*innen und Klagende in der Gruppe sitzen, die wenig aus eigenem Antrieb teilnehmen. Umso wichtiger ist es, auch diese Teilnehmenden in eine Veränderungsbereitschaft zu begleiten und innere Bewegung überhaupt möglich zu machen. Hierfür soll der letzte Teil der zweiten Sitzung einem gewünschten persönlichen Entwicklungsschritt durch den Kurs gewidmet sein. Zwar kann bei strukturierten Programmen wie dem vorliegenden nicht so stark auf die individuellen Fragen und Anliegen eingegangen werden, jedoch verändert allein das Vorstellen und das Formulieren eines eigenen persönlichen Schrittes die innere Haltung und Bereitschaft, sich auf das Arbeiten im Kurs einzulassen.

Dies wird im Kurs mit der sogenannten „Wunderfrage“, die auf den Kontext abgewandelt wurde, eingeleitet (Schieche & Schreiber, 2020, S. 41).

> „Nun sind wir als Gruppe bereit zum Arbeiten, ihr habt Euch als Gruppe gegenseitig kennengelernt, wir haben besprochen, wie wir zusammenarbeiten wollen. Als letztes ist es mir ein Anliegen, dass jede/r von Euch auch eine Idee davon bekommt, was er oder sie ganz persönlich aus diesem Kurs mitnehmen möchte. Ihr müsst dies nicht mit den anderen teilen, könnt aber natürlich, wenn ihr möchtet. Ich lade euch dazu zu einem kleinen Gedankenexperiment ein […]: Angenommen, ihr geht hier zum letzten Mal in unserer letzten Sitzung im [*Monat, voraussichtliches Ende des Programms*] aus der Tür raus, und ihr seid für euch einen Schritt in eurer persönlichen Entwicklung weitergekommen … was könnte dann anders sein? Was wäre etwas, wo ihr denken würdet, wow, das hätte ich echt nicht gedacht, dass ich das aus diesem Kurs mitnehmen werde! … lasst euch ruhig Zeit, Euch in diese Vorstellung zu begeben. Wir haben also dann mehrere Wochen gearbeitet, in dieser Gruppe, in diesem Raum. Und dann im [*Monat, voraussichtliches Ende des Programms*] wird unser Abschied sein, und wir werden uns in dieser Konstellation zum letzten Mal sehen. … Und angenommen, du wärst innerlich ein Stückchen gewachsen, in dir selbst ein Stückchen größer, stärker …. Vielleicht nur ein paar Millimeter, vielleicht sogar Zentimeter. Was ist dann bei euch? Was wäre dann anders, was in euch ein bedeutsamer persönlicher Entwicklungsschritt sein könnte? …“

An dieser Stelle ist es möglich, die Vorstellung mit Sinneseindrücken anzureichern und dadurch lebendiger in der Vorstellung zu verknüpfen. Um nicht auf der kognitiven Ebene beschränkt zu bleiben, können die unterschiedlichen Sinnesdimensionen miteinbezogen werden. Als Erinnerungsstütze für die Kursleitung eignet sich das Akronym VAKOG, was für visuell, auditiv, kinästhetisch, olfaktorisch und gustatorisch (Schieche & Schreiber, 2020, S. 43) steht.

„Bleibe noch ein wenig verbunden mit dem, was nun kommt. … Was siehst du? Welche Bilder entstehen in dir? (visuell) Und was hörst du vielleicht? Gibt es vielleicht eine Melodie, ein Lied, ein besonderes Geräusch? (auditiv). Wo in welchen Körperpartien spürst du es? Wie fühlt es sich an, warm oder kalt, schwer oder leicht? (kinästhetisch) möglicherweise riechst du auch etwas … (olfaktorisch). Oder möglicherweise schmeckst du etwas, was oder wie schmeckt es? (gustatorisch). Nimm einfach wahr, was kommt."

Die Teilnehmenden werden anschließend eingeladen, die Gedanken und Impulse, die kamen, zu notieren und für sich festzuhalten. Es bietet sich an, die Übung anschließend rasch und ohne viel zu sprechen zu beenden und das Ende der Sitzung einzuleiten. Wichtig ist die eigene persönliche Auseinandersetzung mit den eigenen Lösungsideen, diese dürfen und sollten anschließend noch nachwirken können. Dies wird durch ein „Zerreden" eher verhindert. Die Kursleitung kann also an dieser Stelle recht schnell zum Ende überleiten: „*Und mit dieser Vorstellung möchte ich mich von euch heute verabschieden. Lasst die Bilder noch wirken. Nächste Woche starten wir dann mit unserem ersten Thema der Achtsamkeit, ich freue mich auf Euch. Bis dahin eine gute Woche*!"

Literatur

Schieche, M. & Schreiber, S. (Hrsg.). (2020). *Ins Tun kommen – Prozess- und ressourcenorientierte Tools der Systemischen Therapie* (Bd. 317). Klett-Cotta.

De Shazer, S. (2015). *Der Dreh: Überraschende Wendungen und Lösungen in der Kurzzeittherapie* (13. Aufl.). Carl-Auer-Verlag.

Modul Achtsamkeit (AC)

7

Achtsamkeit bildet die Grundlage des SystAm-Trainings – es wird in zwei Sitzungen eingeführt, und dann über das gesamte Training fortgeführt: Jede Sitzung startet mit einer kurzen Achtsamkeitsübung, die das Ankommen und Einstimmen in den Kurssetting erleichtern soll. Zudem ist für eine tatsächliche Entwicklung der Achtsamkeit notwendig, diese regelmäßig zu trainieren, sodass dies durch wiederholtes Üben im Kurs selbst unterstützt. Kernübungen des Achtsamkeitsmoduls sind die Atemmeditation und der Body Scan, aber auch weiterführende imaginative Verfahren wie „Der sichere Ort".

Durch die Praktik der Achtsamkeit wird eine De-Automatisierung in der Reaktion auf äußere und innere Reize geschaffen, die die Präsenz im augenblicklichen Moment unterstützt (Heidenreich & Michalak, 2022). Im Achtsamkeitsmodul wird zudem ein bewertungsfreier Wahrnehmungsprozess trainiert, die gleichzeitig eine offene Haltung und Neugierde auf die Fülle der Erfahrungswelt ermöglichen soll. Diese Haltung – so die Idee – ist es auch, die in den weiteren Modulen Voraussetzung für ein inneres Lernen ist. Einführend zu diesem Modul finden eine Sitzung zur Einführung zum Thema statt, in der Vorerfahrungen, und Vorkenntnisse aktiviert werden und die Teilnehmenden auf Achtsamkeit eingestimmt werden. Die Komponente „Achtsamkeit" beinhaltet Übungen aus dem Mindfulness-Based-Stress-Reduction-(MBSR)-Programm nach Jon Kabat-Zinn (2009, 2013). Ein weiterer Schwerpunkt des AC-Moduls ist Self-Mitgefühl (basierend auf dem Ansatz von Kristin Neff (Germer & Neff, 2019; Neff, 2003)). Das Konzept wird von der Kursleitung zunächst konzeptionell eingeführt und in praktischen Übungen selbst erfahren. Persönliche Erfahrungen und etwaige Schwierigkeiten bei den Übungen werden im Plenum reflektiert. Ein begleitendes regelmäßiges Üben von Achtsamkeitspraktiken wird angeregt. Alle Anleitungen sind im Anhang verfügbar. In den Sitzungen selbst werden formelle Achtsamkeitsübungen praktiziert, jedoch sollten auch informelle Achtsamkeitsübungen, also das Durchführen von alltäglichen Tätigkeiten in achtsamer Haltung be-

S. F. Tran-Huu, *Resilienz und psychologisches Wohlbefinden junger Erwachsener fördern*, https://doi.org/10.1007/978-3-658-46965-8_7

sprochen und angeregt werden. Alle Achtsamkeitsübungen sollten immer anschließend besprochen und die Erfahrungen reflektiert werden: Hierzu können zunächst eigene Erfahrungen beschrieben und in ihrer Bedeutsamkeit persönlich eingeordnet werden. Zum Schluss können die Beobachtungen mit den Zielen der Gruppe und des gesamten Programms integriert werden.

7.1 Sitzung AC 1

Die erste inhaltliche Sitzung hat das Ziel, die Teilnehmenden auf das Thema Achtsamkeit einzustimmen, Vorerfahrungen abzufragen, die Bereitschaft, achtsame Übungen und Methoden auszuprobieren, zu erhöhen und die Neugierde zu wecken (Tab. 7.1). Die Sitzung beginnt mit einer kurzen Ankommensrunde und einem Nachklang („*Gibt es von letzter Woche noch etwas, was euch beschäftigt hat? Was ihr möglicherweise noch ergänzen wollt oder wichtig wäre, zu sagen*?“).

Nun leitet die Kursleitung zum Thema Achtsamkeit über. Um zunächst eine Idee darüber zu bekommen, wie viele Vorerfahrungen und wie die Grundeinstellung der Gruppenteilnehmenden zum Thema ist, wird mit einem sogenannten Murmeln – einem kurzen Austausch mit dem Sitznachbarn oder der Sitznachbarin gestartet. Hierfür können ein paar anregende Fragen auf einem Flipchart notiert werden: „*Was habe ich für Vorerfahrungen? Was weiß ich über Achtsamkeit? Was heißt für mich Achtsamkeit? Wann, wo und bei welchen Aktivitäten bin ich besonders achtsam? Wann fällt es mir leicht, achtsam zu sein? Wann weniger?*“ In der anschließenden Diskussion werden die ersten Eindrücke geteilt. An dieser Stelle bietet es sich an, nach möglichen negativen und kritischen Erfahrungen mit Achtsamkeit, Meditation und ähnlichem zu fragen. Dies ist insbesondere für die

Tab. 7.1 Skizzierung der Inhalte, Ablauf und Materialien der Sitzung AC 1 des Moduls Achtsamkeit

Skizzierung der Inhalte	Dauer	Ziel und Funktion	Benötigte Materialien
Ankommen, Rückschau auf die vergangenen Sitzungen	10′	Persönliches Ankommen im Kurs	-
Murmeln zu Achtsamkeit	2′	Aktivierung von Vorwissen und der Bereitschaft, Achtsamkeit auszuprobieren	Flipchart mit Fragen für Murmeln zu Achtsamkeit Moderationskarten für das Sammeln der Erfahrungen, Stifte
Diskussion und Auswertung	20′	Orientierung über den Erfahrungshorizont der Gruppe	-
Input zu Empirie	20′	Kognitive Annäherung an das Thema Achtsamkeit, Steigerung der Bereitschaft, sich auf Achtsamkeit einzulassen	Handout Achtsamkeit
Atemmeditation 1. Übung plus Reflexion im Plenum sowie Abschluss	20′	Erste begleitete Erfahrungen, praktische Auseinandersetzung	Anleitung 3 „Atemmeditation“

weitere Kursgestaltung wichtig. Aus den möglicherweise negativen Erfahrungen sollten Handlungsanweisungen erarbeitet werden, was für das Üben in diesem Kurs wichtig erscheinen. Gefragt werden kann dann jeweils, was gebraucht wird, um sich trotzdem auf diesen Kurs und dessen Inhalte einzulassen. Im Abschn. 7.3 wird ausführlicher auf das Thema der möglichen Hindernisse und Stolpersteine eingegangen.

Es folgt ein theoretischer Input, der mit einem Handout unterstützt wird. Dies dient einem gemeinsamen Verständnis von Achtsamkeit und der Verdeutlichung des konzeptuellen Hintergrunds. Darüber hinaus werden aktuelle empirische Ergebnisse zu Achtsamkeit und psychischer Gesundheit präsentiert, die die Motivation und die Bereitschaft, sich auf das Praktizieren einzulassen, unterstützen sollen. Das zweiseitige Handout gibt einen ersten Überblick über Definitionen und den aktuellen Wissensstand. Als Kursleitung ist ein kurzes Einarbeiten in die Forschungsliteratur hilfreich. Als Übergang zum praktischen Teil lässt sich mit dem Zitat von Edel Maex (2009), niederländischer Psychiater und Achtsamkeitstrainer aus seinem Buch „Mindfulness" nutzen: „Noch niemand hat durch das Lesen eines Buches Klavierspielen gelernt." (S. 13). Es soll einladen zum Ausprobieren und Lernen, und verdeutlichen, dass Erfolge und Weiterentwicklung nicht durch das teilnahmslose Besuchen im Kurs, sondern durch das eigene Zutun entstehen werden.

So beginnt die erste praktische Übung: Eine einfache Atemmeditation mit etwa 10 min Länge schließt so den thematischen Einstieg ab. Der Trainer/die Trainerin sollte die Teilnehmenden zunächst einladen, sich einen angenehmen Platz zu suchen, und sich in eine Position einzufinden, in der sie die kommenden Minuten gut sitzen können. Die Atemmeditation bietet sich als ersten Einstieg an, da der Atem direkt und unmittelbar für jede und jeden zugänglich ist. Atemmeditation bewirkt zunächst einmal Ruhe und Entspannung, es leert den Kopf von Gedanken und Gefühlen. Eine Zen-Weisheit lautet daher auch: „Der leere Geist hat viele Möglichkeiten, der übervolle Geist nur wenige." (Schönherr, 2021, S. 12). Aus psychologischer Sicht bietet sich die Atemmeditation besonders an, da der Atem die direkte Brücke zwischen Geist und Körper bildet (Virtbauer, 2017). Darüber hinaus sollen durch das Praktizieren die Phänomene des Erlebens verdeutlicht werden, die Vergänglichkeit von Impulsen, Gedanken und unangenehmen Körperempfindungen. Die Vergänglichkeit ist aus buddhistischer Sicht einer der zentralen Merkmale menschlichen Erlebens: Alles wird früher oder später vergehen.[1] Durch die Fokussierung auf den Atem wird der Geist zur Ruhe gezwungen, ich trainiere also, bestimmten Aspekten gezielt Aufmerksamkeit zu geben.

Der Einstieg kann mit einer kleinen Einführung erleichtert werden:

> „Jetzt haben wir einiges zum Thema Achtsamkeit besprochen, nun lade ich euch zu einer ersten praktischen Übung ein. Hierfür habe ich eine Atemmeditation mitgebracht, die etwa zehn Minuten in Anspruch nehmen wird. Der Atem ist unser ständiger Begleiter, und einzigartig in seiner Charakteristik: Er zeigt auf der einen Seite an, wenn wir beispielsweise aufgeregt oder

[1] Für eine tiefere Auseinandersetzung der buddhistischen Philosophie aus westlich-psychologischer Sicht sei an dieser Stelle auf die Arbeiten des Religionspsychologen Gerald Virtbauer (2016); (2017), der diesem Thema in mehreren Veröffentlichungen vertieft nachgegangen ist.

wütend sind, wenn wir Angst haben oder uns mulmig ist. Dann wird der Atem flacher, kürzer. Auf der anderen Seite können wir ihn bewusst steuern, wir können länger ein- und ausatmen, wir können den Atem anhalten, oder bewusst tiefer in den Bauch atmen. Ob wir manchmal starke Emotionen empfinden, können wir nicht verhindern, wir können jedoch in solchen Situationen durch die Arbeit mit dem Atem die körperlichen Reaktionen mindern und damit die Emotionen beeinflussen. Der Atem ist immer bei euch, ihr braucht keine weiteren Hilfsmittel, sondern könnt in jeder Situation darauf zurückgreifen. Ich werde diese Übung anleiten, wenn Gedanken kommen, die euch ablenken – und das wird höchstwahrscheinlich allen passieren – lasst Euch von dem, was ich sage, wieder zurückführen zur Übung. Sucht Euch jetzt einen Platz, an dem ihr Euch für die nächsten Minuten wohlfühlt, vielleicht braucht ihr etwas mehr Platz um Euch herum. [...] So, nun haben sich alle eingerichtet, und ich starte."

Die Anleitung findet sich im Anhang der Praxismaterialien. Die Formulierungen können individuell von den Kursleitungen angepasst werden, sodass sich die Worte wie die eigenen anfühlen und nicht gekünstelt. Nach Durchführung der Meditation kann den Teilnehmenden Zeit gelassen werden, wieder in der Runde anzukommen, in der dann nach den Erfahrungen während der Praxis gefragt wird: *„Nun würde mich interessieren, wie es euch ergangen ist. Was ist euch leichtgefallen, was vielleicht schwerer? Alle Erfahrungen sind willkommen, und wer möchte, darf gerne teilen."* Je nach verbleibender Zeit können nur einzelnen oder mehrere Blitzlichter der Erfahrungen gehört werden, und intensiver oder weniger intensiv darauf eingegangen werden. Damit endet die Sitzung und die Teilnehmenden werden verabschiedet.

7.2 Sitzung AC 2

Die zweite Sitzung zum Thema Achtsamkeit konzentriert sich auf Selbstmitgefühl als Wirkungskonstrukt, in das die Teilnehmenden eingeführt werden. Dies soll in dieser Sitzung auf zwei Ebenen erfolgen: Zum einen durch eine kognitive Auseinandersetzung mit der Thematik, der Diskussion über damit zusammenhängende Aspekte und einem kurzen theoretischen Input von Seiten der Trainerin/des Trainers. Auf der anderen Seite soll das Erleben durch eine angeleitete Meditation, der Selbstmitgefühlspause, angeregt werden, und ein erstes Wahrnehmen und Spüren einer von Selbstmitgefühl geleiteten Haltung ermöglicht werden.

Die Sitzung beginnt einem kurzen Nachklang und einer Ankommensrunde, die den Teilnehmenden den Übergang aus dem Alltag in die Kurssituation erleichtert. Der Trainer/die Trainerin beginnt mit der Ankündigung, dass heute das Thema Selbstmitgefühl behandelt wird.

„Letzte Woche haben wir Achtsamkeit kennengelernt, und heute möchte ich mit Euch ein weiteres Thema, welches eng mit Achtsamkeit zusammenhängt, besprechen. Selbstmitgefühl. Mitgefühl ist Euch allen ein Begriff, mit anderen mitfühlen, Teil haben an dem Erleben anderer, für sie da sein. Es ist eine Haltung, die uns dazu bewegt, uns in einer bestimmten Art und Weise dann anderen gegenüber zu verhalten. Beim Selbstmitgefühl geht es darum, wie wir mit uns selbst umgehen. Wir werden unser Leben lang mit uns selbst auskommen müssen, deswegen lohnt es sich, einen guten Umgang mit sich selbst zu finden. Wie das aussehen kann, wollen wir uns heute anschauen. Maya Angelou, eine US-amerikanischen Schriftstellerin und Bürgerrechtlerin, sagte mal: ‚Vor langer Zeit lernte ich: Das Weiseste, was ich tun kann, ist, auf meiner Seite zu sein'. Dieses Auf-der-eigenen-Seite stehen ist etwas, was vielen schwer fällt, und gerade, wenn wir Fehler machen, es uns nicht gut geht, wir an etwas scheitern, gerade dann bräuchten wir umso mehr jemanden an unserer Seite. Wenn wir schaffen, uns selbst dann ein guter Freund zu sein, dann können wir ein Stück leichter durch dieses Leben gehen."

Die drei Elemente des Selbstmitgefühls (Selbstfreundlichkeit, gemeinsames Menschsein und Achtsamkeit) werden auf ein Flipchart gezeichnet, visualisiert durch ineinandergreifende Kreise (Abb. 7.1). Die Trainerin/der Trainer erklärt zu allen drei Elementen die zentralen Aspekte.

„Kristin Neff hat das Konzept des Selbstmitgefühls geprägt, und beschreibt es in drei Dimensionen: Selbstfreundlichkeit meint, dass wir uns nicht selbst kritisieren, verurteilen oder nieder machen, wenn wir Misserfolge erleben oder es uns nicht gut geht. Dann gibt es das Gefühl des gemeinsamen Menschseins, also dass wir erkennen, dass wir nicht allein sind mit unseren Erfahrungen, sondern wir sie alle, die Menschen sind, teilen. Und zum Schluss die Achtsamkeit, die wir bereits kennengelernt haben."

Nach dieser theoretischen Einführung wird zur Anwendung übergeleitet:

„Das klingt nun erst mal etwas abstrakt. Ich würde gerne mit Euch schauen, wie ihr Selbstmitgefühl erlebt, und wo weniger. Ich stelle Euch jetzt eine Frage, und ihr könnt Euch einen Moment Zeit nehmen, darüber nachzudenken. Erinnere dich an einen Moment, in dem ein enger Freund, oder eine enge Freundin von dir mit etwas zu ringen hatte. … Sie oder er hatte wirklich Pech, ist an irgendwas gescheitert, fühlte sich unzulänglich, unsicher oder ähnliches, dir ging es jedoch in diesem Moment richtig gut. … Wie hast du damals reagiert? Erinnerst du dich, was du getan oder gesagt hast? Vielleicht weißt du noch, wie deine Stimme oder deine Körperhaltung in dem Moment war, oderwelche Gestik du genutzt hast."

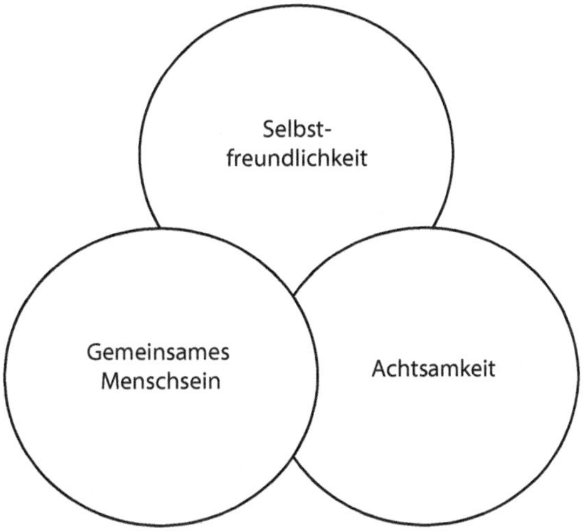

Abb. 7.1 Visualisierung der drei Dimension des Selbstmitgefühls nach Kristin Neff. (Eigene Darstellung)

Nach einer kurzen Pause kann sich der Trainer/die Trainerin absichern, dass jede/r eine Erinnerung hat und dann weiterleiten zur nächsten Frage:

> *„Und nun stelle ich Euch eine weitere Frage: Erinnere dich an eine Situation, in der es dir nicht gut ging, wo du gescheitert bist, richtig Pech hattest, das Gefühls des Versagens erlebt hast* [an dieser Stelle könnten spezifische Beispiele aus dem Lebenskontext der Teilnehmenden genannt werden] – *wie hast du da reagiert? Was hast du zu dir selbst gesagt? Was hast du gemacht? Nehmt Euch noch einen Moment Zeit, die Fragen wirken zu lassen. […] Mag jemand teilen, was ihm/ihr so dazu eingefallen ist?"*

Es schließt sich ein Austausch an. An dieser Stelle ist es bei einer eher zurückhaltenden Gruppe auch eine Möglichkeit, die Teilnehmenden in Zweier-Konstellation zusammen gehen zu lassen, um den Austausch zu fördern. Oftmals wird deutlich, dass sich die Teilnehmenden selbst anders behandeln als gute Freunde und Bekannte. Darauf sollte behutsam und wertschätzend eingegangen werden, und dazu übergeleitet werden, wie paradox das doch sei.

Anschließend wird auf die praktische Übung, die angeleitete Meditation der Selbstmitgefühlspause übergeleitet. Hier werden die Teilnehmenden zunächst wieder dazu eingeladen, sich einen Ort zu suchen, an dem sie die kommenden Minuten gut sitzen können. Die Anleitung zur Selbstmitgefühlspause findet sich in den Praxismaterialien im Anhang.

Im Anschluss an die Meditationsübung sollten die drei Elemente gemeinsam durchgegangen werden, die auf dem Flipchart visualisiert sind. Gemeinsam werden die einzelnen Schritte nochmals verdeutlicht und unterschiedliche beispielhafte Verbalisierungen besprochen. So kann beim ersten Schritt des Wahrnehmens als mögliche Verbalisierung gesagt werden: „Das ist wirklich schwer gerade. Das empfinde ich als anstrengend." Beim zweiten Schritt des gemeinsamen Menschseins könnte es dagegen so lauten: „Ich bin damit nicht allein. Wir alle erleben schwierige Zeiten." Und zum Abschluss im Mitgefühlsschritt: „Möge ich freundlich mit mir selbst umgehen. Möge ich gut für mich sorgen." Im Anschluss wird nach den Erfahrungen und Empfindungen während der Meditation gefragt.

Möglicherweise tauchen Bedenken und Widerstände gegen das Konzept auf. Manche denken, es könne negative Konsequenzen haben (Robinson et al., 2016). Es kann dazu kommen, dass sich ein gewisses Unbehagen einstellt, Bedenken, durch die Praktik egoistisch oder selbstzentriert zu werden oder zu agieren (Germer & Neff, 2019). Diese Gedanken sind nicht ungewöhnlich und sollten offen besprochen werden. Die Teilnehmenden können nach ihren Resonanzen zum Besprochenen gefragt werden: *„Jetzt würde mich noch interessieren, so zum Abschluss. Gibt es etwas, was Euch Unbehagen bereitet? Oder etwas, was in irgendeiner Form Widerstand in euch hervorruft*?" Zentral ist hierbei, dass es weniger darum geht, als Kursleitung gegen diese möglicherweise auftauchenden Widerstände zu arbeiten, sondern gemeinsam diesen Widerstand zu betrachten. Auch hier kann Akzeptanz und Achtsamkeit helfen. Gemeinsam kann sich die Gruppe auf die Suche machen, nach möglichen guten Gründen. Hilfreich als Kursleitung ist es zu fragen, was sie oder er in dieser Rolle als Kursleitung für die Teilnehmenden tun können. Manche benötigen möglicherweise etwas Zeit, manche die Erlaubnis, nicht mitmachen zu dürfen, andere vielleicht noch mehr Hintergrund und Diskussion. Als Kursleitung dürfen wir auch da auf den Prozess vertrauen. Damit schließt diese Sitzung ab (Tab. 7.2).

Tab. 7.2 Skizzierung der Inhalte, Ablauf und Materialien der Sitzung AC 2 des Moduls Achtsamkeit

Skizzierung der Inhalte	Dauer	Ziel und Funktion	Benötigte Materialien
Nachklang und Ankommensrunde	15′	Ankommen im Kurs	-
Intro und Einleitung zum Konzept des Selbstmitgefühls	15′	Einstieg in das Konzept des Selbstmitgefühls	Vorbereitetes Flipchart zu Selbstmitgefühl und seinen drei Aspekten
Diskussion zu den Fragen „Wie behandele ich einen guten Freund, wie behandle ich mich?“	20′	Tiefere Reflexion und Wahrnehmen der Diskrepanz	Moderationskarten, um Ergebnisse der Diskussionen schriftlich festzuhalten
Angeleitete Meditation: Selbstmitgefühlspause	25′	Erste praktische Erfahrungen, Öffnen gegenüber dem weiteren Arbeiten	Anleitung 4 Eine Übung zum Umgang mit sich selbst
Reflexion im Plenum, eventuell Bedenken gegenüber Selbstmitgefühl ansprechen	25′	Einordnen der Erfahrungen, Teilhaben an den Erfahrungen anderer, Aufgreifen möglicher negativer Resonanzen	-

7.3 Integration der Achtsamkeit im weiteren Kursverlauf

Um Achtsamkeit als Grundkonzept möglichst nachhaltig zu integrieren, wird ab nun jede Sitzung mit einer formellen Übung begonnen. Durch die zwar kurzen, aber regelmäßigen Übungen wird ein möglichst hoher Lerngewinn sichergestellt. Die jeweiligen Anleitungen sind in den Praxismaterialien zu finden. Kern der Meditationsübungen ist die Atemmeditation, die am häufigsten genutzt werden kann. Die Fokussierung auf eine zentrale Technik erleichtert das Lernen und ermöglicht einen stärkeren Fortschritt, als wenn viel Wechsel zwischen den Arten und Weisen, Achtsamkeit zu praktizieren, vollführt werden würde.

Alle Übungen sollten nicht isoliert durchgeführt werden, sondern kurz eingeführt und in einer zumindest kurzen Plenumsrunde anschließend besprochen werden. Dies gibt immer wieder die Gelegenheit, auch über Hindernisse, Widerstände und Schwierigkeiten beim Meditieren zu sprechen. Wie in einigen wenigen Studien dargestellt, ist insbesondere für Anfänger zu Beginn der Achtsamkeitspraktik die Möglichkeit gegeben, negative Erfahrungen zu machen, mit schwierigen Erinnerungen zu hadern, unangenehme Gefühle und Zustände zu erleben, die aufwühlen und beunruhigen (Cebolla et al., 2017). Diese Erfahrungen sind aus meiner Sicht Teil eines ganzheitlichen Lernprozesses, es geht nicht darum zu verhindern, dass diese erlebt werden. Wenn sie jedoch nicht besprochen werden, können sie in einen Widerstand verwandelt werden. Umso wichtiger ist es im Kurs deutlich zu machen, dass alle Erfahrungen geteilt werden dürfen, es keine richtigen oder falschen Erfahrungen gibt. Stattdessen soll ein Raum zum Austausch und zum Voneinander Lernen geöffnet werden. Achtsamkeit ist ein Lernprozess, der auch tagesformabhängig ist, von aktuellen Ereignissen beeinflusst und auch von der gleichen Person sehr unterschiedlich wahrgenommen werden kann. Gleiches gilt beispielsweise für unterschiedliche Arten von Übungen: In SystAm wird sich auf die Atemmeditation und den Body Scan als Wahrnehmungsübungen konzentriert, und zum Teil imaginäre Visualisierungsübungen hinzugenommen. Hier werden sich zwangsläufig unterschiedliche Bewertungen der Teilnehmenden zeigen – manche kommen mit den Wahrnehmungsübungen besser zurecht, manch anderer findet Übungen wie „Mein sicherer Ort“ und ähnliches einfacher. All dies darf sein. Der Kurs lädt ein, unterschiedliche Übungen auszuprobieren und einen eigenen Weg zu finden. Dies sollte auch von den Kursleitungen so kommuniziert werden. In der alltäglichen Praxis ist jeder Teilnehmende frei, sich für bestimmte Formen von Achtsamkeitsübungen zu entscheiden.

Wenn aus Sicht des Trainers/der Trainerin häufiger Irritationen zu beobachten sind und die Teilnehmenden sich mit den Achtsamkeitsübungen schwertun, ist es sinnvoll, dies explizit aufzugreifen und zu thematisieren. Grundlegend geht es zunächst darum, herauszuarbeiten, welche Hindernisse entstanden sind und worauf sie zurückzuführen sind. Es kann beispielsweise Probleme mit der Motivation geben, sich wirklich Zeit zu nehmen für das Üben, oder ein starker Perfektionismus macht das Üben schwierig. Wenn bestimmte Übungen leichter fallen, sollten diese bevorzugt gewählt werden. Neben den eher praktischen Stolpersteinen kann es sein, dass Teilnehmende hohe Erwartungen an einen schnell eintretenden Übungserfolg haben, dass beispielsweise unangenehme Gefühle verschwinden und sich dafür eher angenehmere Gefühle einstellen. An dieser Stelle ist es sinnvoll, darauf hinzuweisen, dass es nicht darum geht, als negativ empfundene Emotionen loszuwerden, sondern sich eher diesen zuzuwenden. Es geht darum einen anderen Umgang mit ihnen zu finden. Es kann auch sein, dass sich das Üben zunächst unangenehm anfühlt. Dieses Phänomen wird in der Literatur als Backdraft bezeichnet: Teilnehmende erleben innerhalb der Meditationspraxis zunächst aversive Erfahrungen (Cai, 2024). Subjektiv wahrzunehmene positive Veränderungen in der Wahrnehmung und Haltung stellen sich dann erst verzögert ein. Im Kurs ist es wichtig, auch diese zunächst aversiven Erfahrungen aufzugreifen, mitzubegleiten, um so die nachhaltigeren, positiven Effekte später spüren zu können.

Selbstmitgefühl kann unter Umständen als egoistisch oder selbstfokussiert empfunden werden. Hier hilft es möglicherweise in der Definition noch etwas Feinschliff walten zu lassen. Während Selbstmitleid selbstzentriert ist (Germer & Neff, 2019), öffnet Selbstmitgefühl sich jedoch für andere und für die Welt um uns herum. Es kann Bedenken geben, dass jemand durch die Praxis zu sanft oder zu genügsam wird. Jedoch geht es nicht darum, eigene Grenzen nicht sichtbar zu machen, sondern diese früher und adaptiver wahrzunehmen, und wertschätzende und achtsame Formen zu finden, diese auch nach außen hin zu formulieren.

Literatur

Cai, R. Y. (2024). Backdraft in self-compassion: An overlooked yet vital research focus. *Mindfulness*, *15*(3), 716–720. https://doi.org/10.1007/s12671-024-02324-7

Cebolla, A., Demarzo, M., Martins, P., Soler, J. & Garcia-Campayo, J. (2017). Unwanted effects: Is there a negative side of meditation? A multicentre survey. *PLOS ONE*, *12*(9), e0183137.

Germer, C. K. & Neff, K. (2019). *Teaching the mindful self-compassion program: A guide for professionals*. The Guilford Press.

Heidenreich, T. & Michalak, J. (2022). Achtsamkeitsübungen. In M. Linden & M. Hautzinger (Hrsg.), *Psychotherapie: Praxis. Verhaltenstherapiemanual – Erwachsene* (9. Auflage, S. 51–56). Springer. https://doi.org/10.1007/978-3-662-62298-8_8

Kabat-Zinn, J. (2009). *Full catastrophe living: Using the wisdom of your body and mind to face stress, pain, and illness*. Delta Trade Paperbacks.

Kabat-Zinn, J. (2013). *Gesund durch Meditation: Das vollständige Grundlagenwerk zu MBSR*. O.W. Barth.

Maex, E. (2009). *Mindfulness: Der achtsame Weg durch die Turbulenzen des Lebens* (1. Aufl.). Arbor Verlag.

Neff, K. D. (2003). Self-compassion: An alternative conceptualization of a healthy attitude toward oneself. *Self and Identity*, *2*(2), 85–101. https://doi.org/10.1080/15298860309032

Robinson, K. J., Mayer, S., Allen, A. B., Terry, M., Chilton, A. & Leary, M. R. (2016). Resisting self-compassion: Why are some people opposed to being kind to themselves? *Self and Identity*, *15*(5), 505–524. https://doi.org/10.1080/15298868.2016.1160952

Schönherr, D. (2021). *Anleitung zur Atemmeditation*. Junfermann.

Virtbauer, G. (2016). Presencing process: embodiment and healing in the Buddhist practice of mindfulness of breathing. *Mental Health, Religion & Culture*, *19*, 1–14. https://doi.org/10.1080/13674676.2015.1115474

Virtbauer, G. (2017). Atem, Embodiment und Gesundheit: Eine philosophisch psychologische Interpretation zur buddhistischen Atemmeditation (ānāpāna-sati). *SFU Forschungsbulletin*, 49–58. https://doi.org/10.15135/2017.5.1.49-58

Modul Emotionale Kompetenz (EK) 8

Kern dieses Moduls ist die Auseinandersetzung und Neuorientierung zum Thema eigene Emotionen, insbesondere als negativ empfundene Emotionen. Grundlegend hierfür sind Techniken des Perspektivwechsels und der kognitiven Neustrukturierung. So wird im Plenum und in Kleingruppe beispielsweise zu Sinn und Nutzen von Gefühlen diskutiert und Reframing-Übungen zu vermeintlich „schlechten" Eigenschaften durchgeführt. Psychoedukation zur Entstehung von Emotionen im Gehirn und zur Funktionalität ist ebenfalls Thema in diesem Modul. Die Analyse von vergangenen Situationen soll die automatisierten und unbewussten Prozesse in den Blick nehmen (Berking et al., 2008). Auf dieser Grundlage können anschließend alternative Handlungsmöglichkeiten erarbeitet werden, die ein zukünftiges adaptiveres Verhalten ermöglichen sollen.

Als Emotionsregulation werden Versuche bezeichnet, momentan empfundene Gefühle zu beeinflussen (Gross, 2002, 2015). Dies kann bewusst oder unbewusst geschehen und je nach kurz- und langfristiger Konsequenz als adaptiv oder maladaptiv beurteilt werden. Eine adaptive Emotionsregulation ist ein zentraler Schutzfaktor für psychische Gesundheit (Aldao et al., 2010; Berking & Wupperman, 2012; Cludius et al., 2020). Dysfunktionale, maladaptive Emotionsregulation kann dagegen als transdiagnostischer Faktor bei unterschiedlichen Störungsbildern beobachtet werden. Emotionale Kompetenz beeinflusst darüber hinaus auch die Leistungsfähigkeit (Durlak et al., 2011) und weitere persönliche wie berufliche Entwicklungsaspekte im Laufe des Lebens.

Dieses zweite Modul baut auf Achtsamkeit als steuernden und entscheidenden Wahrnehmungs- und Aufmerksamkeitsmodus auf. Der Umgang mit Emotionen, mit aversiven Reizen und Impulsen von außen wird von den meisten als herausfordernd wahrgenommen, wobei die Anschlussfähigkeit an dieses Thema sehr hoch ist. Die Identifikation mit den besprochenen Themen ist hoch, sodass die Motivation der Teilnehmenden zu Beginn gesteigert und direkt angesprochen wird. Die Auseinandersetzung mit Emotionen als all-

S. F. Tran-Huu, *Resilienz und psychologisches Wohlbefinden junger Erwachsener fördern*, https://doi.org/10.1007/978-3-658-46965-8_8

gemeines Thema, aber auch mit den eigenen Gefühlen und Empfindungen im Besonderen bildet somit den ersten richtigen inhaltlichen Schritt in SystAm.

Emotionen sind als zentraler Bestandteil des menschlichen Erlebens und des Bewusstseins grundsätzlich bedeutsam. Sie wirken als emotionale Schemata (Raisch, 2022) auf unser Denken und Handeln, sie steuern unsere Informationsgewinnung und Wahrnehmung und sind für die Bewertung von vergangenen und gegenwärtigen Ereignissen und Situationen zentral. Während Achtsamkeit die Basis für das weitere Arbeiten in SystAm dient, schließt das zweite Modul daran an und erweitert die kognitive Ebene der Wahrnehmung um eine affektive Haltungsebene: Der Fokus wird auf das Erleben eigener und fremder Emotionen gelegt, wobei das wertungsfreie Wahrnehmen der erste Schritt ist, jedoch aus meiner Sicht nicht hinreichend. Daher wird hier auch auf Regulation von Emotionen, die Beeinflussung von Situationen und Reizen eingegangen. Denn wir können nicht direkt Emotionen erzeugen oder verändern, jedoch können wir die Bedingungen um uns herum ändern, um dadurch negative Emotionen kürzer oder weniger dramatisch zu empfinden, oder positive Emotionen bewusst zu erzeugen. Wer nun versuchen möchte, Emotionen zu definieren, wird mit einer Vielzahl an Definitionsansätzen konfrontiert. Fehr und Russell (1984, S. 464) schreiben hierzu „Everyone knows what an emotion is, until asked to give a definition.“ Und auch an anderer Stelle erhalten wir kaum Klarheit über eine allgemein gültige Definition und stoßen eher auf Resignation: „None of the many efforts to make a widely acceptable definition of emotion has proved successful“ (Izard, 2009, S. 4).

Als zentral für die persönliche Entwicklung und das Herausbilden einer hohen emotionalen Kompetenz erachte ich das „Verstehen der eigenen Emotionen inklusive ihrer bedürfnisbezogenen Seite“ (Raisch, 2022, S. 16). Erst dann können Selbstakzeptanz und Selbstachtung folgen und nachhaltige Veränderungen möglich werden. Emotionen verstehe ich als Signalgeber – wir werden wütend, wenn unsere Grenzen verletzt werden, wir erleben Angst, wenn wir fürchten, verletzt zu werden. Sie signalisieren uns Handlungsnotwendigkeit und motivieren uns, bestimmte Handlungen zu vollführen. Diese können langfristig gut für uns sein – also adaptiv. Oder aber sie können langfristig für uns negative Folgen haben, und damit maladaptiv sein. Ziel in diesem Modul ist das Erarbeiten adaptiver Strategien und die Erleichterung des Zugangs zu diesen. Damit bewegen wir uns auf der einen Seite auf einer Verhaltensebene, auf der anderen Seite braucht es dafür auch den Blick auf die eigenen Bedürfnisse und Grenzen. Je besser letzterer in meinem Bewusstsein verankert und abrufbar ist, desto adaptiver, früher und zielgerichteter kann ich handeln.

8.1 Sitzung EK 1

In der ersten Sitzung zum Thema emotionale Kompetenz soll ein grundlegendes Verständnis von Emotionen als selbstverständlicher, unabdingbarer Teil des menschlichen Erlebens begründet werden (Tab. 8.1). Sie werden dann als problematisch wahrgenommen, wenn es durch Über- oder Unterregulationsprozesse zu Fehlsteuerungen oder Ungleichgewichten kommt (Raisch 2022). In SystAm werden Emotionen in erster Linie als Signalgeber eingeführt, die für unbefriedigte Bedürfnisse stehen. Sie sind also Bedürfnisnavigatoren und damit Informationsquellen, die uns auf etwas hinweisen, was in uns geschieht und signa-

Tab. 8.1 Skizzierung der Inhalte, Ablauf und Materialien der Sitzung EK 1 des Moduls Emotionale Kompetenz

Skizzierung der Inhalte	Dauer	Ziel und Funktion	Benötigte Materialien
Kurzer Einstieg und Achtsamkeitspraxis	10′	Ankommen im Kurs	Anleitung 3 Sitzung AC 1 Atemmeditation
Kleingruppenübung: Notieren aller bekannten Emotionen und anschließendes Clustern	20′	Einstieg ins Thema, Wahrnehmen und Bewusstmachen der Fülle an verschiedenen Emotionen	Übungsanleitung auf Flipchart Moderationskarten/ Flipchart für Kleingruppenübung
Plenum: Vergleichen der Ergebnisse, Unterschiede und Gemeinsamkeiten herausarbeiten	15′	Verständnis für die Komplexität der Thematik fördern	-
Input zu Komponenten von Emotionen	15′	Psychoedukation	Handout 2 Komponenten von Emotionen
Gleiche Kleingruppe: „Meine Einstellung zu Emotionen“	20′	Arbeit an der eigenen Perspektive reflektieren, sichtbar machen von unterschiedlichen Sichtweisen	Vorbereitetes Flipchart mit Fragen
Austausch dazu im Plenum	10′	Abschluss der Sitzung	-

lisieren, wenn etwas fehlt. Sie haben wertvolle Funktionen (Raisch 2022), die den Teilnehmenden im Laufe des Moduls bewusst werden sollten. Auch zunächst als unangenehm wahrgenommene Emotionen sind hilfreich, umso wichtiger ist es, für Emotionen wie Aggression, Angst, Wurt und Scham einen angemessenen Umgang zu finden, sodass eine sinnhafte Emotionsregulation erfolgen kann. Gleichzeitig müssen sie als konditioniert aufgefasst werden: Wir haben den Umgang mit ihnen durch biografische Erfahrungen gelernt und sind durch sozial-kulturelle Regeln geprägt.

Emotionen werden durch Situationen, Gedanken oder Erinnerungen sowie durch andere Emotionen ausgelöst. Diese können innere Auslöser sein wie Gedanken, Erinnerungen und Wünsche, aber auch äußere Auslöser wie verbale Äußerungen von anderen und etwas, was ich beobachte. Zuletzt sind auch körperliche Auslöser denkbar, wie Atmung, Blutdruck, oder Körperhaltung (Fritsch, 2012). Angenehme Gefühle zeigen uns, dass wichtige Bedürfnisse von uns erfüllt sind, während unangenehme Gefühle darauf hinweisen, dass unbefriedigte Bedürfnisse von uns nicht erfüllt sind. Zentral sind in diesem Kontext drei Bedürfnisse: das Bindungs- und Zugehörigkeitsbedürfnis, das Autonomiebedürfnis und das Anerkennungs- und Selbstwertbedürfnis.

Die erste Sitzung startet mit einer kleinen Achtsamkeitsübung und einem Nachklang von der vorherigen Sitzung zum Thema Selbstmitgefühl. Anschließend kann nach Resonanzen gefragt werden: „*Wie hat es nachgewirkt, was wir vergangene Woche besprochen haben? Gibt es noch etwas, was gesagt werden möchte*?“

Dann wird das Modul Emotionale Kompetenz eingeführt und angekündigt:

„Wir wenden uns nun dem Thema der Emotionen zu. Heute soll es zunächst darum gehen, welche Emotionen es gibt, wie sie entstehen und welche Einstellung wir zu ihnen haben. Zum Start wollen wir erst einmal sammeln: Welche Emotionen kennt ihr denn? Sammelt mal alle, die euch so einfallen, und wir schauen anschließend gemeinsam drauf. Wenn ihr fertig gesammelt hat, versucht doch mal die unterschiedlichen Emotionen in eine Ordnung zu bringen, welche gehören zusammen? Wonach könntet ihr sie sortieren?“

Den Teilnehmenden werden Moderationskarten ausgeteilt und sie können in Kleingruppen brainstormen. Die Kursleitung bleibt in der Nähe, um etwaige Hilfestellungen zu geben. Nach etwa 15 min Gruppenarbeit kommen alle wieder im Plenum zusammen und gemeinsam werden die unterschiedlichen Ergebnisse angeschaut. Vermutlich wird es einige Überschneidungen, aber auch deutliche Unterschiede geben. Gemeinsamkeiten sollten beleuchtet werden, gleichzeitig sichtbar machen, dass die unterschiedlichen Konzeptionen auch in der wissenschaftlichen Forschung so wiederzufinden sind.

Für den weiteren Kurs stützt sich die Trainerin/der Trainer auf den Ansatz von Emotionen als Bedürfnisnavigatoren und Signalgeber. Auch wird das Konzept der konstruierten Emotionen nach Lisa Feldman Barrett (2017) eingeführt und als Grundlage genutzt: Nach Barretts Ansatz handelt es sich bei Emotionen um Konstruktionen, und Menschen seien die „Architekten“ der eigenen Erfahrungen. Bei der Emotionsentstehung spielten auch die soziale Umwelt, die vergangenen Erfahrungen, die Kultur, das Milieu und bisherige Erlebnisse eine Rolle. Ihr Ansatz eignet sich sehr, um den Teilnehmenden wieder mehr Handlungskontrolle und Autonomie in Bezug auf die eigenen Emotionen zu übergeben. Wie jemand beispielsweise narrativ das eigene Selbstbild konstruiert, nimmt Barrett an, entsteht eine Konstruktion über das eigene Gefühl. Daraus folgt, dass eben diese auch de- und neukonstruiert werden kann Ich bin also meinen Gefühlen nicht ausgeliefert, sondern ich kann sie weit mehr beeinflussen und steuern als mir möglicherweise jetzt bewusst ist.

Anschließend erfolgt ein zweiter Kleingruppenaustausch mit folgenden Fragen, die auf ein Flipchart geschrieben werden können: „*Tauscht Euch zu folgenden Fragen aus: Gibt es für Euch Emotionen, die ihr für sinnlos haltet? Welche Einstellung habt ihr insbesondere zu den eher als negativ empfundenen Emotionen? Gibt es Emotionen, die ihr eher als Schwäche oder eher als Stärke anseht?*“ Dies dient dazu, Glaubenssätze und internalisierte Überzeugungen zu aktivieren, zur Diskussion zu stellen und damit auch ablegen zu können. Die Einstellung zu Emotionen spielt bei der Emotionsverarbeitung eine entscheidende Rolle. Auch hier ist für die Kursleitung zentral, auf die Sinnhaftigkeit aller Emotionen einzugehen und diese als Bedürfnisnavigatoren und funktionale Entitäten sichtbar zu machen. Es kann so zu einer Neukonstruktion in Bezug auf bestimmte Emotionen kommen, die das Erleben dieser in Zukunft als weniger aversiv erscheinen lassen. Möglicherweise ist der ein oder andere Teilnehmende noch nicht bereit, Sinnhaftigkeit in bestimmten, bisher stark abgelehnten Emotionen anzunehmen - an dieser Stelle kann die Kursleitung Zeit geben, den Impuls mitgeben, ohne Druck diese neue Konstruktion direkt annehmen zu müssen.

Als Schlusspunkt aus der Diskussion sollte herausgearbeitet werden, dass die Einstellung zu den Emotionen eine zentrale Rolle spielt. „*Damit wir Emotionen verstehen können, benötigen wir den Blick in die Gegenwart: die Wahrnehmung einer Emotion in dem Augenblick. Wir brauchen auch den Vergangenheitsbezug und damit den Blick auf meine persönliche Konditionierungsgeschichte, was habe ich gelernt und welche früheren Verletzungen werden durch aktuelle Situationen und Worte wieder aktiviert. Erst so können wir dann auch in der Zukunft anders mit Emotionen umgehen. Dies wird auch in den kommenden Sitzungen Thema sein.*“

8.2 Sitzung EK 2

Die zweite Sitzung knüpft an die vergangene Sitzung an und soll das Verständnis und die Haltung zu bestimmten Emotionen öffnen und erweitern (Tab. 8.2). Als praktische Einstiegsübung bietet sich die Stockübung an (Übung in Anlehnung an Berking, 2008, S. 79), die statt einer Achtsamkeitsübung zu Beginn der Sitzung durchgeführt wird. Hier wird mit einer kurzen praktischen Übung die Bedeutsamkeit eines bewertungsfreien Modus und eines Vertrauens und Spürens in der Situation verdeutlicht.

Für diese Übung gehen die Teilnehmenden zu zweit zusammen und setzen sich gegenüber. Jedes Paar erhält einen leichten Stock (etwa 20 bis 50 cm lang). Bevor die Übung beginnt, ist es hilfreich, den weiteren Verlauf zu schildern. *„Ich lade Euch zu einer Wahrnehmungsübung ein: Hierfür erhält jedes Paar von mir einen Stock, dieser kommt gleich zum Einsatz. Schließt nun alle die Augen und atmet einmal tief durch. Versucht ganz bei euch zu sein, und einfach meinen Anweisungen zu folgen.*“ Hier sollte ein, zwei Minuten die Atemmeditation instruiert werden und dann weitergemacht werden, wenn alle in der Gruppe zur Ruhe gekommen sind. *„Spürt nun, wie ihr gerade hier seid, spürt den Stuhl, auf dem ihr sitzt, die Haltung der Beine und des Rückens. Und wandert mit der Aufmerksamkeit nun zu Euren Händen. Nun hält derjenige, der den Stock gerade hat, ihn hoch, und beide legen nur die Spitze des Zeigefingers der rechten Hand an ein Ende des Stocks, dafür könnte ihr natürlich kurz die Augen aufmachen.*“ Eventuell hilft es, dies kurz an einem Paar zu verdeutlichen. *„Nun, wenn sich jeder eingerichtet hat, beginnt derjenige, der den Stock zu Beginn in der Hand hatte, mit dem Finger langsam kreisende Bewegungen zu machen. Diese können kleiner oder größer sein, runder oder ovaler. Er oder sie führt nun den oder die anderen, und er oder sie muss folgen. Ziel ist es, dass der Stock nicht herunterfällt.*“ Dies wird vermutlich zwangsläufig geschehen, dann kann das Paar nochmals ansetzen. Nach etwa zwei Minuten wird der Wechsel angekündigt, nun darf der oder die andere führen. Auch hier wird das Führen für etwa zwei Minuten vollführt, dann wird die Übung langsam beendet. *„Spürt zum Abschluss nochmal in euch hinein, wie geht es euch jetzt? Was beobachtet ihr?*“

Tab. 8.2 Skizzierung der Inhalte, Ablauf und Materialien der Sitzung EK 2 des Moduls Emotionale Kompetenz

Skizzierung der Inhalte	Dauer	Ziel und Funktion	Benötigte Materialien
Einstieg: Stockübung & Plenum	15′	Bewusstsein für den Einfluss von Gedanken entwickeln	mehrere Stöcke
Übung in Einzelarbeit	15′	Persönliche Auseinandersetzung und Ankommen im Thema	Moderationskarten, Stifte
Plenum zu „Chancen, Risiken und Funktionen von Gefühlen“, gemeinsame Auswertung und Diskussion	45′	Perspektivenwechsel auf insbesondere als negativ empfundene Emotionen, den Sinn und die Funktion dahinter erkennen	Handout 3 Perspektivenwechsel auf Emotionen
Atemmeditation als Abschluss, um die bewertungsfreie Wahrnehmung zu üben	15′	Erleben und Wahrnehmen des Atems im Anschluss der kognitiven Auseinandersetzung	Anleitung Atemmeditation

Im anschließenden Plenum werden Erfahrungen und Empfindungen ausgetauscht. Neben einer entspannenden Wirkung kann es auch vorkommen, dass kritische oder sorgenvolle Gedanken auftauchen („*Mache ich das richtig? Wieso funktioniert das nicht? Die anderen können es besser!*"). Die Übung funktioniert umso besser, umso eher sich die Teilnehmenden ganz auf die Wahrnehmung konzentrieren, und nicht versuchen gedanklich zu antizipieren, wohin das Gegenüber den Stock führen wird. Bei der Erarbeitung der unterschiedlichen Emotionen kann nachgefragt werden, welches Bedürfnis oder Wunsch dahinterstand („*Ich wollte es unbedingt richtig machen und mich nicht blamieren, deswegen ärgerte ich mich, als der Stock runterfiel.*"). Zum Abschluss der Übung wird gefragt, was die Teilnehmenden daraus für ihren Alltag und für insbesondere belastende Situationen mitnehmen können. Der Aspekt, zu dem wir als Trainer*innen kommen wollen, ist, dass wir im Alltag keinen Stock und keinen Partner uns gegenüber haben, wir aber einen Wahrnehmungsfokus benötigen: Und dieser kann der Atem sein, der immer da ist. Auf den Atem können wir fokussieren, wenn um uns herum viel los und (zu) viele Reize auf uns einprasseln, wenn die Emotionen sehr stark werden und Überhand nehmen.

Die nächste Übung dieser Sitzung lenkt den Blick auf Chancen, Risiken und Funktionen von Gefühlen. Dies wurde bereits in der Einstiegsübung angerissen, sodass hier gut der Übergang gestaltet werden kann. Für die nächste Übung erhält jeder Teilnehmer/jede Teilnehmerin zwei Moderationskarten und wird gebeten, auf diese jeweils ein Gefühl zu schreiben, was in der letzten Zeit besonders bedeutsam war für sie oder ihn. Auf die Rückseite sollen sie notieren, welche Risiken und Chancen mit diesem Gefühl verknüpft sind, und welche Funktion bzw. welches Bedürfnis dahintersteckt. Anschließend stellt jeder seine zwei Karten vor und die Gruppe kann noch ergänzen. Ähnliche Gefühle sollen nebeneinandergelegt werden, sodass sich ein Raum der Gefühle aufspannt, der einen Überblick über alle vorhandenen Gefühle gibt. Als Kursleitung sollte darauf geachtet werden, dass positive wie negative Gefühle vorkommen, und es können noch Gefühle ergänzt werden, wenn sie nicht genannt werden, insbesondere oftmals sehr ambivalente Emotionen wie Scham oder Schuld. Hier fällt es den Teilnehmenden besonders schwer, die Funktion zu erkennen. Dies kann zu kritischen Diskussionen führen. Wer mag, kann auch beispielhafte Situationen nennen, an denen die empfundenen Emotionen und deren Bedeutsamkeit beleuchtet wird. Das Handout „Emotionen und die damit verknüpften Risiken, Funktionen und Chancen" kann als Grundlage der weiteren Diskussion dienen und darf durchaus kritisch diskutiert werden, und durch die eigenen Erfahrungen ergänzt. Die Version auf dem Handout ist eine mögliche Sichtweise, und nur eine von vielen denkbaren Konstruktionen.

Als Abschluss wird eine Atemmeditation durchgeführt, bei dem der Fokus noch zusätzlich auf Emotionen gelenkt werden kann, die in diesen Augenblicken wahrgenommen werden. Diese praktische Übung ist als Abschluss wichtig, um das Gesagte und Diskutierte nicht nur auf einer kognitiven Ebene zu belassen, sondern auch in das eigene Erleben zu integrieren. Die Atemmeditation kann durch die Kursleitung an einigen Stellen noch um das Wahrnehmen der Emotionen erweitert werden. „*Und nun spüre mal in deinen Körper hinein. Wir haben gerade viel über Emotionen gesprochen. Was zeigt sich gerade in dir? … Was nimmst du wahr?*"

8.3 Blocktermin Sitzung EK 3 bis EK 5

Der erste Blocktermin ist auf eine Dauer von etwa sechs Stunden ausgelegt, mit zwei längeren Pausen. Die einzelnen Arbeitsblöcke dauern in der Regel 90 Minuten. Für manche Teilnehmenden ist es möglicherweise das erste Mal, in einer Gruppe fast einen gesamten Tag an einem Thema zu arbeiten. Je nach Gruppe, Vorerfahrungen und Motivationen können mehrere längere oder kürzere Pausen eingebaut werden. Die Blocktermine dienen auch der Festigung des Gruppenzusammenhalts, sodass es sich anbietet, die Mittagspause gemeinsam zu gestalten. Zudem ist es bei den Blockterminen angedacht, längere Anfangs- und Abschlussrunden zu integrieren. Diese dienen auch dem vertieften Kennenlernen der anderen Teilnehmenden und der Steierung der Selbstreflexion. Für die Gruppendynamik sind die Blocktermine entscheidend, um noch stärker zusammenzuwachsen. Bei den Uhrzeiten kann auch auf Bedürfnisse der Teilnehmenden sowie Vorgaben und Strukturen der Kontexte eingegangen werden, und diese dementsprechend angepasst.

Zu Beginn dieses Tages wird der Body Scan als Meditationsübung eingeführt. Beim Body Scan wird systematisch der gesamte Körper gedanklich Stück für Stück durchgegangen. Empfindungen werden nacheinander in den einzelnen Teilen des Körpers beobachtet und wahrgenommen. Der Body Scan wurde insbesondere durch die Arbeiten von John Kabat-Zinn (2003, 2009) bekannt und ist in den MBSR-Programmen eine der zentralen Übungen. Nach Drummond (2006) basiert der Body Scan, wie er von John Kabat-Zinn verstanden wird, auf den Arbeiten von U Ba Khin, einem burmesischen Meditationslehrer, und dessen Technik des *body sweeping*. Laut S.N. Goenka, einem Schüler U Ba Khin und Vertreter des Vipassana-Buddhismus,[1] basiert die Technik auf dem Satipatthana Sutta und den dort beschriebenen Beobachtungen des eigenen Körpers. Die Anleitung (Anleitung 5 Eine Reise durch den Körper) kann in ihren Formulierungen gerne dem Sprachgebrauch der Kursleitung angepasst werden, um ein möglichst authentisches Sprechen zu ermöglichen. Mehr Hintergrund und eine weitere mögliche Instruktion zum Body-Scan finden sich beispielsweise bei Segal et al. (2013).

Der Body Scan wird oftmals im Liegen praktiziert, sollte dies im Setting möglich sein, kann dies den Teilnehmenden angeboten werden. Er kann jedoch auch im Sitzen durchgeführt werden. Die Kursleitung leitet die Teilnehmenden verbal an und führt sie verbal durch die einzelnen Körperteile durch. Es ist hilfreich, Formulierungen für mögliche Empfindungen anzubieten: „*Nun spüre in den linken Oberschenkel: Welche Empfindungen nimmst du hier wahr? Fühlt er sich warm oder kalte an, angespannt oder entspannt? Gibt es ein Ziehen, Drücken, Zwicken, vielleicht sogar Schmerz?*“ Es kann auch sein, dass nichts empfunden wird, auch dieses Nichts-Empfinden kann achtsam und wertfrei wahrgenommen werden. „*Und auch wenn du in diesem Moment dort nichts spürst, darf das sein. Dann bleibe noch kurz hier bei der Wahrnehmung, in diesem gegenwärtigen*

[1] Der Vipassana-Bewegung gehört zum Theravada-Buddhismus, und umfasst zahlreiche Lehrer, Schüler*innen, Meditationszentren und Gemeinschaften. Neben Zen und dem tibetischen Buddhismus ist Vipassana die dritte Hauptströmung insbesondere im Buddhismus des Westens. Mehr Hintergrund zu den unterschiedlichen Schulen und den buddhistischen Lehrkonzepten hinter der Praktik finden sich beispielsweise in den Schriften des deutschen Indologen und Buddhismusforscher Hans Gruber (2001) oder des US-amerikanischen Lehrer für buddhistische Vipassana-Meditation Jack Kornfield.

Moment. Vielleicht kommt noch etwas, vielleicht auch nicht. Und dann wandern wir weiter über das Knie zum linken Unterschenkel."

Anknüpfend an die zwei vergangenen Sitzungen zum Thema Emotionen wird auf das Thema des Analysierens von emotionalen Situationen übergeleitet. „*Wir wollen uns heute ausgewählte, emotionale Situationen genauer anschauen, um zu verstehen, was damals in Euch vorgegangen ist, und diese näher betrachten.*" Hierfür werden die Teilnehmenden zunächst gebeten, sich eine Situation in Erinnerung zu rufen, welche für sie schwierig war, in der möglicherweise unangenehme, unerwünschte oder problematische Gefühle aufgetaucht sind. „*Nehmt Euch einen Moment Zeit, euch wieder hineinzuversetzen.*" Es sollte darauf geachtet werden, dass die Teilnehmer*innen keine traumatischen oder besonders dramatischen Situationen wählen. „*Denkt daran, es geht hier um eine Übung, wir wollen Emotionen besser verstehen. Nehmt also nicht eine Situation, die für Euch wirklich schlimm war.*"

Nun werden die Teilnehmenden gebeten, das Gefühl zu malen, welches in dieser Situation zu beobachten war: „*Lasst Euch einfach leiten, von dem, was kommt, welche Farben, welche Formen passen.*" Diese Übung dient der Verankerung der Erinnerung und erleichtert den Zugang. Alle Teilnehmenden können sich hierfür etwas zurückziehen. Zum Malen eignen sich Ölmalkreide und ähnliches am besten, da diese verwischt werden kann, und damit mehr Gestaltungsfreiheit ermöglicht. Der kreative Zugang soll die intuitive Erinnerung erleichtern und von einer zu sehr kognitiv orientierten Bewertung wegführen. Bei Einwänden, dass jemand „nicht malen könne", kann betont werden, dass es nicht darum geht, etwas Gegenständliches zu malen, sondern sich einfach leiten zu lassen. Gerne zitiere ich hier Pablo Picasso, der sagte, er habe sein ganzes Erwachsenenleben versucht, wieder wie ein Kind zu zeichnen. Es müsse auch nicht sein vor dem Beginn des Malens bereits eine Idee von dem Bild zu haben. „*Fangt mal an, ganz einfach, eine Farbe, eine Form … und dann schaut, was entsteht.*"

Die Bilder werden anschließend im Raum aufgehängt, gerne ohne die jeweiligen Namen. Es zeigt sich oft sehr unterschiedliche Bilder, die sich jedoch gleich emotionsstark zeigen. Gemeinsam wird im Plenum auf die unterschiedlichen Bilder geschaut. Es soll nicht darum gehen, in eine Bewertung zu verfallen, sondern die Wirkung der Bilder auf einen selbst zu reflektieren. „*Wenn ihr nun drauf schaut, was seht ihr? Welche Impulse und Resonanzen entstehen in euch? Es geht jetzt weniger darum, genau herauszufinden, was sich hinter den Bildern genau versteckt, sondern schaut mehr auf die Farben und Formen der Bilder – wie wirken diese auf euch?*"

Nach dieser kreativen und intuitiven Annäherung an Emotionen wird die gleiche Situation von den Teilnehmenden auf einer kognitiven Ebene betrachtet. Als Grundlage dient hierfür ein Schema mit einigen Fragen, die die Reflexion der Situation ermöglichen sollen. Das Schema wird hierzu als Handout an alle Teilnehmenden ausgeteilt, und zunächst in der Gruppe besprochen. „*Hier seht ihr ein Schema mit einigen Fragen und wir gehen diese gleich gemeinsam Schritt für Schritt durch. Zunächst notiert ihr die Hauptemotion, das zentrale Gefühl, welches ihr gerade gemalt habt, oben in das Feld ‚Gefühl'. Dann werdet ihr gebeten, die Situation zu beschreiben, versucht in Worte zu fassen, was damals passiert ist. Wer war beteiligt, was war vorher passiert? Im nächsten Schritt analysiert ihr die Situation in den drei Dimensionen, die wir vergangene Woche besprochen haben: Chancen, Risiken und Funktionen. Lasst Euch ruhig Zeit, aus der Distanz heraus zu analysieren. Bei den Chancen geht es darum zu untersuchen, welche Handlungsimpulse dadurch in dir entstanden und was du getan hast, was für dich ein Gewinn war. Was hast du getan oder empfunden auf Grund dieses Gefühls in dir? Im zweiten Schritt schaust du auf die Risiken – was waren Handlungsimpulse, die du jetzt im Nachhinein als negativ, als hinderlich betrachtest. Was hat dir da möglicherweise nicht gutgetan? Und im dritten Schritt bitte ich dich, noch einen Schritt tiefer zu gehen – welches Bedürfnis war zuvor nicht gestillt in dir? Welches Signal hat dir die Emotion gegeben?*“

Die Teilnehmenden arbeiten hier zunächst allein, dann können sie sich zu zweit austauschen. Sie können gerne das gemalte Bild nutzen, um Aspekte zu verdeutlichen oder aufzulösen, weshalb sie das Gefühl so gemalt haben. So wird die kreativ-intuitive Herangehensweise mit der kognitiven Auseinandersetzung verbunden. Dann kommt die Gruppe wieder im Plenum zusammen und tauscht sich aus: „*Nun habt ihr Euch sehr intensiv mit einer emotionalen Situation auseinandergesetzt, was nehmt ihr daraus mit? Was konntet ihr bei euch, oder beim anderen beobachten? Welche Aha-Momente gab es vielleicht, die ihr gerne teilen möchtet?*“ Nach dieser oftmals intensiven inneren Arbeit bietet sich eine längere Pause an.

Nach der Analyse von emotionalen Situationen wird der Fokus auf Emotionsregulation als aktive Bewältigungsstrategie gelegt. „*In bestimmten Situationen können wir nur akzeptieren und es aushalten, in anderen können wir aktiv regulieren. Und das wollen wir uns jetzt konkret anschauen. Nehmt Euch doch mal ein paar Moderationskarten und notiert, welche Ideen ihr habt, was man machen könnte, um Emotionen zu beeinflussen. Was tut euch gut? Oder was erlebt ihr bei anderen?*“ Die Moderationskarten können auf einer Pinnwand befestigt werden, und durch die Kursleitung im Gespräch mit der Gruppe gruppiert und strukturiert. Oftmals lassen sich ähnliche Kategorien festhalten: Sozialer Kontakt (Telefonieren, sich mit jemandem treffen, chatten …), Bewegung und Sport, Ablenken und angenehmen Freizeittätigkeiten nachgehen, und weitere. Im Austausch mit der Gruppe kann noch darüber reflektiert werden, welche Strategien besonders gut funktionieren, und welche vielleicht auch langfristig maladaptive Konsequenzen haben.

Anschließend wird auf die beschriebene Situation und das empfundene Gefühl vom Vormittag eingegangen, welche aus einer weiteren Perspektive betrachtet wird. „*Lasst uns zu Eurer emotionalen Situation zurückkommen, an der ihr heute Vormittag gearbeitet habt. Ich gebe euch jetzt wieder ein Handout, das für mögliche Regulationsstrategien gedacht ist. Hier könnt ihr eintragen, was ihr tatsächlich gemacht habt, welche Strategien habt ihr gewählt und wie ging es euch in der Folge. Welche Auswirkungen hatte Euer Verhalten auf Eure weitere Stimmung? Und dann überlegt mal, welche Strategie ihr möglicherweise besser hättet einsetzen können. Was war Euer Zielgefühl? Bei Wut oder Anspannung kann das Zielgefühl in der Regulation beispielsweise Entspannung sein. Bei Traurigkeit vielleicht Leichtigkeit. Ihr könnt die gerade gesammelten Strategien als Inspiration nehmen, und prüfen, wie es für Euch passt. Ihr kennt euch am besten.*“

Je nach Gruppendynamik und Gruppengröße kann eine Reflexion zu zweit, in Kleingruppen oder direkt im Plenum erfolgen. Sollte die Gruppe eher zurückhaltend sein, bietet sich das Reflektieren zu zweit an. Im anschließenden Plenum kann nochmals gemeinsam auf die Übung geschaut werden, welche Erkenntnisse und Aha-Momente aus dieser Reflexion erfolgen.

Die letzte Übung des Tages soll die Teilnehmenden in ihrer Selbstwirksamkeit und Selbstunterstützung stärken (Tab. 8.3). Hierfür wird der Blick auf die innere Wahrnehmung von Selbstwert gelegt. Die Regulation von Emotionen erfordert innere Ressourcen und Anstrengung, bei starken Emotionen umso mehr. „*Wir haben nun recht intensiv gearbeitet. Was vielleicht an der einen oder anderen Stelle sichtbar wurde, ist, dass unsere emotionale Re-*

Tab. 8.3 Skizzierung der Inhalte, Ablauf und Materialien des Blocktermins mit den Sitzung EK 3 bis EK 5 des Moduls Emotionale Kompetenz

Skizzierung der Inhalte	Dauer	Ziel und Funktion	Benötigte Materialien
Ankommensrunde, Stimmungsrunde	15′	Einstieg in den Kurs erleichtern	-
Body Scan: angeleitete Meditation	15′	Achtsamkeitstraining und Schulung der Wahrnehmung	Anleitung 5_AC_ Body Scan
Einführung und kreativer Zugang: Gefühl malen lassen	15′	Inneren Zugang zum Thema sicherstellen	DIN-A4 Kartonpapier, Malkreide, Stifte
Anwendung des Analyse-Schemas (Einzelarbeit, dann Kleingruppe)	45′	Reflexion des eigenen Erlebens, anschließend Versprachlichung der Erfahrung	Handout 4 Reflexion von emotionalen Situationen
Nachbesprechung im Plenum	15′		-
Pause			
Intro Regulieren	15′	Erkennen der eigenen Handlungsoptionen	-
Schema der Emotionsregulation erarbeiten (Einzelarbeit, dann Kleingruppe)	45′	Erarbeitung von Handlungsalternativen, Bewusstwerden von Regulationsoptionen	Handout 5 Regulation von emotionalen Situationen
Plenum	30′	Austausch der Erfahrungen, Verfestigung der Erkenntnisse	-
Pause			
Einstieg zum Thema Selbstfürsorge in schwierigen, belastenden Situationen	15′	Bewusstwerden der eigenen inneren Ressourcen zur Selbststärkung	-
Einzelarbeit anhand des Handouts und anschließend in 2er Gruppen besprechen	30′	Bewusstwerden der eigenen inneren Ressourcen zur Selbststärkung, Reflexion und Erweiterung der Handlungsmöglichkeiten zur Selbstfürsorge	Handout 6 Mein Selbstwerttopf
Plenum: Strategien sammeln, um den Selbstwerttopf zu füllen	30′	Austausch und Erweiterung der eigenen Handlungsmöglichkeiten	Moderationskarten und Stifte
Abschluss	15′	Übergang in den weiteren Tag erleichtern, Bewusstmachen der eigenen und fremden Erkenntnisse	-

aktion und unsere Fähigkeit zur adaptiven Regulation auch von unserer aktuellen Stimmung und der momentanen empfundenen Energie abhängig. Das Schöne ist, dass wir alle so viel in uns tragen, was uns stärkt und Kraft gibt. Ab und an versteckt es sich ein wenig, und daher ist es gut, sich bewusst zu machen, was alles in uns steckt. Hierfür würde ich gerne eine kleine Geschichte vorlesen, die von Virginia Satir, einer US-amerikanischen Familientherapeutin, stammt. Hört mal zu, und dann sprechen wir darüber." Nun wird der Text „Der Topf, auf den niemand achtgibt", der von Virginia Satir (1996) verfasst wurde, vorgelesen:

> „Als Kind lebte ich auf einem Bauernhof. Vor unserem Hintereingang stand ein großer schwarzer Eisentopf. Er war rund und schön, und stand auf drei Beinen. Wir machten unsere Seife selbst, und so war einige Zeit im Jahr der Topf voller Seife. Wenn es im Herbst Dreschzeit wurde, füllten wir den Topf mit dem Eintopf. Und zu anderen Zeiten wurde er benutzt, um Dünger für die Blumenbeete darin aufzubewahren. Immer wenn irgendjemand den Topf benutzen wollte, musste er oder sie sich folgende zwei Fragen stellen: 1. Was ist gerade im Topf? 2. Wie voll ist er?
>
> Viele Jahre später, wenn Menschen mir über ihre Gefühle von Selbstwert berichteten – ob sie sich voll davon fühlten oder leer, schmutzig oder vielleicht sogar „zerbrochen" –, musste ich an jenen alten Topf denken. Es dauerte nicht lange, bis dieses einfache Wort vielen meiner Familien half, Gefühle auszudrücken, über die sie vorher nur mit Schwierigkeiten sprechen konnten. Wenn z. B. die Mutter sagte: „In meinem Topf ist heute viel", wusste die übrige Familie, dass sie sich gut fühlte, voller Energie und sicher im Wissen darum, dass sie für ihre Familie etwas bedeutete. Oder ein Kind sagte: „In meinem Topf ist heute wenig." Dann wussten die anderen, dass es sich nicht fühlte, als ob es für die anderen viel bedeutete, dass es sich müde oder gelangweilt oder vielleicht verletzt fühlte, und sicher nicht besonders liebenswert. Es könnte sogar bedeuten, dass es sich im Allgemeinen nicht viel wert fand, und dass es gewöhnt war, zu nehmen was kam, ohne dass es die Möglichkeit hatte, sich zu beklagen. In den alltäglichen Erfahrungen meines beruflichen und privaten Lebens gelangte ich zu der Überzeugung, dass der entscheidende Faktor für das, was sich in einem Menschen abspielt, die Vorstellung von dem eigenen Wert ist, die jeder mit sich herumträgt – also sein „Selbstwert-Topf"."

Nach einer kurzen Pause lässt sich nach Resonanzen fragen: „*Was löst dieses Bild eines Selbstwerttopfes in euch aus?*" Der Reflexion folgend kann die Kursleitung das Handout austeilen, auf dem die Geschichte nochmal geschrieben steht sowie einige Fragen für eine kurze Einzelarbeit:

> „1. Erinnere Dich an ein vergangenes Erfolgserlebnis, einen Moment, in dem du dich richtig gut gefühlt hast. Vielleicht hat dir jemand gesagt, dass du etwas großartig kannst. Oder du konntest eine Schwierigkeit mit jemandem so lösen, dass alle froh waren. So ist es, wenn der Topf „voll" oder „hoch" ist. Vielleicht magst du auch an eine Situation denken, die für dich sehr schwierig war, in dem dein Topf fast leer war.
>
> 2. Fühle jetzt in deinen Selbstwert-Topf hinein: Wie ist dein Topf jetzt gerade? Hoch oder niedrig? Hat es einen besonderen Grund, dass du dich momentan so fühlst, oder fühlst du dich meistens so? Du kannst deinen momentanen Selbstwert-Topf auf der Rückseite malen.
>
> 3. Überlege dann, was du tun kannst, damit dein Topf sich füllt – was hilft dir dabei, dass er gut gefüllt ist? Und was musst du tun, um ein „low-pot-feeling" zu erzeugen? Auf einer Skala zwischen 1 und 10 – wo liegt der Füllstand? Was kannst du tun, um 0,5 Punkte höher zu kommen?"

Je nach Gruppendynamik und Zeit kann hier ein Austausch in der Kleingruppe angeschlossen werden oder direkt ins Plenum gewechselt werden. Die Teilnehmenden werden dazu eingeladen, ihre Erfahrungen und Gedanken zu teilen. Gemeinsam können dann auch noch weitere Strategien ausgetauscht werden, sodass eine Fülle an Möglichkeiten entsteht: *„Mag jemand teilen, was er oder sie tut, wenn es ihr/ihm nicht gut geht? Vermutlich können wir alle davon profitieren und wir wollen ein paar Ideen sammeln, was es für Strategien geben könnte.*" Diese können noch gemeinsam notiert werden oder nur mündlich gesammelt. Dann lässt sich gut auf eine Abschlussrunde umschwenken, die den ersten Blocktermin abschließt.

Literatur

Aldao, A., Nolen-Hoeksema, S. & Schweizer, S. (2010). Emotion-regulation strategies across psychopathology: A meta-analytic review. *Clinical Psychology Review*, *30*(2), 217–237. https://doi.org/10.1016/j.cpr.2009.11.004

Barrett, L. F. (2017). *How emotions are made: The secret life of the brain*. Pan Macmillan.

Berking, M. (2008). *Training emotionaler Kompetenzen: TEK-Schritt für Schritt*. Springer-Verlag.

Berking, M. & Wupperman, P. (2012). Emotion regulation and mental health: Recent findings, current challenges, and future directions. *Current Opinion in Psychiatry*, *25*(2), 128–134. https://doi.org/10.1097/YCO.0b013e3283503669

Berking, M., Wupperman, P., Reichardt, A., Pejic, T., Dippel, A. & Znoj, H. (2008). Emotion-regulation skills as a treatment target in psychotherapy. *Behaviour Research and Therapy*, *46*(11), 1230–1237. https://doi.org/10.1016/j.brat.2008.08.005

Cludius, B., Mennin, D. & Ehring, T. (2020). Emotion regulation as a transdiagnostic process. *Emotion*, *20*(1), 37–42. https://doi.org/10.1037/emo0000646

Drummond, M. S. (2006). Conceptualizing the efficacy of mindfulness of bodily sensations in the mindfulness-based interventions. *Constructivism in the Human Sciences*, *11*(1/2), 60–87.

Durlak, J. A., Weissberg, R. P., Dymnicki, A. B., Taylor, R. D. & Schellinger, K. B. (2011). The impact of enhancing students' social and emotional learning: A meta-analysis of school-based universal interventions. *Child Development*, *82*(1), 405–432.

Fehr, B. & Russell, J. A. (1984). Concept of emotion viewed from a prototype perspective. *Journal of Experimental Psychology: General*, *113*(3), 464–486.

Fritsch, G. R. (2012). *Der Gefühls- und Bedürfnisnavigator: Gefühle und Bedürfnisse wahrnehmen. Orientierungshilfe für Psychosomatik- und Psychotherapiepatienten*. Junfermann.

Gross, J. J. (2002). Emotion regulation: Affective, cognitive, and social consequences. *Psychophysiology*, *39*(3), 281–291. https://doi.org/10.1017/s0048577201393198

Gross, J. J. (2015). Emotion regulation: Current status and future prospects. *Psychological Inquiry*, *26*(1), 1–26. https://doi.org/10.1080/1047840X.2014.940781

Gruber, H. (2001). Kursbuch Vipassanā: Wege und Lehrer der Einsichtsmeditation. Fischer Taschenbuch Verlag.

Izard, C. E. (2009). Emotion theory and research: Highlights, unanswered questions, and emerging issues. *Annual Review of Psychology*, *60*(1), 1–25.

Kabat-Zinn, J. (2003). Mindfulness-based interventions in context: Past, present, and future. *Clinical Psychology: Science and Practice*, *10*(2), 144–156.

Kabat-Zinn, J. (2009). *Full catastrophe living: Using the wisdom of your body and mind to face stress, pain, and illness*. Delta Trade Paperbacks.

Raisch, M. (2022). *Emotionen in der systemischen Therapie: Grundlagen und Methoden für eine integrative Praxis*. Vandenhoeck & Ruprecht.

Satir, V. (1996). *Selbstwert und Kommunikation: Familientherapie für Berater und zur Selbsthilfe* (12. Aufl.). *Leben lernen: Nr. 18*. Pfeiffer.

Segal, Z. V., Teasdale, J. D. & Williams, J. M. G. (2013). *Mindfulness based cognitive therapy for depression: A new approach to preventing relapse*. Guilford.

Modul Selbst(er)kenntnis (SE) 9

Das dritte Modul ist der persönlichste und intimste Abschnitt des Programms. Es ist davon auszugehen, dass die Gruppe an diesem Punkt gut zusammengewachsen ist und ein hinreichendes Vertrauen aufgebaut wurde, um den/die Einzelnen zu ermöglichen sehr intensiv am eigenen Selbstbild zu arbeiten. Mit Selbst(er)kenntnis ist bewusst eine zweifache Bedeutung dem Modul angelegt. Zum einen geht es um ein vertieftes Verständnis von sich selbst, und gleichzeitig soll damit der Vorgang, das Wissen über das eigene Selbst zu erweitern, verdeutlicht werden.

Die Grundbewegung und erwünschte Haltungsänderung soll weg von einer Wertung, einer Einteilung in Richtig und Falsch bezüglich der eigenen inneren Anteile und Persönlichkeitsmerkmale, hin zu einer stärkeren Akzeptanz und einem breiteren Blick auf die eigene Person führen. Das Annehmen der inneren Gedanken, Impulse und Emotionen soll das Individuum zu einer erweiterten, offeneren Selbstwahrnehmung leiten. Die Arbeit mit inneren Anteilen im Sinne der Traditionen von Virginia Satir, Richard C. Schwartz und in der Variante nach Friedemann Schulz von Thun wird an den Lebenskontext der Teilnehmenden adaptiert. Um den Blick auf sich selbst zu erweitern wird die Arbeit mit Selbst- und Fremdwahrnehmung genutzt. So können „blinde Flecken“ sichtbar gemacht und das eigene Selbst in seiner Vielfältigkeit neu kennengelernt werden. Durch die Reflexionen wird das Bewusstsein geschärft, dass in einem systemischen Sinne alle Verhaltensweisen, Handlungen und Persönlichkeitsanteile ihren „guten Grund“ haben. Darüber hinaus werden kognitive Prozesse, die das emotionale Erleben leiten, in den Blick genommen, wie prägende Glaubenssätze und dysfunktionale Kognitionen. Ziel ist es, die Akzeptanz für die eigene Persönlichkeit ganzheitlich zu stärken, im Austausch mit anderen auch die guten Seiten der eigenen „Schwächen“ zu erkennen. Glaubenssätze werden betrachtet, und die eigene Selbstwahrnehmung durch unterschiedliche Übungen gestärkt, um das eigene Selbstbild zu erweitern und zu vervollständigen. Darüber hinaus fördert die Schär-

S. F. Tran-Huu, *Resilienz und psychologisches Wohlbefinden junger Erwachsener fördern*, https://doi.org/10.1007/978-3-658-46965-8_9

fung des eigenen Selbstbildes und des Erlebens des Facettenreichtums der eigenen inneren Welt auch die Wahrnehmung anderer Personen, und damit auch die Empathie gegenüber den Bedürfnissen und Wünschen anderer.

9.1 Sitzung SE 1

Die Sitzung führt das Johari-Fenster als Instrument zur Reflexion von Selbst- und Fremdwahrnehmung ein und bildet den Rahmen für die Sitzung. Das Johari-Fenster wurde von den beiden amerikanischen Sozialpsychologen Joseph Luft und Harry Ingham bereits 1955 entwickelt wurde, deren Vornamen zur Namensgebung herangezogen wurden (Abb. 9.1). Es unterscheidet vier Felder bewusste und unbewusste Persönlichkeitsanteile, die nach außen sichtbar oder eben nicht sind. Es wurde insbesondere dazu eingesetzt, Unterschiede zwischen Selbst- und Fremdwahrnehmung zu verdeutlichen.

Die vier Felder des Johari-Fensters sind folgende:

1. Öffentlicher Bereich: Dies beinhaltet alle Aspekte, die ich von mir nach außen hin preisgebe, und von anderen wahrgenommen werden, dazu zählen auch die äußeren Merkmale und körperliche Reaktionen, persönliche Eigenschaften und innere Werte und Haltungen.
2. Geheimer Bereich: Hier finden sich Aspekte meiner Selbst wieder, die ich anderen – bewusst oder unbewusst – nicht zeige (oder zeigen möchte).
3. Blinder Fleck: Dazu gehören Aspekte, Eigenschaften und selbstbezogene Charakteristiken, die ich aussende und die anderen wahrnehmen, die jedoch mir nicht bewusst sind. Hier schlummert das größte Entwicklungspotenzial durch das Feedback von anderen.
4. Unbekanntes Feld: Dazu gehört alles, was mir selbst und den anderen nicht bekannt ist.

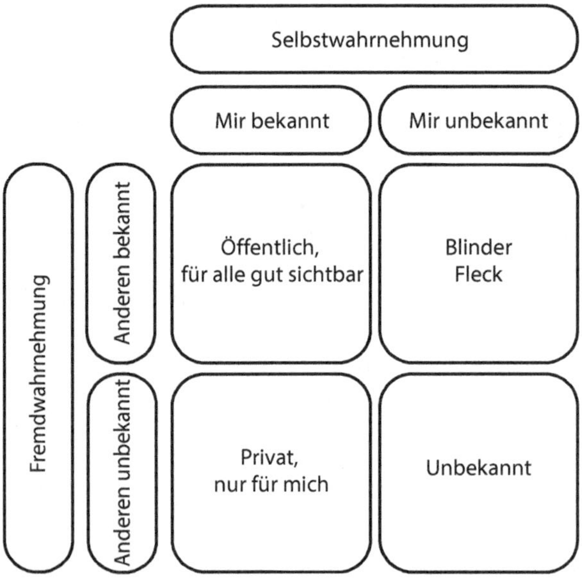

Abb. 9.1 Das Johari-Fenster mit den Dimensionen Selbst- und Fremdwahrnehmung, sowie unbekannt-bekannt. (Eigene Darstellung)

Die Größe der vier Felder kann variieren und auch kontextbezogen anders ausfallen. Insbesondere gruppendynamische Übungen und Trainings haben das Ziel, das öffentliche Feld größer werden zu lassen, und damit den Personen mehr Handlungsspielraum zu geben (Luft, 1969). Dies geschieht dadurch, dass ich Dinge von mir preisgebe und sie teile, und ich teile meine Beobachtungen über andere, und dadurch erreichen die anderen Teilnehmenden mehr Selbsterkenntnis. Trotz seines „Alters" kann das Johari-Fenster sinnvoll und unkompliziert eingesetzt werden, es zeigt in Gruppenübungen eine hohe Anschlussfähigkeit für die Teilnehmenden. Es bietet sich als leichter Einstieg in das Thema Selbstreflexion an, durch die Arbeit mit der vorgegebenen Liste gibt es eine orientierungsgebende Struktur. Die Liste ist bewusst nur mit als in der Regel positiven besetzten Adjektiven gefüllt, um den wertschätzenden Rahmen zu halten.

Die Sitzung beginnt mit einer Atemmeditation und einer anschließenden kurzen Anfangsrunde, die individuell gestaltet werden kann (Tab. 9.1). Das Johari-Fenster wird durch die Kursleitung kurz konzeptionell eingeführt, unterstützend kann eine Visualisierung auf einem Flipchart genutzt werden. In der Regel braucht es nur wenig, damit die Teilnehmenden das Prinzip verstehen. Nun wird angekündigt, dass sie in dieser Sitzung mit diesem Konzept arbeiten sollen.

> „Auf dem Handout findet Ihr die Abbildung des Johari-Fensters, und auf der zweiten Seite eine Liste mit Adjektiven. Lest die Liste durch und entscheidet Euch für etwa fünf bis sieben Adjektive, die euch selbst gut beschreiben. Markiert diese. Und dann werdet ihr zu dritt zusammen gehen und jeder für sich fünf bis sieben Adjektive für die beiden anderen auswählen. Entscheidet spontan, so wie ihr die Person hier in dem Kurs in den vergangenen Wochen erlebt habt. Dann teilt mit den anderen erst Eure Selbsteinschätzung und fragt nach der Fremdeinschätzung durch die anderen beiden. Nun könnt ihr Euer Johari-Fenster ausfüllen: Alle Adjektive, die von Euch und mindestens einer anderen Person genannt wurden, kommen oben links rein. Alle Adjektive, die von anderen ausgewählt wurden, aber nicht von Euch selbst in den Quadranten oben rechts. Alle, die nur ihr ausgewählt habt, unten links. Und das Feld unten rechts bleibt noch leer. War das so verständlich? Macht es dann reihum, bis alle ihr Johari-Fenster ausgefüllt haben. Fragt gerne nach, wenn Euch etwas überrascht, zum Bei-

Tab. 9.1 Skizzierung der Inhalte, Ablauf und Materialien der Sitzung SE 1 des Moduls Selbst(er)kenntnis

Skizzierung der Inhalte	Dauer	Ziel und Funktion	Benötigte Materialien
Achtsamkeitsübung und Einstiegsrunde	15′	Training der bewertungsfreien Wahrnehmung	-
Intro Johari-Fenster	15′	Thematischer Einstieg	Handout 7 Der Blick von innen, der Blick von außen
Kleingruppenübung	45′	Selbstreflexion, Bewusstsein der momentanen Stimmung, Förderung durch Reflexion der Fremdwahrnehmung, blinde Flecken erkennen	
Plenum: Auswertung und Abschluss	15′	Reflexion der eigenen und fremden Erfahrungen innerhalb der Übung, bewusster Abschluss	-

spiel: Mit welcher Situation verbinden die anderen diese Einschätzung? Was habt ihr beobachtet, oder gehört, was Euch zu dieser Einschätzung kommen lässt? Es gibt hier keine richtigen oder falschen Antworten, es sind Eure Einschätzungen so wie sie in diesem Moment sind, keine sind besser oder schlechter als andere. Wenn Euch noch Adjektive einfallen, die nicht auf der Liste sind, dann könnt ihr sie noch mündlich ergänzen."

Oft ist es spannend zu beobachten, wie richtig und übereinstimmend bestimmte Aspekte eingeschätzt werden, aber auch welche anderen Aspekte in der Fremdwahrnehmung sichtbar werden. Die Einzelarbeit und die anschließend Gruppendiskussion wird den Großteil der Sitzung einnehmen. Im Anschluss kann im Plenum über die gemachten Erfahrungen reflektiert werden – was war vielleicht überraschend? Womit wurde bereits gerechnet?

9.2 Sitzung SE 2

Die zweite Sitzung im Modul konzentriert sich auf das Thema Glaubenssätze: Als Glaubenssatz wird eine innere Überzeugung bezeichnet, die jemand über sich, über andere oder die Welt im Allgemeinen hat (Tab. 9.2). Oftmals sind sie tief verwurzelt, und beeinflussen uns in unserem Denken, Handeln und Fühlen. Es kann bestärkende, positiv wirkende Glaubenssätze geben, aber auch beschränkende, verunsichernde Glaubenssätze. Sie werden durch unsere Erfahrungen in Kindheit und Jugend, aus den Zuschreibungen von anderen oder kulturellen Einflüssen geprägt. Ab der Geburt übernehmen wir Rollen in sozialen Systemen, bekommen verbale oder nonverbale Rückmeldungen über unser Verhalten, Aussehen und Sein. Sie sind uns mehr oder weniger bewusst, wirken jedoch in jedem Fall stark.

Tab. 9.2 Skizzierung der Inhalte, Ablauf und Materialien der Sitzung SE 2 des Moduls Selbst(er) kenntnis

Skizzierung der Inhalte	Dauer	Ziel und Funktion	Benötigte Materialien
Nachklang & Ankommen	5′	Einstieg in die Sitzung	-
Intro Glaubenssätze	5′	Einstieg ins Thema	-
Erkennen von Glaubenssätzen (Zunächst Einzelarbeit, dann Kleingruppen)	30′	Herausarbeiten relevanter Glaubenssätze	Handout 8 Glaubenssätze erkennen
Plenum	10′	Austausch, Hören der Erfahrungen anderer	-
Glaubenssätze als Kraftquelle (Zunächst Einzelarbeit, dann Kleingruppen)	30′	Neukonstruktion innerer leitender Überzeugungen	Handout 9 Glaubenssätze als Kraftquelle
Plenum & Abschlussrunde	10′	Ausstieg aus der Sitzung, Übergang	-

Glaubenssätze können als narrative Konstruktionen verstanden werden, die zu einem bestimmten Zeitpunkt gebildet wurden, und daher auch wieder de- und neukonstruiert werden können. Sie beinhalten Annahmen über die eigenen Fähigkeiten und Kompetenzen („Ich kann gut Witze erzählen, aber nicht gut zuhören."), aber auch über die eigene Identität („Ich bin schüchtern."). Oft werden sie automatisch aktiviert, wenn bestimmte Situationen auftauchen, die in bestimmten Aspekten vergangenen Ereignissen ähneln. Die Reflexion und das aktive Hinterfragen von Glaubenssätzen sollen die Fokussierung auf eigene Ziele, Werte und Überzeugungen erleichtern und Raum geben für neue konstruktive und adaptive Glaubenssätze. Lang bestehende und verinnerlichte Glaubenssätze werden zwar nicht durch eine einzige Sitzung wie hier ganz in ihrer Wirkung enden, dennoch ist das Bewusstmachen dieser Glaubenssätze der erste Schritt zu einer möglichen Veränderung. Denn Glaubenssätze entstehen durch Gewöhnung, je häufiger wir sie denken, desto eher verhalten wir uns nach ihnen und im Sinne einer selbsterfüllenden Prophezeiung bestätigen wir sie dann selbst. Wenn ich beispielsweise den Glaubenssatz habe „Ich bin eine sehr schüchterne Person, die sich in neuen Gruppen schwertut", wird dieser Glaubenssatz jedes Mal aktiviert, wenn ich in eine Situation komme, in der ich neu in eine Gruppe komme. Die Aktivierung bewirkt, dass ich mich entsprechend verhalte, was wiederum den Glaubenssatz an sich bestätigt.

In der nun folgenden Sitzung wird die Arbeit mit Glaubenssätzen zweigeteilt: Zunächst geht es darum, wirkungsvolle Glaubenssätze, die mich beeinflussen, zu erkennen und als solches zu identifizieren. Anschließend wird es um das Konstruieren von neuen Glaubenssätzen gehen, die als neue Kraftquellen in das eigene Selbstbild integriert werden sollen. Die Sitzung startet mit einem Nachklang und einer Achtsamkeitsübung. Anschließend wird das Konzept der Glaubenssätze von der Kursleitung eingeführt:

> „Heute wollen wir uns mit Glaubenssätzen beschäftigen. Jede und jeder von uns hat solche Glaubenssätze, innere Überzeugungen über sich selbst. Diese können positiv sein, aber zum Teil kann es auch sein, dass ich sie als hinderlich wahrnehme, mich dadurch beschränken lasse in meinem Tun. Was fällt euch denn als erstes ein zum Begriff Glaubenssätze?"

Während die Gruppe sammelt, entsteht für die Kursleitung ein erster Eindruck darüber, wie nah die Gruppe dem Thema ist, ob die Teilnehmenden noch mehr Hintergrund benötigen oder sie bereits mit dem Thema Glaubenssätze recht vertraut sind. Hier können nun unterschiedliche Glaubenssätze gesammelt werden, ganz allgemein. *„Welche Glaubenssätze kennt ihr denn? Von euch selbst, aber vielleicht auch welche, die ihr bei anderen schon öfters direkt oder indirekt gehört habt?"*

Nach dem Einstieg in das Thema wird übergeleitet zu einem konstruktivistischen Verständnis von Glaubenssätzen: *„Nun ist es ja so, alles, was wir gerade gesammelt haben, hat irgendjemand mal gesagt oder zumindest in seinem oder ihrem Kopf formuliert. Diese Formulierung ist eine Konstruktion, jemand hat es entstehen lassen. Bei all diesen Glaubenssätzen, die wir gesammelt haben, hält die Person, die ihn konstruiert hat, zunächst für wahr, er wirkt auch dementsprechend. Jedoch ist er lediglich eine Konstruktion, wir können ihn auch wieder de- und dann neukonstruieren."*

Zum Erkennen von Glaubenssätzen werden den Teilnehmenden mehrere Satzanfänge und Fragen auf dem Handout an die Hand gegeben: Die Satzanfänge sollen gelesen werden und spontan ergänzt werden. Hierzu gehören Formulierungen wie „Es ist wichtig, dass …“, „Ich bin zu …“, „Ich kann nicht …“, oder „Jeder sollte …“. Diese sollen zunächst in einer Einzelarbeit vervollständigt werden. Wer möchte, kann auch andere Glaubenssätze aufschreiben, die auftauchen. Hierzu sind auf dem Handout noch zwei Fragen notiert:

> „An welche Glaubenssätze (Sprüche, Sprichwörter, Leitsätze, Motto, Norm-Sätze, Orientierungen u. ä.) erinnerst du dich noch aus der eigenen Familie (Was haben z. B. Eltern, Großeltern, Tanten, Onkels wiederholt zu Dir gesagt?) Oder aus der Schulzeit (Was haben Lehrer*innen häufig zu Dir gesagt?) Welche Glaubenssätze hast Du dir möglicherweise selbst geschaffen und lässt Dich von ihnen leiten?“

Anschließend soll die letzte Frage auf dem Handout den Weg in den Lösungsraum einleiten: „*Wenn wir davon ausgehen, dass jeder Glaubenssatz eine Konstruktion ist, dann können wir sie für uns auch neu konstruieren. Welche Veränderungen wünschst du dir? Von welchen Glaubenssätzen möchtest du dich verabschieden? Welche dürfen getrost in der Vergangenheit bleiben? Und welche möchtest du mitnehmen in deine Zukunft*?“ Die Teilnehmenden sollten zunächst allein arbeiten, anschließend sich zu zweit austauschen. Im anschließenden Plenum werden Gemeinsamkeiten und Resonanzen beleuchtet.

Dann folgt die Übung „Glaubenssätze als Kraftquelle“[1] „*Ich möchte Euch nun gerne ein paar alternative Glaubenssätze an die Hand geben. Ich werde sie vorlesen und du kannst spüren, bei welchen Annahmen du besonders in Resonanz gehst. Welche der folgenden Glaubenssätze vermisst Du am meisten als Kraftquelle?*

- *Ich bin zutiefst erwünscht in diesem Leben.*
- *Ich bin gut; einfach durch mein Dasein, ohne Leistung, Gehorsam und Ähnliches.*
- *Ich werde um meiner selbst Willen geliebt, ohne Leistung, Gehorsam, Aussehen etc.*
- *Ich verdiene Respekt, Anerkennung und Zuwendung, nur durch mein Sein.*
- *Ich habe Bedürfnisse und darf sie anerkennen, akzeptieren und äußern.*
- *Ich bin geborgen und sicher.*
- *Ich darf meine Gefühle äußern und ernstnehmen.*
- *Für mich wird gesorgt. Liebende Augen und Hände schützen meinen Weg.*
- *Das Leben meint es von Grund auf gut mit mir.*
- *Ich bin wertvoll und wichtig in dieser Welt.*“

Beim Vorlesen kann bewusst langsam vorgegangen werden, um den Teilnehmenden das Nachspüren der neuen Glaubenssätze zu ermöglichen. Es folgt wiederum ein Austausch in der gleichen Kleingruppe wie zuvor. Im anschließenden Plenum werden die Teilnehmenden eingeladen, ihren persönlichen Glaubenssatz, der sie aus dieser Liste am

[1] Den Ursprung dieser Übung lässt sich nicht mehr zurückverfolgen, ich habe sie in Unterlagen von Neda Mohagheghi inspiriertdas erste Mal kennengelernt und für diese Veröffentlichung adaptiert.

stärksten berührt hat, vorzustellen. Zu klären bleibt, wie die Teilnehmenden diesen Glaubenssatz auch weiter für sich mitnehmen können. Hier sind unterschiedliche Möglichkeiten denkbar: Einen entsprechenden Bildschirmhintergrund verwenden oder ein kleines Symbol/Figur als Anker nutzen.

9.3 Sitzung SE 3

Die dritte Sitzung im Modul Selbst(er)kenntnis soll den Teilnehmenden eine neue Sichtweise und eine veränderte Perspektive vermitteln, wie sie auf sich und insbesondere zurzeit eher abgelehnte, ungeliebte Persönlichkeitsanteile blicken können (Tab. 9.3). Hierfür wird das Konzept des Reframing (Schlenker, 2013) eingeführt und der systemische Ansatz als Haltung (Herwig-Lempp, 2018) mit einem kurzen Impulsvortrag vorgestellt. Unter Haltung verstehen wir ein abstraktes Konstrukt, was nicht unmittelbar zugänglich ist, sondern sich im Handeln zeigt. Die inneren Einstellungen, die jemand zu sich, zu anderen oder zu Sachverhalten hat, spiegeln sich im Verhalten, in der Sprache, auf der Beobachtungseben wider. Haltung ist Ausdruck und Ergebnis individueller und subjektiv getroffener Bewertungen und Entscheidungen (Herwig-Lempp, 2018). Letzteres ist entscheidend im wahrsten Sinne des Wortes – es ist eine Entscheidung, die ich treffe, und die ich dementsprechend auch wieder ändern kann. „Veränderung wird man nur anstreben, wenn man diese für möglich hält und sich die Wirksamkeit von Einmischung vorstellen kann", schreibt Herwig-Lempp (2018, S. 291).

Der zweite Aspekt, den es zu vermitteln gilt, betrifft die Sinnhaftigkeit des Verhaltens. Herwig-Lempp (2018) bezeichnet dies mit dem kurzen Credo „Jeder hat gute Gründe für das, was er/sie tut." Diese guten Gründe mögen für Außenstehende weder erkennbar noch nachvollziehbar sein, dennoch machen sie für den Betreffenden durchaus Sinn. Diese Sinnhaftigkeit ist ihnen möglicherweise gar nicht so bewusst, was sich darin zeigt, dass Klient*innen in der Beratung ihr eigenes Verhalten in Frage stellen „Ich weiß gar nicht,

Tab. 9.3 Skizzierung der Inhalte, Ablauf und Materialien der Sitzung SE 3 des Moduls Selbst(er)kenntnis

Skizzierung der Inhalte	Dauer	Ziel und Funktion	Benötigte Materialien
Nachklang & Ankommen	10′	Einstieg in die Sitzung	-
Intro zum Thema systemisch als Haltung und dem sogenannten „guten Grund" für unser Verhalten	10′	Einstieg in das Thema	-
„Ich und meine ungeliebte Eigenschaft" Übung in Kleingruppen	60′	Perspektivenwechsel, Akzeptanz abgelehnter Persönlichkeitsanteile	Handout 10 Ich und meine ungeliebte Eigenschaft
Plenum & Abschluss	10′	Austausch, Festigung der Erfahrungen	-

warum ich xx immer wieder mache!“. Dann ist es auch Teil des Beratungsprozesses diese Sinnhaftigkeit herauszuarbeiten. Nur wenn die guten Gründe und auch die Bedürfnisse, die durch das Verhalten gestillt werden, sichtbar gemacht werden konnten, lassen sich Handeln, Denken und Fühlen verändern, wenn dies gewünscht ist. Es ist nicht unsere Aufgabe als Prozessbegleiter*innen, das Verhalten von Klient*innen zu bewerten. Hier orientieren wir uns an den Grundsatz, dass jeder Mensch Experte für sein/ihr eigenes Leben ist. Sinnhaftigkeit bedeutet jedoch nicht, dass ein Verhalten nicht langfristig schädlich für die betroffene Person selbst oder ihr Umfeld werden kann.

Die Sitzung SE 3 thematisiert diese zwei Grundaspekte, die in einer Übung „Ich und meine ungeliebte Eigenschaft“ an einem konkreten Beispiel erlebt werden sollen. Die Trainer*innen starten auch diese Sitzung mit einer kurzen Achtsamkeitsübung, beispielsweise einer kleinen Atemmeditation, sowie einer anschließenden Ankommensrunde. Das Thema der Sitzung wird kurz angekündigt, zum Einstieg und Erleben der Wirkung eines Perspektivenwechsels soll das Gedicht „Gedanken zum Jetzt“ (frei nach Jonathan Reed) vorgetragen werden. Das Spannende daran ist, dass es zunächst wie üblich von oben nach unten vorgelesen wird, und damit eine eher pessimistische, negative Welt- und Menschensicht erlebt wird. Nach einem kurzen Intro zum Thema Perspektivenwechsel wird das Gedicht jetzt Zeile für Zeile von unten gelesen – und verändert seine Bedeutung damit deutlich.

Gedanken zum Jetzt.

Wir leben in einer verlorenen Zeit
und wir sollten nicht denken,
wir könnten einen Unterschied machen.

Hoffnungsvoll zu leben
ist Verschwendung. Und wir sind überzeugt,
nur für Geld und Macht zu leben
ist der richtige Weg.

Liebevoll, respektvoll und wohlmeinend zu sein
ist dumm.
Die Gegenwart zu verdrängen
ist nicht einfach, aber wir versuchen es.

Unsere Welt zu einer besseren zu machen
ist etwas, das wir nicht tun.

Aufgeben
ist wie wir Probleme lösen.
Arbeit, Arbeit
ist wichtiger als
Familie.

Offensichtlich gilt
Menschen sind unfähig und desinteressiert.
Es ist falsch zu glauben
Es gibt Hoffnung.

Die Übung „Ich und meine ungeliebte Eigenschaft" ist in Anlehnung an Schlippe und Schweitzer (2016, S. 270)[2] entwickelt. Zur Einführung ist es empfehlenswert, anzukündigen, dass die Teilnehmenden zu zweit intensiv miteinander arbeiten werden, und das gerade Gehörte praktisch erleben sollen. Sie werden hierfür einen Interviewleitfaden an die Hand bekommen, auf den sie sich berufen können. Zum Finden einer Eigenschaft für jeden ist es hilfreich, den Teilnehmenden zu sagen, sie sollten im Kopf den Satz „Ich bin zu …" vervollständigen. In der Regel fällt den meisten schnell ein Adjektiv hierzu ein. Wenn jemand zu starken Widerstand zu einer Eigenschaft empfindet, ist es empfehlenswert, zunächst eine etwas weniger ungeliebte Eigenschaft zu wählen, um die Übung überhaupt durchführbar zu machen.

Wenn jede/r eine Eigenschaft gefunden hat, wird das Handout ausgeteilt und die Fragen kurz vorgelesen und eingeführt. Falls es Rückfragen gibt, können sie nun gestellt werden, bevor die Gruppe sich in die Zweier-Konstellationen zurückzieht. Hier ist die Einladung wichtig, alle Fragen zunächst einmal so anzunehmen, wie sie sind, wie seltsam sie zunächst einmal auch erscheinen mögen. „*Ihr müsst jetzt, an dieser Stelle, noch keine Idee zu den Fragen habt, verlasst Euch auf den Prozess und darauf, dass euch im Laufe der Übung Impulse zu den Fragen kommen werden.*" Die Teilnehmenden können sich nun in die Zweier Gruppe zurückziehen. Als Trainer*innen ist es gut, hier einen Überblick über die momentane Stimmung und das Arbeiten in den Kleingruppen zu behalten, um bei etwaigen Schwierigkeiten zu intervenieren und zur Seite zu stehen. Nach der Hälfte der Zeit sollte daran erinnert werden, auch die zweite Runde zu starten, um beiden die Möglichkeit zu geben, die Übung auszuprobieren. Zum Ende hin kann daran erinnert werden, auch hier sich für das gemeinsame Arbeiten und das Zuhören zu bedanken und sich kurz gegenseitig ein wertschätzendes Feedback zu geben („*Was hat Euch in dem Prozess besonders gutgetan? Was hat Euer Gegenüber getan oder gesagt, was hilfreich war?*"). Dies kann sehr kurz sein, jedoch wurde in den 2er Gruppen sehr intensiv gearbeitet, sodass ein schöner Abschluss aus diesem Subsystem wichtig ist, bevor sich die Teilnehmenden wieder für das Plenum öffnen.

In der anschließenden Auswertung im Plenum können die Teilnehmende teilen, welche Eigenschaft sie sich angeschaut haben. „*Ihr seid eingeladen, zu teilen, welche ungeliebte Eigenschaft ihr in dieser Übung angeschaut habt. Ihr müsst nicht. Möglicherweise wird es*

[2] In der Version von Schlippe und Schweitzer (2016, S. 270) wird von einer „schlechten" Eigenschaft gesprochen. Dies wurde für SystAm etwas abgeschwächt, weil es aus meiner Sicht negative Assoziationen und Widerstand auslösen kann. Daher wurde die Bezeichnung in „ungeliebte" Eigenschaft angepasst.

jedoch so sein, dass andere durch das, was ihr teilt, noch etwas für sich selbst mitnehmen. Besonders interessiere ich mich aber für Euren Prozess und Euer Erleben auf der Meta-Ebene – wie haben sich die Fragen angefühlt? Was hat sich in der vergangenen Stunde verändert?"

9.4 Blocktermin SE Sitzung SE 4 bis SE 6

Rund um den zweiten Blocktermin arbeitet die Gruppe bereits einige Wochen zusammen, und nun folgt zu diesem Zeitpunkt die zentrale Übung in einer Variante des inneren Teams nach Friedemann Schulz von Thun (2005), die für den Gruppenkontext adaptiert wurde. Die Übung ist so in Zweier-Konstellationen durchführbar, welche durch die Trainer*in begleitet werden (Tab. 9.4).

Tab. 9.4 Skizzierung der Inhalte, Ablauf und Materialien des Blocktermins SE 4 bis SE 6 des Moduls Selbst(er)kenntnis

Skizzierung der Inhalte	Dauer	Ziel und Funktion	Benötigte Materialien
Nachklang & Ankommen mit angeleiteter Meditation: Mein sicherer Ort	20′	Achtsamkeitstraining und Schulung der Wahrnehmung	Anleitung 6 Mein sicherer Ort
Plenum	10′	Reflexion der Erfahrungen, Verankerung der Visualisierung	
„Die Geschichten, die mich prägten" - Übung in Kleingruppen	45′	Narrative Konstruktion der identitätsprägenden Erfahrungen	Handout 11 Die Geschichten, die mich prägten
Reflexion im Plenum	15′	Selbstreflexion anhand Fremdwahrnehmung	
Pause			
Intro innere Anteile, Vorstellen des Modells, evtl. an einem Beispiel und Durchgehen des Handouts und Übungsanweisung	15′	Einstieg in die Übung	Handout 12 Mein inneres Team Jeweils ein FC für alle TN, Stifte, Farben, Malkreiden, Symbole, Figuren, Moderationskarten
1. Runde: Arbeit zu zweit	75′	Kennenlernen des eigenen inneren Teams, Reflexion der inneren Anteile	
Pause			
2. Runde: Arbeit zu zweit	75′	Kennenlernen des eigenen inneren Teams, Reflexion der inneren Anteile	
Reflexion im Plenum	20′	Teilen der Erfahrungen, Teilhaben an den Erfahrungen anderer	

Zu Beginn wird die Imaginationsübung „Mein innerer sicherer Ort“ durchgeführt. Die Idee geht auf die Psychoanalytikerin und Trauma-Therapeutin Luise Reddemann (2016, 2022) zurück, die sich in ihren Arbeiten tiefgehend mit Imagination als Methode in Therapie beschäftigt hat. Der innere sichere Ort ist ein imaginativer, in sich verorteter gedanklicher Platz, in dem die Praktizierenden zur Ruhe kommen und durchatmen können. Er obliegt vollkommen der Fantasie der Teilnehmenden, und ist also daher auch nur durch deren Regeln strukturiert und geprägt. Die Idee hinter der Nutzung dieser Methode ist, dass, wenn wir diesen Ort für uns erschaffen haben, wir auch jederzeit dorthin zurückkehren können, sollten wir es wünschen. Wenn wir mit starken äußeren Reizen, unangenehmen Erfahrungen oder verunsichernden Erfahrungen konfrontiert sind, können wir gedanklich an diesen Ort zurückkehren und dort innere Sicherheit und ein Stück Ruhe zurückerobern.

Die Übung (Anleitung 6 Mein sicherer Ort) ist an die Anleitung von Luise Reddemann angelehnt (2022). Die Kursleitung leitet die Teilnehmenden verbal zu einer imaginativen Erschaffung eines Ortes: Dieser kann ganz frei erfunden sein, oder ein wirklicher Ort, den jemand in sich neu erschafft. Oftmals bieten sich Orte in der Natur, im Wald, am See oder am Meer an. Dieser wird während der Übung gedanklich in seiner Form und Farbe erschaffen. Charakteristisch für diesen Ort ist das Gefühl des Angenommen-Werdens, des Gutseins genauso, wie jemand ist. Der Ort soll durch das Vorstellen von Sinnesempfindungen an diesem Ort noch realer werden: „*Was siehst du dort? Welche Geräusche gibt es dort? Wie riecht es dort? Ist es warm oder kalt, windig oder windstill?*“ Dieser Ort, so wird es auch in der Anleitung formuliert, ist dankbar für die eigene Präsenz, er schätzt es, dass ich dort bin. Ich muss an diesem Ort nichts leisten, nichts machen, nur sein.

Zur Auswertung der Übung bietet es sich an, dass die Teilnehmenden in 2er Gruppen sich ausführlicher über ihre Erfahrungen austauschen, was noch mit einem Plenum abgeschlossen wird. Fragen hierzu könnten beispielsweise sein:

- *Welche(r) Ort(e) ist bzw. sind in der Übung aufgetaucht?*
- *Was hast du gespürt – wo in deinem Körper kamen welchen Empfindungen? Welche Gedanken flogen vorbei?*
- *Wie hat die Vorstellung gewirkt, dass der Ort es wirklich schätzt, dass du dort bist?*

Im Anschluss findet eine Reflexion im Plenum statt. In dieser kann die Kursleitung darauf eingehen, wie die Vorstellung vom eigenen inneren sicheren Ort im Alltag als Begleiter fungieren kann.

Der Start in den inhaltlichen Teil folgt mit der Übung „Die Geschichten, die mich prägten“. Hier steht wiederum die Fremd- und Selbstwahrnehmung im Vordergrund, und das Erweitern der Wahrnehmung der eigenen Person. Im Zentrum steht das Erzählen von biografisch prägenden Ereignissen und dem Spiegeln der Resonanzen durch die Zuhörenden. Die Teilnehmenden gehen in 3er Gruppen zusammen. Zunächst soll sich jede/r zwei bis drei bedeutsame Ereignisse aus seinem/ihrem Leben erinnern, die besonders prägend waren. Diese können aus der Kindheit oder Jugend stammen, schön oder tragisch gewesen sein. Dann schildert ein Gruppenmitglied seine Erinnerungen, die anderen beiden hören achtsam und aktiv zu. Es bietet sich an, an dieser Stelle bei der Einführung der Übung auf das aktive Zuhören einzugehen und kurz an die entscheidenden Aspekte zu erinnern. Nach dem Ende der Erzählung erhalten die beiden Zuhörenden das Wort und spiegeln ihre Eindrücke, Resonanzen, Gefühle und Gedanken zu dem Gehörten. Wichtig ist, dass die Teilnehmenden dann nicht in ein „Ich kenne das, bei mir ist es so und so …“ verfallen. Es geht nicht darum, ähnliche Erlebnisse daran anzuknüpfen, sondern zu spüren, was das Gehörte mit mir gemacht hat, was sich in mir bewegt. Auf dem Handout sind unterstützende Fragen aufgelistet, die bei der Übung hilfreich sind. Wenn die Resonanzen gespiegelt werden, hört die erste Person wiederum nur zu und nimmt zunächst alles auf. Zum Ende kann auf der Meta-Ebene gemeinsam geschaut werden, was dieses vertiefte Kennenlernen mit den Gruppenmitglieder gemacht hat. Es folgen zwei Runden, sodass jede/r aus der Dreier-Gruppe zum Erzählen kommt. Bei der anschließenden Auswertung im Plenum kann nach den Erfahrungen im Prozess gefragt werden, die in den Kleingruppe gemacht wurden. Ein Blick lohnt sich auch auf die unterschiedlichen Rollen, die eingenommen wurden: Wie ging es mir beim Erzählen? Was hat das mit mir gemacht, durchaus sehr persönliche Erlebnisse zu teilen? Und wie ging es mir als Zuhörende? Was fiel mir schwerer, was fiel mir leichter? Bei der Auswertung sollte durch die Trainer*in darauf geachtet werden, dass deutlich wird, dass die Resonanzen die Konstruktionen der Zuhörenden sind, und die Erzählenden frei darin sind, dies aufzunehmen oder eher abzulehnen.

Nach einer Pause folgen Sitzung EK 5 und 6 mit der Einführung in die Arbeit mit inneren Anteilen. Diese Arbeit liegt in unterschiedlichen Versionen und sprachlichen Varianten vor (Satir, 1996; Schulz von Thun, 2005). Zur Einführung in die Arbeit bietet es sich an, dass die/der Trainer*in ein praktisches Beispiel aus dem Lebenskontext der Teilnehmenden nutzt, und an einer fiktiven Person exemplarisch die unterschiedlichen inneren Anteile mit Hilfe von Symbolen und Figuren demonstriert. Im Folgenden ist ein Beispiel dargestellt, was sich für die Arbeit mit Studierenden eignet. Dies kann jedoch für Schüler*innen, Auszubildende und andere adaptiert werden.

> „Im Folgenden möchte ich Euch das Modell der inneren Anteile vorstellen. Hierfür stellen wir uns mal eine Studentin Diana vor. Diana ist von mir ausgedacht, und dennoch wird es das ein oder andere geben, was euch bekannt vorkommt. Für Diana nutze ich als persönliches Symbol hier diesen Schmetterling, er symbolisiert für sie Freiheit und Leichtigkeit und passt gut. Nun studiert Diana auf Lehramt, und steht gerade vor der Entscheidung, ob sie noch ein Auslandspraktikum machen sollte oder nicht. Eigentlich wäre sie gerne bald mit ihrem Studium fertig, da sie nur mit einer Vollzeitarbeit ausziehen kann und sich die Mietet leisten kann. Sie möchte auch endlich unabhängig sein, und nicht mehr von ihren Eltern abhängig. Sie würde zudem gerne mit ihrem langjährigen Freund zusammenziehen. Auf der anderen Seite hat sie nun über Bekannte von einem Praktikumsplatz in Mexiko gehört, nun hatte sie bereits mit den dortigen Mitarbeiter*innen Kontakt, die ihr das Praktikum für vier Monate angeboten haben. Dadurch würde sie aber erst ein Semester später ihre Masterarbeit abgeben und wäre später fertig. Wie ihr schon hört, sind da in Diana unterschiedliche Wünsche, man könnte auch sagen Anteile vorhanden, die ihr diese Entscheidung nicht leicht machen. Wir können uns das jetzt mit den Symbolen und Figuren hier noch etwas genauer anschauen, was da gerade eigentlich los ist.

> Eine erste Stimme, die sich in Diana meldet, ist ‚die Unabhängige' – sie möchte endlich den nächsten Schritt machen, unabhängiger von ihren Eltern sein, ihr eigenes Geld verdienen. Für diese Stimme nehme ich mal diese Figur, es ist ein sehr starker Wunsch bei Diana, deswegen steht ‚die Unabhängige' sehr nah bei ihr. Gleichzeitig steckt da auch eine ‚neugierige Abenteuerin' in ihr, die einfach auch Lust hat auf das Auslandspraktikum, nochmal was anderes machen, in Mexiko neues erleben. Auch für sie nehmen wir ein Symbol. Was denkt ihr, was da noch für Stimmen in Diana stecken?"

An dieser Stelle kommen oft weitere Anteile, die von der Kursleitung aufgegriffen werden sollten. Gut ist es, selbst bereits eine mögliche Version der Aufstellung im Kopf zu haben, und gleichzeitig mit der Gruppe gemeinsam die weiteren Anteile zu suchen. Im Folgenden wird eine mögliche Variante dargestellt, die als Unterstützung für die weitere Erarbeitung dieses Beispiels dienen kann.

Im Anschluss an das Beispiel kann das Handout ausgeteilt und angekündigt werden, dass nun jede/r eingeladen ist, gemeinsam mit einer/m Partner*in innere Anteile anzuschauen. Der Ablauf sollte gemeinsam einmal beispielhaft durchgesprochen werden, um die Gelegenheit für Fragen zu geben. Der erste Schritt besteht darin, eine aktuelle oder vergangene innere Konfliktsituation zu erinnern, in der eine Entscheidung anstand, in der man selbst unschlüssig war, lange hin und her überlegen musste, man sich „hin und her" gerissen gefühlt hat. Die Kursleitung kann darauf verweisen, dass nicht die allerschwierigste Situation hier in diesem Rahmen zum Arbeiten geeignet ist. Dann schildert eine Person ihrem/seinem Gegenüber die Situation, erzählt zunächst frei von den Geschehnissen und von dem inneren Konflikt. An dieser Stelle muss es noch keine fertige Idee darüber geben, welche innere Anteile da am Agieren waren, das darf sich im Laufe des Prozesses zeigen. Die Partnerin/der Partner kann nun das Finden der inneren Anteile mit den Fragen auf dem Handout unterstützen. Zu jedem Anteil wird eine Figur ausgewählt und auf den Tisch gestellt. Wenn die Teilnehmenden zögerlich damit sind und nach einem „richtigen" oder „falschen" Platz fragen, ist eine angemessene Formulierung „*So wie es sich für dich passend anfühlt – sie dürfen auch unter dem Tisch stehen, oder ganz an der Ecke, oder übereinander. Es ist eine Übung, es ist (fast) alles erlaubt.*" Wenn alle Anteile gefunden sind und stehen, geht es darum, diese noch etwas zu erkunden und kennenzulernen: Wie heißen sie? Wozu sind sie da? Was ist ihre Funktion? Welches Ziel verfolgen sie? Es kann auch zu jedem Anteil ein typischer Satz formuliert werden. In diesem Prozess ist es gut möglich, dass die Aufstellung der Anteile sich nochmal ändert, eventuell noch ein Anteil hinzukommt, die Figuren hin und her gerückt werden. Das darf alles sein.

Der nächste entscheidende Schritt liegt darin, eine Lösungsidee zu entwickeln: „*Angenommen, du könntest die Anteile so stellen, wie es für dich am besten ist – schließlich bist du ja hier der Chef – wie sähe dann die Aufstellung aus? Wie würden sie zueinanderstehen? Was würde sich verändern? Und was brauchen die jeweiligen Teammitglieder, um dir mehr Raum zu geben, um sich zurückzuziehen oder aber auch um noch mehr zum Vorschein zu treten? Was würden sie gerne hören, damit sie in ihre neue Position kommen können? Was wäre ein erster kleiner Schritt dahingehend?*"

Am Ende können die Teilnehmenden gerne noch ein Foto als kleine Erinnerung machen. Bei diesem Prozess ist es besonders wichtig, dass die Trainerin/der Trainer in die jeweiligen Kleingruppen rein hört, die Stimmung einfängt und bei Schwierigkeiten im Prozess unterstützt. Wie stark die Begleitung sein muss, orientiert an den Kompetenzen und Entwicklungsstand der Gruppe. Sollte die Kursleitung Bedenken haben, die Teilnehmenden eigenständig arbeiten zu lassen, bietet es sich an, die Gruppe zu teilen und mehrere Termine für die Arbeit mit dem inneren Team anzubieten. Das würde eine intensivere Begleitung ermöglichen. Nach einer weiteren Pause folgt die zweite Runde, nun wechseln die Rollen. Je nach verbliebener Zeit und Gruppenvertrauen ließe sich auch ein kleiner Galerie-Lauf veranstalten, in der alle Teams kurz betrachtet und ausgestellt werden. Alternativ kann direkt in eine ausführlichere Abschlussrunde gewechselt werden, in der jede/r zu Wort kommt und Erfahrungen teilen kann.

Literatur

Herwig-Lempp, J. (2018). Systemisch als Haltung. In R. Becker & S. Schmitt (Hrsg.), *Beratung im Kontext Rechtsextremismus: Felder, Methoden, Positionen* (S. 291–316). Wochenschau-Verlag.

Luft, J. (1969). *Of human interaction*. National Press Books.

Reddemann, L. (2016). *Mitgefühl, Trauma und Achtsamkeit in psychodynamischen Therapien. Psychodynamik kompakt*. Vandenhoeck & Ruprecht.

Reddemann L. (2022). *Imagination als heilsame Kraft: Ressourcen und Mitgefühl in der Behandlung von Traumafolgen* (23. Auflage). *Leben lernen: Bd. 288*. Klett-Cotta.

Satir, V. (1996). *Selbstwert und Kommunikation: Familientherapie für Berater und zur Selbsthilfe* (12. Aufl.). *Leben lernen: Nr. 18*. Pfeiffer.

Schlenker, J. (2013). „Das habe ich noch nie so gesehen!". *Wege zum Menschen, 65*(3), 267–284. https://doi.org/10.13109/weme.2013.65.3.267

Schlippe, A. von, & Schweitzer, J. (2016). Lehrbuch der systemischen Therapie und Beratung I: das Grundlagenwissen. Vandenhoeck & Ruprecht.

Schulz von Thun, F. (2005). *Stile, Werte und Persönlichkeitsentwicklung: Differentielle Psychologie der Kommunikation* (Bd. 61964,2). Rowohlt.

Modul Ressourcenaktivierung (RA) 10

Der Fokus des vierten Moduls liegt auf den inneren wie äußeren Ressourcen der Teilnehmenden und damit Aspekten, die positiv auf das Leben und Handeln der Teilnehmenden einwirken: Soziale Beziehungen, bedeutsame persönliche wie berufliche Ziele, Werte und Normen sowie die Fokussierung auf Verhalten und Erfahrungen im Alltag, die positive Emotionen hervorrufen. Die Betrachtung des sozialen Netzwerkes macht die Einbettung in das soziale Umfeld und die bedeutsamen Beziehungen sichtbar. Die Auseinandersetzung mit den eigenen Werten und Überzeugungen stärkt die intrinsische Motivation. Auch die Erarbeitung individuell bedeutsamer Ziele und Werte sowie die Aktivierung der eigenen Stärken sind Bestandteile der Sitzungen. Weitere Inhalte werden aus systemisch-orientierten ressourcenfokussierten Ansätzen herangezogen, wie die Arbeit an eigenen zukünftigen Zielen im Sinne des Lebensflussmodells (Schieche & Schreiber, 2020).

Das Modul bildet sogleich den Abschluss des gesamten Programms und ist daher eher leicht, positiv und zukunftsorientiert gestaltet. Die Gruppe ist enger zusammengewachsen und hat sich den eigenen und fremden Emotionen gewidmet. Insbesondere im vorangegangenen Modul zum Thema Selbst(er)kenntnis haben alle Teilnehmenden intensiv an persönlichen Themen gearbeitet. Der Begriff Ressourcenaktivierung wurde gewählt, um den Fokus auf innere wie äußere Ressourcen herauszustellen. Oft begegnet uns der Begriff als zentraler allgemeiner Wirkfaktor von Beratung und Therapie. So beruht die Psychotherapie laut Klaus Grawe (Grawe et al., 2001; Grawe & Grawe-Gerber, 1999) auf drei Hauptwirkungsfaktoren: Problemaktualisierung, Klarheitsorientierung und Ressourcenaktivierung. Letztere führe zu höherem Wohlbefinden, mehr Selbstvertrauen und verstärkter Motivation (Grawe & Grawe-Gerber, 1999). So kann Ressourcenaktivierung in Beratung, Coaching und Therapie in jeder Sitzung immer wieder als Element eingeführt werden. In SystAm werden den Ressourcen ein eigenes Modul gewidmet, was wiederum nicht bedeutet, dass nicht auch in der vorangegangenen Sitzungen ressourcenorientiert gearbeitet wurde.

S. F. Tran-Huu, *Resilienz und psychologisches Wohlbefinden junger Erwachsener fördern*, https://doi.org/10.1007/978-3-658-46965-8_10

Junge Heranwachsende entwickeln ein eigenes Verständnis zu relevanten Werten und schätzen die Sinnhaftigkeit zu Dingen, Aspekten und Kontexten immer eigenständiger ein. Oftmals drängen Sinnfragen in Krisen und Umbruchsituationen in den Vordergrund, in SystAm will dem Vorweg gegriffen werden und diesen Sinnfragen Raum gegeben werden, bevor es dringlich wird. „Sinn steuert alles, was Menschen tun, denn jede beliebige Situation ist durch eine Differenz zwischen ihrer Aktualität und ihrer Potenzialität gekennzeichnet", schreiben Blume und Kropfberger (2020, S. 23). Das Bewusstsein, dass aus jeder Situation unendlich viele Handlungsoptionen und Möglichkeiten erwachsen können, kann überfordern und eröffnet gleichzeitig eine Fülle an eigenen Gestaltungsmöglichkeiten. Sinnerfüllung kann als zentrale personale Ressource verstanden werden, denn auch selbstbestimmte Ziele und Werte zu haben geht mit höherem Wohlbefinden einher (Michalak et al., 2005).

10.1 Sitzung RA 1

Die erste Sitzung des Moduls startet nach einer einführenden Achtsamkeitsübung und Ankommensrunde mit einem Input zur Bedeutsamkeit positiver Emotionen (Tab. 10.1). Hierfür wird die Broaden-and-Build-Theorie nach Barbara Fredrickson (2001; Fredrickson und Branigan 2005; Fredrickson und Joiner 2018) visualisiert und eingeführt (Abb. 10.1). Die Grundthese von Fredrickson ist, dass Gefühle Tendenzen und Muster in der Wahrnehmung und im Verhalten beeinflussen. So wirken positive Emotionen erweiternd, sie eröffnen neue Handlungsperspektiven sowie -alternativen und fördern Kreativität und kognitive Offenheit. Negative Emotionen wie Wut oder Angst beschränken die Wahrnehmung

Tab. 10.1 Skizzierung der Inhalte, Ablauf und Materialien der Sitzung RA 1 des Moduls Ressourcenaktivierung

Skizzierung der Inhalte	Dauer	Ziel und Funktion	Benötigte Materialien
Einstieg mit Achtsamkeit	5′	Übergang in die Sitzung ermöglichen	-
Thematischer Einstieg und Broaden-and-Build-Theorie sowie kurze Plenumsdiskussion	10′	Einstieg in das heutige Thema	Flipchart mit Visualisierungen zur Broaden-and-Build-Theorie sowie zum Werte- und Wohlfühlglück
Bildkarten-Runde zu Wohlfühlglück und Werteglück	15′	Thematischen Zugang erleichtern	Bildkarten-Set
Übung zur Selbstreflexion in Einzelarbeit und anschließender Kleingruppe	45′	Bewusstmachen der eigenen Möglichkeiten zur positiven Lebensgestaltung	Handout 12 „Werte- und Wohlfühlglück"
Reflexion und Auswertung der Übung im Plenum	15′	Verstärkte Anregung von Ideen und Impulsen	-

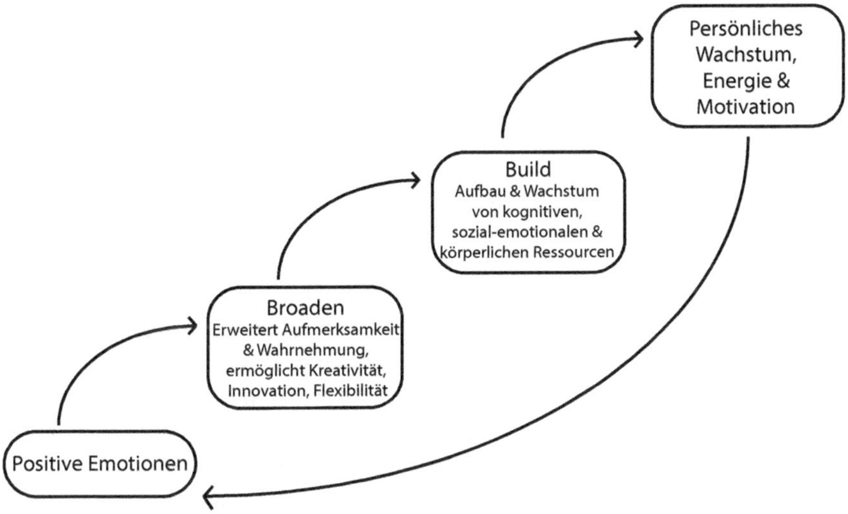

Abb. 10.1 Broaden-and-Build-Theorie nach Barbara Fredrickson. (Eigene Darstellung)

und die Handlungsoptionen in Situationen. In bedrohlichen Situationen greifen Menschen verstärkt auf Reflexe und automatisierte Verhaltensmuster zurück, das kognitive Reflektieren ist eingeschränkt. Fredrickson beschreibt diesen Zusammenhang als positive Aufwärtsspirale: Beim Wahrnehmen von positiven Emotionen agieren wir freundlicher und offener und nehmen die Umwelt und das Verhalten anderer facettenreicher wahr. Gleichzeitig erleben wir mehr Motivation und Energie. Dadurch erhalten wir wiederum positivere Rückmeldungen, erreichen eher Erfolgserlebnisse, was wiederum die positiven Emotionen stärkt. Dadurch – so Fredrickson – erhöhe sich langfristig wiederum die psychische und körperliche Gesundheit und das Gefühl, ein erfülltes Leben zu haben. Ableitend von dieser Theorie liegt es also nahe, bewusst die positiven Emotionen im eigenen Alltag zu fördern. Der Blick kann bewusst dem zugewendet werden, was einem im Kleinen wie im Großen Glücksmomente und Zufriedenheit bringt. Positive Emotionen gelten auch als ein starker Resilienzfaktor (Kalisch et al., 2015).

Die Broaden-and-Build-Theorie wird zunächst durch die Kursleitung theoretisch eingeführt und zur Diskussion gestellt. Letztendlich mag es wie so oft in der psychologischen Forschung sein, dass einige empirische Ergebnisse dafürsprechen und andere dagegensprechen. Hier in SystAm geht es weniger darum, eine Theorie empirisch abzusichern, sondern den Teilnehmenden eine Grundlage und eine Idee zu geben, wozu die Beschäftigung mit positiven Aspekten nützlich und sinnhaft sein könnte. Möglicherweise äußern auch die Teilnehmenden Zweifel an dem Wirkmechanismus, oder kritisieren eine möglicherweise wahrgenommene Oberflächlichkeit der Theorie. Wichtig ist herauszustellen, dass die Theorie Krisen, Schicksalsschläge oder tragische Ereignisse in ihrer Bedeutsamkeit nicht mindern oder diese als nichtig erklären möchte. Auch sollte die Theorie nicht im Gegensatz zur Idee der positiven wie negativen Emotionen als Bedürfnisnavigatoren, wie sie im Modul Emotionale Kompetenz eingeführt wurde, stehen. Wichtig ist die Begrenzung des Ansatzes zu verdeutlichen und als einen Baustein in der eigenen Lebensgestaltung herauszustellen.

In der anschließenden Diskussion sollte als Ziel die Unterscheidung von Werte- und Wohlfühlglück stehen. Diese Formulierung findet sich bei Daniela Blickhan (2018) und ist aus meiner Sicht sehr gut dazu geeignet, den Blick auf das Positive und die eigenen Energiegeber im Leben zu wenden. Eine beispielhafte Visualisierung kann auf ein Flipchart gemalt werden. Als hedonisches Glück (Wohlfühlglück) bezeichnet Blickhahn angenehme Gefühle, alles, was wir tun, was uns Wohlbefinden und Genuss bereitet, wie etwas Gutes essen, einen Sonnenuntergang beobachten oder ein anregendes Gespräch führen. Die Ursache liegt oftmals in der Umwelt, kann aber bewusst und gezielt hervorgerufen werden. Das eudaimonische Glück (Werteglück) ist dagegen mit den persönlichen Werten, Normen und Idealen verbunden, es entsteht dann, wenn wir etwas tun, was wir für wertvoll und bedeutsam erachten. Dabei können Tätigkeiten und Handlungen, die dem Werteglück entsprechen, kurzfristig und vorübergehend auch mit unangenehmen Gefühlen wie Stress und Anstrengung verbunden sein. Langfristig jedoch führen sie zu einem Gefühl der Sinnhaftigkeit. Diese Unterscheidung entspricht der Differenzierung des subjektiven Wohlbefindens nach Ed Diener (2009): Er unterscheidet das Erleben von positivem und negativem Affekt von der eher kognitiv eingeschätzten Lebenszufriedenheit mit dem eigenen Leben, was wiederum als wesentlicher Bestandteil des Wohlbefindens definiert wird. Hier geht es weniger darum, ob ich im Alltag positive Emotionen erlebe, sondern verstärkt darum, ob ich mit meinem bisherigen Lebensverlauf und der allgemeinen Gestaltung meines Alltags zufrieden bin. Die Einführung dieser Unterscheidung mit den Begriffen Werte- und Wohlfühlglück hat sich in der Praxis als sehr anschlussfähig für Teilnehmende gezeigt, sodass diese hier genutzt wird.

Um den Einstieg zur eigenen Konzeption und Gestaltung von Werte- und Wohlfühlglück zu erleichtern, kann hier noch ein Zugang mit Bildkarten genutzt werden. Die Teilnehmenden werden aufgefordert aus einer Auswahl von Bildkarten zwei auszuwählen, wobei eine für ihr Werteglück steht, die andere für das Wohlfühlglück. So kommen sie leichter ins Gespräch und erleben bereits zu Beginn der Arbeit an diesem Thema Gemeinsamkeiten und Unterschiede. Für die anschließende Übung zur Reflexion von Werte- und Wohlfühlglück erhalten die Teilnehmenden ein Handout mit Fragen, die an dieser ersten intuitiven Annäherung eine vertiefte Selbstreflexion ermöglicht:

> „Welche Erfahrungen, Aspekte, Aktivitäten oder Dinge repräsentieren für dich in deinem Leben Wohlfühlglück? Dies bedeutet, dass sie dir angenehme Gefühle, Freude, Entspannung bereiten, dir also einfach guttun. Und welche Erfahrungen, Aspekte, Aktivitäten oder Dinge repräsentieren für dich in deinem Leben Werteglück? Dies bedeutet, dass sie dir wichtig sind, dass du persönlich danach strebst, diese Werte in deinem Leben zu integrieren, danach zu handeln. Welche Herausforderungen erlebst du gerade, die du jedoch ganz bewusst annimmst?
>
> Schreibe jeweils fünf bis zehn Punkte auf und vergleiche sie dann. Gibt es Begriffe, die in beiden Spalten auftauchen? Wie lange hält das Glücksgefühl an? Wo erlebst du Glück allein, wo mit anderen zusammen? Welche Aktivitäten und Dinge möchtest du vielleicht wieder mehr integrieren? Welche Veränderungen soll es also in deinem Leben geben?“

Nach einer individuellen Selbstreflexion kommen die Teilnehmenden in Kleingruppen ins Gespräch. Dabei geht es um das Erfahren von Gemeinsamkeiten, die als hilfreich im Lernen sein können („*Wie schafft es jemand, regelmäßig Wohlfühlglück zu integrieren? Woran liegt es, dass jemand wenig Werteglück empfindet*?"), möglicherweise auch um Unterschiede und verschiedene Erfahrungshorizonte. Anschließend können die Teilnehmenden im Plenum noch ihre Erfahrungen und Erkenntnisse teilen. Hier sollte auf der einen Seite wertschätzend und bestärkend mit dem umgegangen werden, was berichtet wird: Oftmals neigen Teilnehmende dazu, Dinge und Erfahrungen kleiner zu machen als sie sind, jedoch sind es gerade die kleinen Aspekte und die alltäglichen Dinge, die das Leben ausmachen. Auf der anderen Seite sollte behutsam mit Schwierigkeiten in der Umsetzung und auf Veränderungswünsche eingegangen werden.

10.2 Sitzung RA 2

Ressourcen sind unsere Kraftquellen, die uns gut und Gutes tun, sie unterstützen bei Entspannung und Erholung, und begleiten uns als Stärken, Fähigkeiten und Interessen. Wir unterscheiden zwischen äußeren und inneren Ressourcen, erstere finden wir um uns herum, letztere sind in uns selbst angelegt. Äußere Ressourcen können materielle Dinge sein wie Geld, Wohnung, Gegenstände, und weiteres. Aber auch berufliche Tätigkeiten, Studium oder Ausbildung können äußere Ressourcen sein, ähnlich wie Hobby, Freizeitaktivitäten, wie Musik, Sport, Natur und Tiere. Soziale Ressourcen sind Menschen, die uns emotional nahe sind wie Familie, Freunde, Bekannte, Kollegen, Vereine oder Gruppe, aber auch professionelle Helfer, auf die wir in Krisen, Notsituationen oder bei Fragen zurückgreifen können. Innere Ressourcen sind dagegen Fähigkeiten und Stärken, Wissen und spezifische Kompetenzen, wichtige Ziele im Leben, Werte, Glaube und Spiritualität, Erinnerungen und Erfahrungen. Aber auch konkrete Verhaltensweisen, die einem in der Vergangenheit geholfen haben, oder bestimmte Lebenseinstellungen und Haltungen.

In der Sitzung RA 2 wird auf die inneren Ressourcen fokussiert, die in einem biografischen Kontext in der Visualisierung eines Baumes erarbeitet werden (Tab. 10.2). Der Ressourcenbaum eignet sich als bildhafte Metapher besonders, denn die Verwurzelung durch Eltern und Großeltern leuchtet ein, sie geben Stabilität und Sicherheit, Verbundenheit mit der eigenen Familie. Der Stamm visualisiert die eigenen Fähigkeiten und hilfreichen Eigenschaften, die die eigene Individualität markieren. Die Blätter und Blüten in den Zweigen verdeutlichen das, was noch entstehen soll, was wachsen soll und darf. Welche inneren Aspekte und Eigenschaften sollen im nächsten Frühjahr auf deinem Baum besonders gut wachsen und blühen? Damit entsteht auch ein Bild von Vergangenheit, Gegenwart und Zukunft der inneren Ressourcen. Es wird die Stabilität und Beständigkeit sowie auch die Möglichkeit des inneren Wachstums visualisiert und verdeutlicht.

Für die Übung kann ein beispielhafter Ressourcenbaum auf einem Flipchart genutzt werden, um die Übung einzuführen (Abb. 10.2). Möglicherweise könnte hier sogar der eigene Ressourcenbaum der Kursleitung dargestellt werden, das unterstützt die Nähe zu den Teilnehmenden und macht die Vorstellung des Beispiels lebhafter. Alle Teilnehmenden erhalten ein A3 großes Kartonpapier und Malutensilien.

Tab. 10.2 Skizzierung der Inhalte, Ablauf und Materialien der Sitzung RA 2 des Moduls Ressourcenaktivierung

Skizzierung der Inhalte	Dauer	Ziel und Funktion	Benötigte Materialien
Anfangsrunde und Achtsamkeitsübung	10′	Einstieg in die Sitzung	-
Intro Ressourcenbaum	10′	Thematischer Einstieg,	Flipchart mit beispielhafter Visualisierung
Einzelarbeit	20′	Innere Ressourcen aktivieren und bewusst machen, Wachstumsräume visualisieren	Festes A3-Kartonpapier, Stifte, Ölmalkreide
Austausch in Kleingruppen und Galerie-Lauf	30′	von Erfahrungen und Visualisierungen anderer lernen	-
Plenum und Abschluss	20′	Übergang erleichtern, Festigung der Erkenntnisse	-

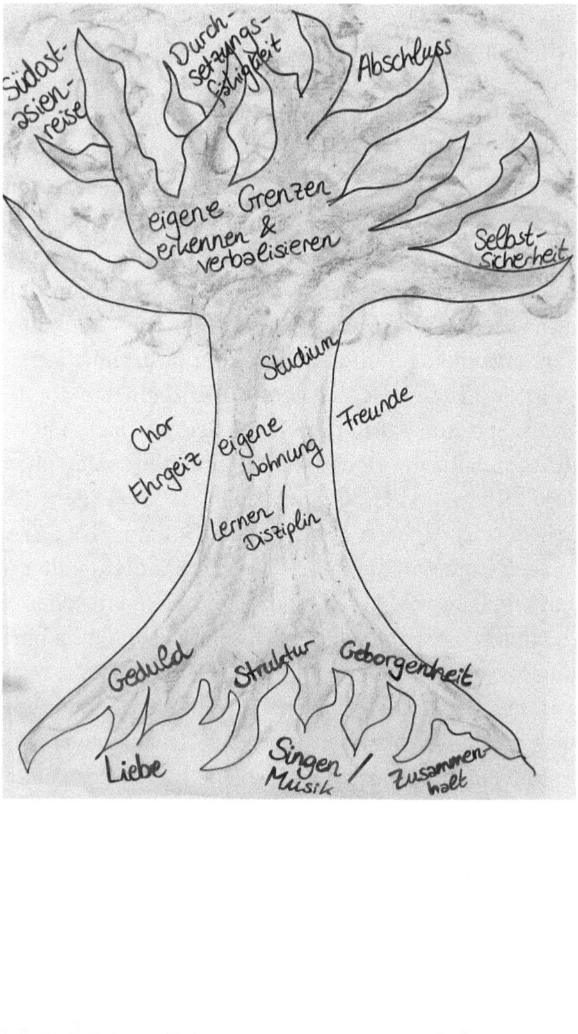

Abb. 10.2 Beispielhafter Ressourcenbaum auf Flipchart gemalt. © Sarah Franziska Tran-Huu

„Heute wollen wir uns unserem Ressourcenbaum widmen. Nun haben wir alle von unseren Eltern und Großeltern, Tanten und Onkel, aber vielleicht auch alten, engen Freunden und Bekannten unserer Eltern bestimmte Eigenschaften und Fähigkeiten in die Wiege gelegt bekommen. Was sind ‚gute Gaben', die ihr von Eurer Familie bekommen habt? Was hat dich auch möglicherweise hilfreich geprägt? Welche Eigenschaft wurde dir schon als Kind zugesprochen, die du heute noch in dir trägst und auf die du dich verlassen kannst? Diese finden sich hier in den Wurzeln des Baumes, sie geben uns Stabilität und Verankerung, sie sorgen dafür, dass wir nicht umfallen, auch im Sturm einen festen Stand haben und verortet, beheimatet sind.

Und dann hier im Stamm des Baumes kannst du Eigenschaften und Kompetenzen notieren, die du selbst bei dir erlebst und dankbar dafür bist, dass sie da sind. Was ist es, was dir zurzeit, in deiner momentanen Lebenssituation hilft und stützt? Woran hast du in den vergangenen Jahren verstärkt gearbeitet? Was hast du entwickelt an Stärken und inneren Ressourcen? Worauf bist du stolz?

Und in der Baumkrone finden wir Knospen, Blüten und Blätter des Baumes. Was soll bei dir noch wachsen? Welche Blüten soll dein Baum im kommenden Frühjahr tragen? Welche Fähigkeiten und inneren Ressourcen sollten in dir noch entstehen und sprießen dürfen? Welche Ziele hast du? Welche Meilensteile willst du erreichen? Die kannst du hier oben visualisieren und notieren. Ihr werdet gleich Euren eigenen persönlichen Ressourcenbaum malen, der all eure inneren Ressourcen beinhaltet. Diejenigen, die ihr schon lange in euch tragt, diejenigen, die jetzt ganz aktuell Euch begleiten und die inneren Ressourcen, die vielleicht noch ganz klein angelegt sind, die in der Zukunft als Blüten und Blätter in eurem Ressourcenbaum wachsen sollen."

So entsteht mit dem Malen des Ressourcenbaums auch ein Bild von Vergangenheit, Gegenwart und Zukunft. Dadurch wird einerseits der Reflexion der Vergangenheit und der biografischen Prägung durch die Eltern Raum gegeben, andererseits auch die Eigenständigkeit und Loslösung vom Elternhaus unterstützt. Die Visualisierung auf einem Blatt in einer Metapher unterstützt die Konstruktion eines facettenreichen Selbst, welches wandelbar ist. Das kreative Arbeiten unterstützt zudem den intuitiven Zugang zu den Ressourcen.

Das Arbeiten erfolgt zunächst in einer Einzelarbeit, anschließend kann in Kleingruppen ein Austausch erfolgen. Durch das Sprechen wird das Bild nochmals klarer und strukturierter. Als weitere wichtige Frage kann für die Kleingruppenarbeit noch die Frage nach konkreten ersten Schritten für die Blüten und Blätter mitgegeben werden: *„Wenn ihr bei den Blättern und Blüten Eures Baumes angelangt seid, dann schaut mal, ob es in euch schon erste Ideen für einen ersten kleinen Schritt in diese Richtung gibt? Vielleicht haben auch die anderen aus der Gruppe Ideen. Gebt auch hier gegenseitig ein wertschätzendes Feedback, wo seht ihr die gewünschte Eigenschaft bereits? Was konntet ihr in den vergangenen Wochen an euch gegenseitig erleben?"* Die Bilder können anschließend im Raum aufgehängt und so für alle sichtbar gemacht werden. Dies verdeutlicht die unterschiedlichen Konstruktionen und reflektiert die Vielfältigkeit der inneren Selbstwahrnehmungen. Für die Abschlussrunde lässt sich nach einem Galerie-Lauf, in dem alle Teilnehmenden frei im Raum laufen können und die unterschiedlichen Werke betrachten können, die Eindrücke reflektieren: *„Was ist Euch, wenn ihr alle Ressourcenbäume betrachtet habt, aufgefallen? Was hat Euch möglicherweise besonders berührt?"*

10.3 Sitzung RA 3

Die dritte Sitzung schließt an die Übung Ressourcenbaum aus der vorherigen Sitzung direkt an (Tab. 10.3). Die hier erarbeiteten Eigenschaften und Stärken sollen als Wahrnehmungsperspektive und -brille im Alltag verdeutlicht werden. Durch das Wechseln von unterschiedlichen Perspektiven wird deren Bedeutsamkeit für die Erinnerung und Einschätzung von Situationen verdeutlicht.

Eine kurze Atemmeditation unterstützt wieder den Einstieg in das gemeinsame Arbeiten in der Gruppe. Für den Einstieg in die Sitzung bietet es sich an zu fragen, wie die Übung des Ressourcenbaumes nachgewirkt hat. Wo wurde vielleicht welche Stärke oder innere Ressource beobachtet? Welche war besonders stark in den vergangenen Tagen? Anschließend kann die nächste Übung eingeleitet werden: In der Übung „Dreifacher Blick" alle Teilnehmenden dazu eingeladen, eine konfliktbehaftete oder schwierige Situation aus der Vergangenheit zu reflektieren. Eine Person soll sich zunächst an eine Situation erinnern, in der sie mit einer anderen Person unterschiedliche Positionen und Meinungen zu einem Thema hatte, möglicherweise sogar in einen Konflikt geraten ist. Dies können Partnerschaftsthemen, aber auch Diskussionspunkte mit Kolleg*innen, Studienfreund*innen oder Familienmitgliedern sein. Es sollte auch hier darauf hingewiesen werden, sich nicht den größten Konflikt auszusuchen, sondern eine Situation, die einen zwar beschäftigt hat, aber nicht sehr belastet oder gar traumatisiert. Die Übung unterteilt sich in drei Teile: Die Situation wird zunächst „normal" aus der eigenen Perspektive erzählt: *„Stellt Euch vor, ihr erzählt jetzt Euren Freunden von der Situation, einfach so, wie ihr es normalerweise auch machen würdet"*. Im zweiten Schritt wird die Situation aus einer journalistischen, möglichst neutralen Position als Reporter oder unbeteiligter Zuschauer geschildert: *„Jetzt stellt Euch vor, dass ihr Nachrichtenreporter seid oder als ganz neutraler, unbeteiligter Zuschauer der Situation beigewohnt habt. Schildert die Situation aus dieser Perspektive heraus ein zweites Mal. Reflektiert anschließend in der Gruppe – was hat sich verändert? Welche neuen Erkenntnisse gab es durch das unterschiedliche Erzählen?"* Im dritten Schritt soll der Fokus auf die inneren Ressourcen und Stärken gelegt werden: Welche Stär-

Tab. 10.3 Skizzierung der Inhalte, Ablauf und Materialien der Sitzung RA 3 des Moduls Ressourcenaktivierung

Skizzierung der Inhalte	Dauer	Ziel und Funktion	Benötigte Materialien
Atemmeditation & Ankommen	15′	Einstieg in die Sitzung	-
Nachklang der Übung „Ressourcenbaum" und Intro in die nächste Übung	10′	Thematischer Einstieg und Übergang zur Übung	-
Übung „Dreifacher Blick" in Kleingruppen	45′	Stärken aktivieren, Perspektivenwechsel durch anderen Fokus	Handout 13 Dreifacher Blick der Erzählung
Plenum	20′	Übergang und Abschluss	-

ken hat die erzählende Person eingesetzt? Welche seht ihr hier? Zur Unterstützung kann der Ressourcenbaum nochmals angeschaut werden. Die Ressourcenperspektive wird jedoch auch auf die andere beteiligte Person in der bearbeiteten Situation angewandt: „*Wenn ihr gemeinsam einen stärkenorientierten Blick auf die andere Person in dieser Geschichte anwendet, was seht ihr in ihr oder ihm? Wie könnte sein oder ihr Ressourcenbaum aussehen? Was könnte der gute Grund für ihr oder sein Verhalten sein?*" Die Geschichte kann nun zum dritten Mal mit einer Betonung der Stärken aller beteiligten Personen erzählt werden. Zum Abschluss geht die erzählende Person wieder in seine oder ihre Perspektive hinein – welche neuen Gedanken kamen dazu? Welche Optionen oder Lösungsmöglichkeiten sind entstanden?

Im abschließenden Plenum können die Erfahrungen geteilt werden. Entscheidend ist die Erfahrung, dass zum einen eine Situation sich durch den Perspektivenwechsel verändert und wir so einen alternativen Blick auf Geschehnisse erhalten. Zum anderen sollte herausgearbeitet werden, dass auch die andere beteiligte Person sinnhaft aus ihrer Perspektive heraus agiert hat und ihre/seine Stärken und Fähigkeiten eingesetzt hat. Es geht weniger darum, die Situation zu lösen, sondern die Übung darf in der Reflexion stehen bleiben und erst im Nachgang ihre Wirkung entfalten.

10.4 Blocktermin Sitzung RA 4 bis RA 6

Der letzte Blocktermin widmet sich in drei Abschnitten den sozialen Beziehungen, den bedeutsamen Werten sowie der eigenen Zielvision (Tab. 10.4). Das Ankommen wird in diesem Termin mit einer Kombination aus Atemmeditation und anschließendem Body Scan gestartet und kann gerne noch mit einer ausführlicheren Ankommensrunde ergänzt werden. Dies hilft den Teilnehmenden, sich auf den gesamten Tag einzulassen und ein Stück weit anderes beiseitezuschieben.

Das „Soziale Atom" ist die erste Übung des Tages und greift auf die Ideen von Jacob Moreno (1889–1974) zurück. Als soziales Atom bezeichnete Moreno das Netz aller sozialer Beziehungen, die für ein Individuum wichtig und bedeutsam sind. Gleichzeitig wird damit die Methode bezeichnet, dieses Netz zu visualisieren. Diese Visualisierung ist immer eine Momentaufnahme und bildet die subjektive Wahrnehmung einer Person zu einem bestimmten Zeitpunkt ab. Relevant für das Einbinden einer Person in das soziale Atom ist ausschließlich die subjektiv erlebte psychische Relevanz der Beziehung. In der Regel umfasst dies die Kernfamilie, Freunde, Bekannte, aber möglicherweise auch Personen, die weiter weg leben, verstorben sind oder zu denen sich die Person eine Beziehung wünscht – also alle, zu denen jemand in einer emotionalen Beziehung steht (Moreno, 1993).

In SystAm wird das soziale Atom als Variante eines Soziogramms eingeführt, es ist gleichzeitig Diagnose und Intervention: Es stellt die sozialen Beziehungen fest, es diagnostiziert also, und gleichzeitig erleben die Teilnehmenden durch den Prozess der Visualisierung möglicherweise Veränderungen und Erkenntnisse. In der vorliegenden Variante werden nicht nur Personen, sondern auch Dinge und Aktivitäten, die für die Personen wichtig ist, miteingeschlossen. Entscheidend ist hier der Schritt des Visualisierens und dass die Er-

Tab. 10.4 Skizzierung der Inhalte, Ablauf und Materialien des Blocktermins Sitzungen RA 4 bis RA 6 des Moduls Ressourcenaktivierung

Skizzierung der Inhalte	Dauer	Ziel und Funktion	Benötigte Materialien
Nachklang & Ankommen	15′	Einstieg in die Sitzung	-
Atemmeditation mit anschließendem Body Scan	15′	Achtsamkeitstraining und Schulung der Wahrnehmung	Anleitung „Atemmeditation & Body Scan"
Intro Soziales Atom & Beispiel zeigen	15′	Einführung der Übung	Beispielhafte Visualisierung auf Flipchart
Soziales Atom in Einzelarbeit zeichnen	30′	Sich sozialen Ressourcen bewusst werden	Jeweils ein FC für alle TN, Stifte, Farben, Malkreiden, Symbole, Figuren, Moderationskarten
Kleingruppen-Reflexion und Plenum	30′		-
Pause			
Bildkarten: Welcher Wert ist dir in deinem Leben am wichtigsten? Austausch im Plenum	15′	Verbindung mit eigenen Werten herstellen	Bildkarten
Erklären des Werte- und Entwicklungsquadrats mit Hilfe des Handouts und anschließende Übung in Einzelarbeit	60′	Reflexion der eigenen Werte	Handout 15 Werte- und Entwicklungsquadrat
Plenum	15′	Austausch und Hören Erfahrungen anderer	-
Pause			
Übung einführen, anschließend Erarbeitung des Lebensflusses in Einzelarbeit	30′	Bewusstmachen von vergangenen Ressourcen und bedeutsamen Zielen	Jeweils ein FC für alle TN, Stifte, Farben, Malkreiden, Symbole, Figuren, Moderationskarten
Dann evtl. Kleingruppen oder Galerie-Lauf, je nach Gruppengröße und Zeit	45′	Austausch und verstärkte Reflexion	-
Rückblick und Ausblick: Was nehme ich mit, was lasse ich hinter mir? Wie geht's weiter?	15′	Tagesabschluss	-

gebnisse auf Papier gebracht werden – es wird nicht bloß darüber gesprochen, sondern die Teilnehmenden sind gezwungen eine konkrete Position einer anderen Person zu sich selbst auszusuchen und eindeutig festzulegen. Die Teilnehmenden sollen zu zweit oder zu dritt arbeiten, und zunächst allein sich ein Symbol für sich selbst aussuchen. Hierfür eignet sich eine Auswahl an Symbolen, Figuren und Elementen, aus denen jede/r sich ein Symbol auswählen kann, was sich in diesem Moment für sie/ihn stimmig anfühlt (Abb. 10.3).

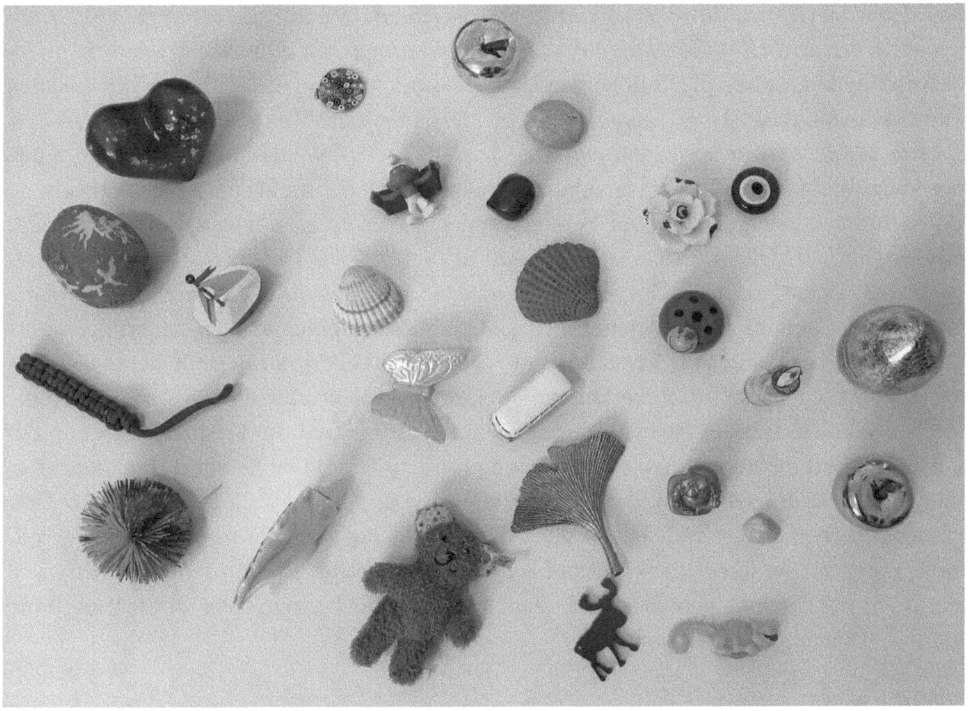

Abb. 10.3 Eine Auswahl an Symbolen und Figuren kann das Arbeiten und den intuitiven inneren Zugang anregen. (Foto © Sarah Franziska Tran-Huu)

Auch die Personen und Dinge, die für die Teilnehmenden bedeutsam sind, können mittels Symbole, Figuren, aber auch Bildkarten repräsentiert werden und auf dem Flipchart auf den Platz zum eigenen Symbol positioniert werden, dass der der momentan empfundenen emotionalen Beziehung entspricht. Alternativ können die Namen der Personen auch hingeschrieben werden – hier kann gerne auf die individuellen Vorlieben der Teilnehmenden eingegangen werden.

Ein weiterer Zwischenschritt ist es, den Personen Nummern in der Reihenfolge zu vergeben, in der sie in das soziale Atom eingefügt wurden. Nun können mit Stiften und verschiedenen Farben noch die unterschiedlichen Beziehungen verdeutlicht werden. Es bietet sich an eine mögliche Variante an Formaten vorzugeben, gleichzeitig aber die Offenheit für die kreative Ausführungen der Teilnehmenden zu bewahren: „*Hier wäre eine Variante davon, wie ihr die Beziehungen verdeutlichen könnt. Sollte das für euch so passen, könnt ihr diese gerne übernehmen. Was für Euch andere Formatierungen oder Farben Sinn machen, nehmt gerne diese. Eine sehr enge, starke Beziehung wird mit einem dicken Strich oder mehreren Strichen symbolisiert, eine weniger intensive Beziehung mit einer gestrichelten oder schwachen Linie. Wenn du eine Beziehung momentan als schwierig empfindest oder sie konfliktbehaftet ist, kannst du die Linie zu dieser Person mit einem oder mehreren kurzen Querstrichen kennzeichnen oder geschlängelt einzeichnen. Du kannst auch Symbole (Herze, Blitze, etc.) hinzufügen, um die Beziehung zu beschreiben, oder mit Farben arbeiten. In der Gestaltung deines sozialen Atoms bist du vollkommen frei!*“

Anschließend sollen die Teilnehmenden in Kleingruppen in die Reflexion der sozialen Atome gehen (Abb. 10.4): „*Was fällt am sozialen Atom auf? Wer steht der zentralen Person am nächsten? Wer ist ihr am entferntesten? Wo bestehen enge Beziehungen*?“. Auch hier kann direkt an die Lösungsvision angeknüpft werden, oftmals entstehen schon beim Malen Impulse der gewünschten Veränderungen: „*Fragen zu deinem Wunsch-Zustand: Was darf/soll so bleiben, wie es ist? Was soll sich verändern? Welche Beziehung möchtest du intensivieren*?“ Je nach Gruppengröße und Gruppendynamik kann nun das gesamte Plenum noch einmal zusammenkommen und sich über die gemachten Erfahrungen austauschen, oder es können die Visualisierung wie in einer Galerie ausgestellt werden, sodass alle Teilnehmenden selbst einen kurzen Blick auf die unterschiedlichen sozialen Atome erhalten können. Bei der Auswertung im Plenum kann durch die Gesprächsführung der Kursleitung auf mehrere Aspekte eingegangen werden: Die Quantität der Bezugspersonen, die Qualität der Beziehungen, die Entwicklung über die Zeit hinweg („*Wie hat sich Euer soziales Atom im letzten halben Jahr verändert?*“) und die Veränderungsdimension („*Welche Veränderungen werden gewünscht? Und wie könntet ihr diese Veränderung aktiv umsetzen*?“). Alle Teilnehmenden sollten zum Ende hin noch eingeladen werden, ein Foto von ihrem sozialen Atom zu machen.

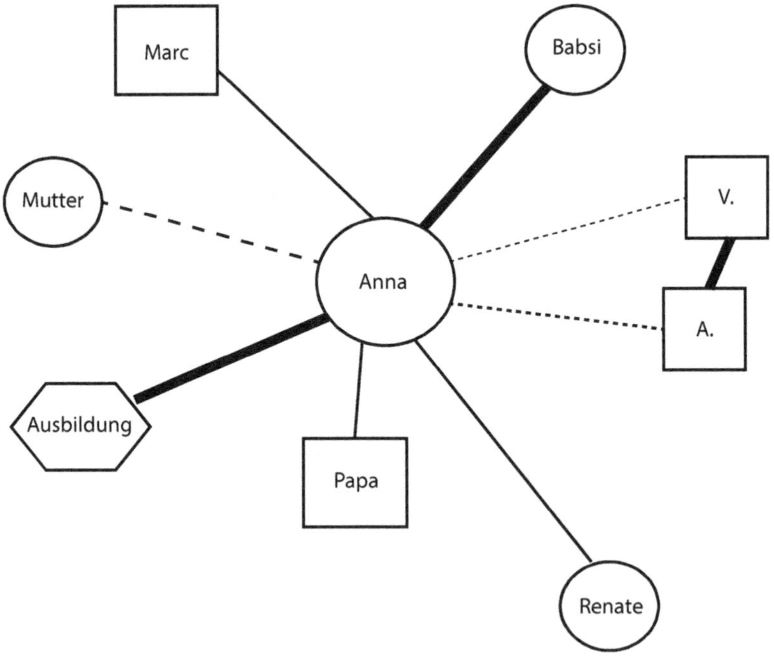

Abb. 10.4 Beispielhafte Visualisierung eines sozialen Atoms. Im Fokus stehen Anna und ihre zentralen Bezugspersonen

Je nach genauer Altersstruktur der Teilnehmenden und Belastungsgrad benötigen die Einzelnen möglicherweise mehr oder weniger Begleitung und Anleitung durch die Übung. Die Kursleitung sollte aufmerksam bleiben und immer wieder die Prozesse in den Kleingruppen im Blick behalten. Nicht immer verlaufen das Stellen und Visualisieren ohne schmerzhafte Erkenntnisse oder das Realisieren von belastenden Konflikten. Oftmals spielen auch bei sozialen Beziehungen starke Ambivalenzen eine Rolle, die die genaue Positionierung nicht leichter machen.

Nach einer Pause wendet sich die Gruppe dem Thema Werte als innere Ressourcen und wichtige Eckpfeiler der Lebensgestaltung zu: Werte sind das, was wir für uns und andere wünschens- und erstrebenswert finden (Frey, 2016). Oftmals sind Werte nicht direkt umsetzbar, und nicht immer realisierbar. Teilweise widersprechen sie sich auch wie beispielsweise enge Verbundenheit und Unabhängigkeit. Werte sind gesellschaftlich, religiös, kulturell und historisch beeinflusst. Sie können und werden sich im Laufe des Lebens wandeln. Werte beeinflussen Normen, also konkrete Handlungsempfehlungen: So folgt aus dem Wert Nachhaltigkeit die Norm, den Müll zu trennen.

Die Annäherung an Werte erfolgt in einem ersten Schritt durch Bildkarten: Bildkarten aktivieren unbewusste Anteile in uns, sie sprechen uns auf einer anderen Ebene an und das Aussuchen einer passenden Bildkarte erfolgt eher intuitiv und spontan. Der Trainer/die Trainerin legt eine Sammlung von Bildkarten aus und fragt die Teilnehmenden: *„Ihr seht hier eine Auswahl an Bildkarten. Ich würde euch jetzt bitten, euch eine von ihnen auszuwählen, diejenige, die von eurem spontanen Gefühl den für Euch wichtigsten Werte repräsentiert.*“ Werte sind zwar kognitiv repräsentiert, dennoch erfolgt der Zugang zu diesen Werten auf diese Weise erst einmal unbeeinflusst durch andere und spontaner, als wenn direkt gefragt werden würde. Wenn nun alle Teilnehmenden eine Karte für sich ausgesucht haben, werden diese im Plenum vorgestellt und kurz erläutert. Es wird hier auch wieder deutlich, wie individuell die Konstruktionen und Interpretationen der Bilder durch die Teilnehmenden sind. Nach Abschluss der Runde wird die folgende Übung angekündigt: Der ausgesuchte Wert soll mit Hilfe des Werte- und Entwicklungsquadrats genauer untersucht werden. Ziel der Übung ist die genauere Auseinandersetzung mit dem Wert, aber auch das Verdeutlichen, wie schwierig es sein kann, Werte umzusetzen, sowie das Bewusstmachen des Spannungsfelds, in dem die Werte verortet werden können.

Von wem das Werte- und Entwicklungsquadrat in seinen gedanklichen Ursprüngen tatsächlich stammt, ist nicht ganz klar (Abb. 10.5). Friedemann Schulz von Thun, der das Konzept einer größeren Öffentlichkeit bekannt machte, führte es lange auf Paul Helwig zurück, der es bereits 1936 zum ersten Mal in seiner „Charakterologie“ darstellte. Jedoch weist Schulz von Thun inzwischen darauf hin, dass Helwig selbst es wohl von dem Philosophen Nicolai Hartmann, bei dem er promovierte, übernahm und die Quelle lange nicht sauber darstellte (Schulz von Thun, 2015). Jedem Wert kann ein anderer Wert entgegengestellt werden, die durch eine inhaltliche Dimension miteinander verbunden sind. Dieser sogenannte „Gegenwert“ kann ebenso erstrebenswert und angemessen erscheinen wie der eigentliche Wert. Schulz von Thun nannte ihn auch die jeweilige Schwestertugend. Die Idee hinter der vertieften Auseinandersetzung mit einem bedeutsamen Wert liegt darin,

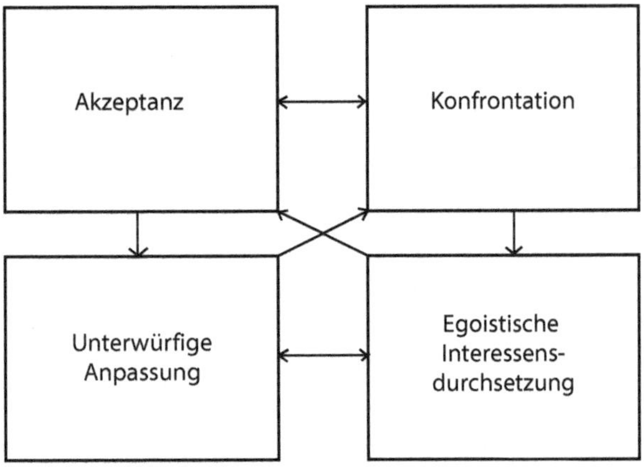

Abb. 10.5 Darstellung des Werte- und Entwicklungsquadrats. (Eigene Darstellung)

durch die Reflexion des Gegenwerts neue Impulse für eine anstehende Entwicklungsrichtung auszumachen, um das eigene Leben noch stärker mit dem Wert in Einklang zu bringen. Wer konsistent mit den eigenen Werten lebt, ist zufriedener und gelassener. Oftmals kann der Werte nur durch die Einbeziehung eines gewissen Maßes des Gegenwerts gelebt werden: Wenn mir Ehrlichkeit in der Kommunikation sehr wichtig ist, ist es kritisch, mich in sozialen Auseinandersetzungen komplett und in allen Situationen ehrlich zu zeigen. Stattdessen hilft es mir, die Schwestertugend (Takt und Sensibilität) miteinzubeziehen, um meine Kommunikation zu verbessern. Denn Ehrlichkeit ohne Sensibilität gleicht einer brutalen Offenheit, die verletzen kann. Jeder Wert entfaltet also seine konstruktive Wirkung erst dann, wenn er in einem guten Spannungsverhältnis zum Gegenwert befindet.

Das Modell wird durch die Kursleitung mündlich eingeführt und idealerweise an einem Beispiel an einem Flipchart erläutert. Als Beispiel könnte das folgende Paar an Werten fungieren: Akzeptanz und Konfrontation, welches Stück für Stück erarbeitet wird.

Die Richtung in der Selbstentwicklung führt also über eine Diagonale, in der Erarbeitung der sogenannten Schwestertugend. Laufe ich also Gefahr, in einer unterwürfigen Anpassung zu landen, da ich zu stark in der Akzeptanz verharre, tut es mir gut, mich in einer Konfrontationsbereitschaft zu trainieren und so eine Balance zwischen den beiden Tugenden herzustellen. Die Teilnehmenden erhalten das Handout, auf dem das Beispiel in seinen einzelnen Schritten dargestellt ist, und werden dazu aufgefordert, einen Wert eingehender zu betrachten und in Kleingruppen zu besprechen. Ziel ist es, Impulse herauszuarbeiten, wie der Wert noch konstruktiver in das eigene Leben integriert werden kann, und welche praktischen Handlungsempfehlungen sich von der Übung ableiten lassen. Erfahrungsgemäß gibt es Werte, bei denen sich der Gegenwert nicht ganz so leicht finden lässt oder an der ein oder anderen Stelle Impulse in der Formulierung und Ideen den Prozess für die Teilnehmenden erleichtern. Im anschließenden Plenum findet ein weiterer Austausch statt. Hier ist es hilfreich insbesondere auf konkrete Handlungsschritte einzugehen, um den diagonalen Pfad zu fördern.

Im letzten Abschnitt dieses Tages wird der Fokus auf die Zukunft gelegt, mit der Erarbeitung von konkreten Zielen und einem ressourcenorientierten Blick in die Vergangenheit. Die Übung „Meine Lebenslinie" ist an den Ansatz des Lebensfluss-Modells nach Sabine Schreiber und ihren Kolleg*innen am vft Institut in München angelehnt, und wurde für den Gruppenkontext in seinem Vorgehen leicht angepasst. Im ursprünglichen Ansatz von Schreiber (2020) wird mit Hilfe von Seilen auf dem Boden die Lebenslinie von der Vergangenheit in die Zukunft gelegt. Mit Symbolen, Karten und weiterem können nun bedeutsame Ereignisse und Lebensabschnitte markiert werden, schwierige Lebenserfahrungen können durch Kurven ins Seil visualisiert werden. Die Arbeit mit Metaphern findet seinen Ursprung bei Milton Erickson, der die Metapher des Lebenswegs, den „Highway of Life", in seiner therapeutischen Arbeit nutzte. Erickson wollte dadurch insbesondere den Blick auf die Zukunft richten, die durch diese Prozess-Leitlinie sichtbar wurde. Peter Nemetschek und dein Team ergänzte die Metapher des Flusses, sodass auch Windungen, Strömungen und Stockungen mitvisualisiert werden konnten (Schreiber, 2020).

Da ein paralleles Arbeiten mit einer Gruppe von bis zu 15 Teilnehmenden mit Seilen kaum möglich ist, wird der Ansatz der Lebenslinienarbeit abgewandelt, und stattdessen an Flipcharts gearbeitet, auf dem die Teilnehmenden ihre Lebenslinie aufzeichnet und daran arbeitet. Dies mag die zentrale Wirkung der Übung abschwächen, jedoch ist aus meiner Sicht trotzdem ein Arbeiten möglich, das innere Veränderungen anregen kann. Auch am Flipchart sind eine Distanzierung und ein Blick von außen auf das eigene Leben möglich, womit wiederum an der Haltung und inneren Einstellung gearbeitet wird. Frei nach dem systemischen Motto: „Haltungs- vor Verhaltensänderung" (Schreiber, 2020, S. 90). Wie Schreiber weiter ausführt, benötigen wir für innere Veränderungen „neuronale Anknüpfungspunkte an bestehende Muster im Gehirn" (Schreiber, 2020, S. 90). In stark körperfokussierten Ansätzen geht es darum, neue korrigierende Erfahrungen zu machen, die durch das emotionale Erleben kognitiv neu verankert werden (Schreiber 2020). Durch das individuelle Arbeiten an der eigenen Lebenslinie sind nun alle Teilnehmenden ganz bei sich, und durch das Visualisieren wird die eigene Konstruktion für die anderen sichtbar. Grundgedanke im narrativen Ansatz ist, dass wir Identitäten narrativ konstruieren – ich erzähle mir, wer ich bin, bzw. für wen ich mich halte. Lässt sich die Geschichte ändern, wandeln sich meine Identitäten. Von klein auf hören wir Zuschreibungen, Geschichten über uns, unsere Eltern und Großeltern. Dies wird auch bei dieser Übung genutzt, in dem sich die Teilnehmenden gegenseitig die Lebensgeschichte in Teilen und ihre Zukunftskonstruktionen erzählen. Durch das bewusste Fokussieren auf Ressourcen und Lösungen wird dabei eine bestimmte, ressourcenorientierte und stärkende Richtung eingeschlagen. Die Lebenslinie zu malen, auszuschmücken, zu erzählen, die wichtigsten Stationen zu markieren und den Blick in die Zukunft zu wenden – all dies zu verbildlichen und auszusprechen soll den Möglichkeitsraum öffnen, für das, was sein kann, wo das eigene Leben hingehen soll.

Die Trainerin/der Trainer kann folgendermaßen einführen:

> „Ich bitte euch, kurz die Augen zu schließen, um euch von eurer inneren Vorstellung leiten zu lassen. Stellt Euch einen Fluss vor, dieser kann wirklich existieren, oder er kann erfunden sein, das ist vollkommen gleich. Und in diesem Fluss fließt das Wasser, unablässig, der Fluss hat Biegungen und Windungen, es sind Steine im Fluss, mal größere, mal kleinere, dann entstehen größere oder kleinere Wellen. Und dieser Fluss lässt sich nicht aufhalten, er fließt

> immer weiter, er sucht sich seinen Weg durch mögliche Hindernisse, wenn ein Ast reingefallen ist, oder Kinder Steine reinschmeißen. Habt ihr ein Bild von Eurem Fluss? Vielleicht könnt ihr ihn hören, das unerlässliche Rauschen. Vielleicht spürt ihr, wie ihr danebensteht – ist es Sommer? Ist es heiß und die Sonne scheint? Oder es könnte auch kalt sein, windig, nass? Der Fluss ist individuell und jede und jeder von euch hat nun ein eigenes Bild im Kopf. Und wie ein Fluss fließt auch unser Leben: Irgendwo hat es einen Ursprung, es fließt, mal kleiner, mal größer, mal doller, mal sanfter … Auch im Leben gibt es große Steine und Hindernisse, Krisen, die ihr gemeistert habt, schwierige Phasen, die ihr erlebt habt. Und dann, plötzlich kann der Fluss, kann das Leben wieder frei fließen. Wir wollen jetzt dieses Bild eines Lebensflusses noch weiter nutzen und ich lade euch nun ein, euren eigenen Lebensfluss, eure Entwicklungslinie zu betrachten. Verankert noch einmal das Bild von eurem Fluss in euch, bevor ihr die Augen wieder aufmacht und zurück zu uns in die Runde kommt. … hier seht ihr eine ganze Rolle von Flipcharts, und jede/r von Euch wird sich nun ein Flipchart nehmen, und auf diesem euren Lebensfluss gestalten. Ihr seid frei in der Art und Weise zu gestalten – am Anfang malt ihr eine Linie als Fluss, und anschließend könnt ihr die wichtigsten Stationen betrachten. Keine Sorge, ich werde immer mal wieder euch Hilfestellungen geben, euch von hier Impulsen mitgeben. Jeder arbeitet für sich, und anschließend können wir eine kleine Galerieeröffnung machen."

Bei der weiteren Arbeit gibt es zwei Varianten: Das Flipchart kann an die Wand gehängt werden und wie auf einer Leinwand gearbeitet werden, oder das Flipchart kann auf einen Tisch gelegt werden. Der Vorteil bei letzterer Variante ist es, dass dann auch Symbole, Figuren, Bildkarten und weiteres zum Einsatz kommen kann, das dann auf das Flipchart gelegt wird. In der Leinwand-Version ist nur das Arbeiten mit Farben und Formen möglich. Wenn nun jede/r mit einem Flipchart ausgestattet ist und mit hinreichend Stiften und Materialien, kann es losgehen. Die Teilnehmenden werden aufgefordert, sich einen ruhigen Platz im Raum zu suchen, und sich einzurichten. Sobald deutlich wird, dass jede/r zum Beginn bereit ist, kann die Trainerin/der Trainer mündlich mit der Anleitung starten.

> „Nun male deine Lebenslinie auf das Flipchart, beginne am besten links unten und die Lebenslinie schlängelt sich nun nach rechts oben. Irgendwo ungefähr mittig ist die Gegenwart, der heutige Tag, der gegenwärtige Moment, davor ist deine Vergangenheit, danach ist deine Zukunft. Möglicherweise hattest du größere oder kleinere Krisen bereits erlebt, kein Leben verläuft gradlinig. Du kannst diese Windungen und Strömungsschnellen mit Kurven in deiner Lebenslinie visualisieren. … Wenn du nun so deine Lebenslinie vor dir hast, kannst du die wichtigsten Meilensteine markieren – deine Geburt, vielleicht Umzüge, Schuleintritt, bedeutsame Ereignisse wie die Geburt von kleineren Geschwistern, aber auch möglicherweise Punkte, die für dich schwierig waren, wie eine Trennung der Eltern, oder eine schwere Krankheit. … Und markiere auch die Gegenwart, unseren „Heute"-Punkt."

Wichtig zur Übung ist die Verlangsamung, daher sollte immer wieder geschaut werden, wo die Teilnehmenden stehen, welche möglicherweise Hilfestellungen benötigen, Unsicherheiten haben oder wo ein Impuls von außen für den Prozess und das Arbeiten hilfreich wäre. Je nach Gruppe und Geschwindigkeit des Arbeitens bietet es sich an, die Anleitung nochmal zu wiederholen, oder noch etwas auszuschmücken. *„Nun schau auch in die Zukunft – und versuche zu spüren, welche Gedanken, Impulse und Bilder hier auftau-*

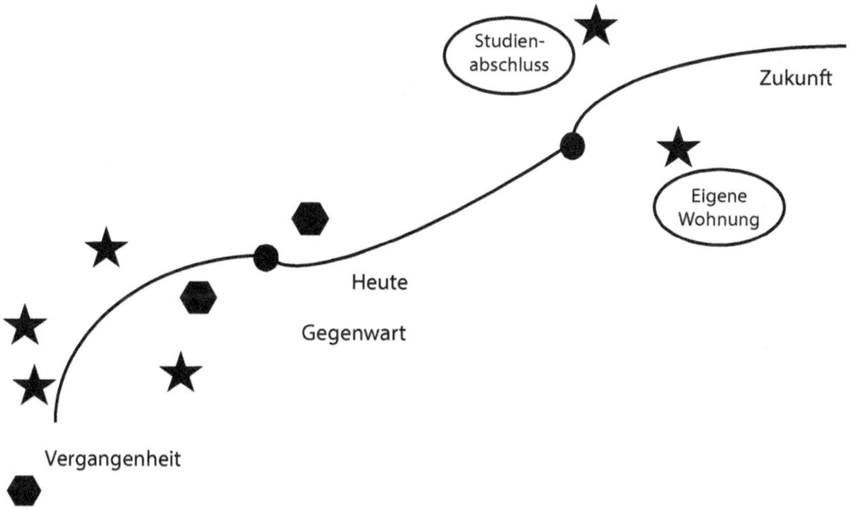

Abb. 10.6 Beispielhafter Lebensfluss mit ressourcenorientiertem Blick in die Vergangenheit, Gegenwart und Zukunft. Eigene Darstellung. Beispielhaft sind hier zwei Ziele (Studienabschluss und eigene Wohnung) dargestellt, die unterschiedlichen Symbole in Vergangenheit und Gegenwart sind unterschiedliche Ressourcen und relevante Aspekte für die Zielerreichung

chen. Welche Ziele schweben dir gerade vor? Wo möchtest du sein, in drei Monaten, in einem Jahr, in drei Jahren? Wo soll es für dich weitergehen beruflich, welche privaten Ziele und Wünsche hast du? ... Jetzt haben wir gerade [... Jahreszeit einfügen ...], wenn deine Lebenslinie als Fluss (Abb. 10.6) weitergeht, wohin soll er dich führen?"

Hier begleiten wir die Teilnehmenden hin in den Lösungsraum – die Induktion von Neuem ist ein zentrales Merkmal des systemischen Arbeitens (Schwing & Fryszer, 2018).

10.5 Abschluss & letzte Sitzung

Der Abschied aus der Gruppe und vom Kurs sollte ganz bewusst und achtsam vollzogen werden. Vermutlich sind aus den zunächst sich fremden Teilnehmenden eine feste Gruppe mit engeren Bekanntschaften und Bindungen entstanden, die sich über den Lauf des Kurses auf eine ganz besondere Art und Weise kennengelernt haben.

Die letzte Sitzung dient der Ablösung des Einzelnen von der Gruppe und einem bewussten Abschied von dem Kurs (Abb. 10.5). Auch dieser Termin startet mit einem Nachklang und einem Ankommen, in welchem schon das Ende des Kurses thematisiert werden kann. Die Atemmeditation kann in diesem Fall mit einigen Fragen zum Beginn des Kurses begleitet werden, und so die Retrospektive anregen. *„Erinnerst du dich, wie du hier zum ersten Mal in den Raum kamst? Erinnere dich an deine ersten Eindrücke, Gefühle, möglicherweise Ängste und Sorgen, die du damals hattest. An all die damals dir fremden Gesichter, die nun nicht mehr fremd sind."*

Tab. 10.5 Skizzierung der Inhalte, Ablauf und Materialien der letzten Sitzung

Skizzierung der Inhalte	Dauer	Ziel und Funktion	Benötigte Materialien
Nachklang & Ankommen	10′	Einstieg in die Sitzung	-
Ressourcenbriefe: Vorgehen erklären, Umschläge und Karten verteilen	10′	Einführung in die Übung	Vorbereitete Umschläge mit den jeweiligen Namen (Din A4) Moderationskarten und Stifte
Jeder schreibt für sich und verteilt anschließend die Karten in die Umschläge der anderen	30′	Reflexion des Gruppenprozesses, Wertschätzung anderer	
Abschlussrunde im Plenum	40′	Auflösung und Ende der Gruppe begleiten, Ausblick und Rückblick auf den Prozess	-

Als Abschlussübung werden Ressourcenbriefe verfasst: Hierfür bekommen alle Teilnehmenden so viele Moderationskarten, wie andere Teilnehmende im Kurs waren. Für jede und jeden anderen werden sie nun gebeten ein Kompliment, ein Gedanke, einen Impuls, einen Dank auf die Karte zu verfassen, die dann anonym in einem größeren Umschlag gesammelt werden. So erhalten alle Teilnehmenden zum Abschied eine ganze Auswahl an persönlichen Worten, die sie mitnehmen können und so immer wieder lesen können. *„Nun gebe ich Euch so viele Karten wie andere Teilnehmer*innen es hier im Kurs gab. Ihr sollt auf diese Karte für jede und jeden ein paar Worte schreiben: Was hat euch an ihm oder ihr besonders beeindruckt? Wovon würdet ihr euch gerne ein paar Gramm abschneiden? Welcher Moment im Kurs ist euch besonders in Erinnerung geblieben?“*

In der letzten Abschlussrunde kann je nach Gruppe frei gestaltet werden, wie auf das gemeinsame Arbeiten im Kurs zurückgeblickt wird. Es bietet sich an, explizit auf die erste Sitzung mit der eigenen Auftragsklärung zurückzugreifen. Als Abschluss sollte die Kursleitung noch den Prozess für sich reflektieren, sich bei der Gruppe bedanken und möglicherweise besondere Momente, die gemeinsam erlebt wurden, hervorheben (Tab. 10.5).

Literatur

Blickhan, D. (2018). *Positive Psychologie: Ein Handbuch für die Praxis*. Junfermann Verlag.

Blume, R. G. & Kropfberger, K. (2020). *Homo systemicus: Auf der Suche nach der Würde des Menschen*. Vandenhoeck & Ruprecht.

Diener, E. (2009). *Assessing well-being: The collected works of Ed Diener* (Bd. 39). Springer Science & Business Media.

Fredrickson, B. L. (2001). The role of positive emotions in positive psychology: The broaden-and-build theory of positive emotions. *American Psychologist, 56*(3), 218–226. https://doi.org/10.1037/0003-066X.56.3.218

Fredrickson, B. L. & Branigan, C. (2005). Positive emotions broaden the scope of attention and thought-action repertoires. *Cognition & Emotion*, *19*(3), 313–332.

Fredrickson, B. L. & Joiner, T. (2018). Reflections on positive emotions and upward spirals. *Perspectives on Psychological Science, 13*(2), 194–199. https://doi.org/10.1177/1745691617692106

Frey, D. (Hrsg.). (2016). *Psychologie der Werte*. Springer Berlin Heidelberg. https://doi.org/10.1007/978-3-662-48014-4

Grawe, K., Donati, R. & Bernauer, F. (2001). *Psychotherapie im Wandel: Von der Konfession zur Profession*. Hogrefe Verlag.

Grawe, K. & Grawe-Gerber, M. (1999). Ressourcenaktivierung. *Psychotherapeut, 44*(2), 63–73. https://doi.org/10.1007/s002780050149

Kalisch, R., Müller, M. B. & Tüscher, O. (2015). A conceptual framework for the neurobiological study of resilience. *Behavioral and Brain Sciences, 38*, e92. https://doi.org/10.1017/s0140525x1400082x

Michalak, J., Holtforth, M. G. & Veith, A. (2005). Wo soll's denn nun eigentlich hingehen? Die Zielperspektive in der Psychotherapie. In J. Kosfelder, J. Michalak, S. Vocks & U. Willutzki (Hrsg.), *Fortschritte der Psychotherapieforschung* (S. 54–88). Hogrefe.

Moreno, J. L. (1993). Die Psychiatrie des zwanzigsten Jahrhunderts als Funktion der Universalia Zeit, Raum, Realität und Kosmos. In H. Petzold (Hrsg.), *Reihe innovative Psychotherapie und Humanwissenschaften: Bd. 2. Angewandtes Psychodrama in Therapie, Pädagogik und Theater* (4. Aufl., S. 101–112). Junfermann.

Schieche, M. & Schreiber, S. (Hrsg.). (2020). *Ins Tun kommen – Prozess- und ressourcenorientierte Tools der Systemischen Therapie* (Bd. 317). Klett-Cotta.

Schreiber, S. (2020). Ins Tun Kommen Richtung Lösung – alle miteinander: Das Lebensfluss-Modell. In M. Schieche & S. Schreiber (Hrsg.), *Ins Tun kommen – Prozess- und ressourcenorientierte Tools der Systemischen Therapie* (S. 49–96). Klett-Cotta.

Schulz von Thun, F. (2015). Von wem stammt das Werte-und Entwicklungsquadrat. *SyStemischer – die Zeitschrift für systemische Strukturaufstellungen, 7*, 88–98.

Schwing, R. & Fryszer, A. (2018). *Systemisches Handwerk: Werkzeug für die Praxis* (9. Auflage). *Systemische Therapie*. Vandenhoeck & Ruprecht.

Praxismaterialien 11

- **Einstieg**
  Anleitung 1 World Café – Gruppencommitment
  Anleitung 2 Kreis der Sicherheit
- **Modul Achtsamkeit**
  Anleitung 3 Atemmeditation
  Handout 1 Achtsamkeit
  Anleitung 4 Eine Übung zum Umgang mit sich selbst
  Anleitung 5 Eine Reise durch den Körper
- **Modul Emotionale Kompetenz**
  Handout 2 Entstehung von Emotionen
  Handout 3 Perspektivenwechsel Emotionen
  Handout 4 Reflexion emotionaler Situationen
  Handout 5 Regulation emotionaler Situationen
  Handout 6 Mein Selbstwerttopf
- **Modul Selbst(er)kenntnis**
  Handout 7 Der Blick von innen, der Blick von außen
  Handout 8 Glaubenssätze erkennen
  Handout 9 Glaubenssätze als Kraftquelle
  Handout 10 Ich und meine ungeliebte Eigenschaft
  Anleitung 6 Mein sicherer Ort
  Handout 11 Die Geschichten, die mich prägten
  Handout 12 Mein inneres Team

Ergänzende Information Die elektronische Version dieses Kapitels enthält Zusatzmaterial, auf das über folgenden Link zugegriffen werden kann [https://doi.org/10.1007/978-3-658-46965-8_11].

S. F. Tran-Huu, *Resilienz und psychologisches Wohlbefinden junger Erwachsener fördern*, https://doi.org/10.1007/978-3-658-46965-8_11

- **Modul Ressourcenaktivierung**
  Handout 13 Werte- und Wohlfühlglück
  Handout 14 Dreifacher Blick
  Handout 15 Das Werte- und Entwicklungsquadrat

11.1 Einstieg

Anleitung 1 World Café – Gruppencommitment

Vorbereitung: 3 Flipcharts, auf denen jeweils eine Frage notiert ist:

1. Was brauche ich von mir selbst, von der Gruppe, von *Name Kursleiterin*, um mich gut auf das Miteinander-Wachsen einlassen zu können? Wodurch und wie wird SystAm für mich gewinnbringend und sinnhaft?
2. Welche Sorgengespenster fliegen manchmal, in Hinblick auf Gruppenprozesse und das Mich-Zeigen in meiner persönlichen Weiterentwicklung, über mir herum?
3. Welche Erwartungen habe ich an das Lehren und Lernen in diesem Kurs, und wo erwarte ich Unterschiede zu Lehren und Lernen in anderen Kontexten wie Universität, Schule oder Ausbildung?

Flipcharts möglichst weit entfernt im Raum aufstellen, mit Stiften ausstatten.
Gesamtgruppe teilt sich in 3 Gruppen auf.
Es gibt 4 Runden á ca. 7 min (Zeit stoppen, und den jeweiligen Rundenwechsel ansagen. Wenn die Gruppen sehr stark diskutieren, evtl. noch etwas länger Zeit lassen, je nachdem wieviel Zeit insgesamt zur Verfügung steht):

1. Runde: Gruppe 1 startet bei Flipchart 1, Gruppe 2 bei Flipchart 2, Gruppe 3 bei Flipchart 3.
2. Runde: Jede Gruppe rotiert ein Flipchart weiter.
3. Runde: Jede Gruppe rotiert wiederum eins weiter.
4. Runde: Gruppe 1 befindet sich wieder bei FC 1, Gruppe 2 bei FC 2, Gruppe 3 bei FC 3: Nun sollen sie alle Ergebnisse nochmal lesen, und die Kernpunkte zusammenfassen: Was sticht heraus? Diese auf einem neuen Flipchart visualisieren.

Nun gemeinsamer Galerie-Lauf: Als Gesamtgruppe zu jedem FC gehen und gemeinsam Ergebnisse besprechen, als Kursleiterung nachfragen, evtl. konkretisieren (Meist kommen Aspekte wie Wertschätzung und Respekt – woran merkst du das? Was bedeutet das konkret, wenn wir hier respektvoll miteinander umgehen? Evtl. konkrete gemeinsame Gruppenregeln vereinbaren [Pünktlichkeit, Ausreden lassen ...])

Falls bestimmte Aspekte, die der Kursleitung wichtig erscheinen, nicht genannt wurden, dürfen diese ergänzt werden (auch die Kursleitung ist Teil des Kurses und darf Wünsche und Erwartungen haben!)

- Vertraulichkeit gewährleisten, Schweigepflicht.
- Andere nicht korrigieren/reparieren wollen.
- Keine Ratschläge erteilen – eigene Ideen formulieren, die ins Plenum im Sinne eines Angebots gegeben werden.
- Nicht urteilen, Unterschiede respektieren, neugierig bleiben.
- Raum lassen – manche brauchen mehr Privatsphäre als andere, es wird welche geben, die sich stärker beteiligen, andere werden sich weniger beteiligen – alles darf sein.
- Zuhören – wem man zuhört, der fühlt sich zugehörig.
- Physische Grenzen respektieren.
- Selbstverantwortung übernehmen – Irritationen mitteilen, Notwendigkeit von Pause oder weiteren Bedürfnissen mitteilen.

Am Ende findet im Plenum eine letzte Reflexion statt: „*Wenn ihr aus der Vogelperspektive nochmal auf den Prozess schaut, was war zu beobachten?*" Hier ist es hilfreich, nochmal darauf hinzuweisen, dass viele ähnliche Sorgen und Ängste teilen sowie den besonderen Rahmen in einem ungewöhnlichen Kontext bewusst machen. Wir sind alle unterschiedlich und wir wollen hier einen Raum erschaffen, in dem alle so sein dürfen, wie sie sind. Alle sind willkommen.

Zum Abschluss Fotos machen und als Fotoprotokoll der Gruppe zur Verfügung stellen!

Anleitung 2 Kreis der Sicherheit

Die Studierenden als Teilnehmende dieses Kurses übernehmen auch einen Teil der Verantwortung für den Lernprozess. Alle Übungen sind als Angebote gedacht – die Teilnehmenden entscheiden, wie tief oder stark sie sich auf eine Übung einlassen (wollen).

Zur Thematisierung auf ein Whiteboard oder auf ein Flipchart drei Kreise malen in einer solchen Anordnung.

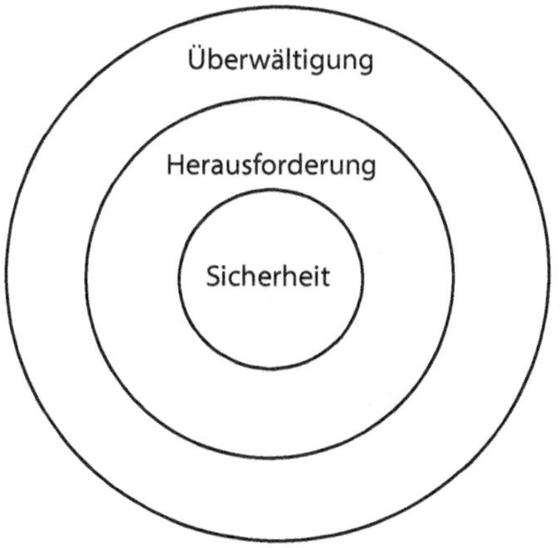

Der Kreis der Herausforderung ist für das Lernen am günstigsten. Es wird in diesem Kurs darum gehen, in diesen Bereich zu gehen – im eigenen Tempo. Es kann immer Faktoren geben, die dazu führen, dass jemand lieber im Kreis der Sicherheit bleibt. Wer sich überwältigt oder überfordert fühlt, kann wieder zurückkehren in den mittleren Kreis der Sicherheit.

An dieser Stelle kann darauf hingewiesen werden, dass alle Teilnehmenden immer selbst entscheiden können, ob sie an einer Übung teilnehmen. Jedoch ist es so, dass je öfter sie im Kreis der Herausforderung sind und je öfter es auch innere Bewegungen gibt, desto größer wird der Lerneffekt sein. Teil der Herausforderung ist auch das Teilen in der Gruppe, da ich mich dort am stärksten zeige und etwas von mir preisgebe. An dieser Stelle kann die Kursleitung auf die Wünsche verweisen, die in der vorherigen Sitzung im World Café erarbeitet wurden. Gerne können die Unterschiede zu anderen Lernveranstaltungen/ Angeboten in dem jeweiligen Kontext herausgearbeitet werden.

11.2 Modul Achtsamkeit

Anleitung 3 Atemmeditation

Setze dich auf die vordere Kante des Stuhles und richte die Wirbelsäule lang auf. Die Hände liegen locker auf den Knien oder Oberschenkeln, Handflächen nach oben oder nach unten. Hebe das Brustbein an und lass die Schultern nach hinten unten fallen.

Lenke jetzt deine Aufmerksamkeit in deine Füße. Spüre die Verbindung mit der Erde. Sind die Füße warm oder kalt? Spüre intensiv deine Füße und entspanne sie. Entspanne deine Beine, spüre dein Gesäß, die Verbindung mit dem Stuhl, entspanne das Gesäß und den unteren Rücken. Spüre die Aufrichtung deiner Wirbelsäule, entspanne die Schultern, die Arme, die Hände, zieh das Kinn ganz leicht zur Brust, mach den Nacken lang, entspanne den Unterkiefer, die Augen, lasse die Stirn weich werden, spüre und entspanne den ganzen Körper.

Schließe die Augen, wenn du sie noch nicht geschlossen hast. Atme ab jetzt nur noch, wenn möglich, durch die Nase. Konzentriere dich ganz auf deine Atmung. Spüre, wie die Luft kühl durch die Nase einströmt und wie sie warm wieder ausströmt. Beobachte, wie der Atem kommt und geht. Beginne jetzt deine Atmung zu vertiefen, atme zwei bis dreimal tief in den Bauch ein und aus, beim Einatmen hebt sich die Bauchdecke, beim Ausatmen senkt sich die Bauchdecke. (…)

Atme jetzt vier Sekunden lang ein, und vier Sekunden lang aus. Zähle im Geiste mit, zähle beim Einatmen bis vier, und zähle beim Ausatmen bis vier. Einatmen, zwei, drei, vier, ausatmen, zwei drei vier, Einatmen, zwei, drei, vier, ausatmen, zwei drei vier, atme tief in den Bauch. (…)

Ein, zwei, drei, vier, aus, zwei, drei, vier. ...

Du wirst mit jedem Atemzug ruhiger und ruhiger, lasse mit jeder Ausatmung Anspannung los, lasse mehr und mehr los. ...

Lass den Atem jetzt frei fließen, wie er kommt und geht, und zähle die Atemzüge. Einatmen eins, ausatmen eins, einatmen zwei, ausatmen zwei. Einatmen drei, ausatmen drei. (…)

Bleibe ganz konzentriert mit deiner Atmung verbunden und immer, wenn störende Gedanken kommen, kehre, sanft und ohne zu urteilen zu deiner Atmung zurück. Und zähle – einatmen ein, ausatmen ein, behalte das während der gesamten Meditation bei. (...)

Wann immer dich Gedanken ablenken wollen, kehre zur Atmung zurück, sanft und ohne zu urteilen. Es ist in Ordnung, wenn Gedanken auftauchen. Nimm sie wahr, und lass sie weiterziehen, wie Wolken am Himmel. Kehre zurück zu deiner Konzentration auf den Atem. Beobachte ihn weiter, wie er rein und rausfließt, wie der Bauch sich hebt und senkt. (...)

Lasse jetzt dein Zählen innerlich leiser und leiser werden, lass es schließlich ganz verklingen. Sei im Gewahrsein der Stille, vielleicht ist da jetzt kein Gedanke mehr, sondern nur noch der offene Raum, die Weite, die Stille. (...)

Bereite dich jetzt darauf vor, in deinem eigenen Tempo die Meditation zu beenden und kehre langsam zurück zu uns in die Runde. Senke mit der nächsten Ausatmung das Kinn zur Brust, und öffne mit der nächsten Einatmung die Augen und hebe das Kinn wieder an.

Handout 1 Achtsamkeit

Achtsamkeit – eine theoretische und empirische Annäherung

1. **Was verstehen wir unter Achtsamkeit?**
   - Achtsamkeit ist das aufmerksame unvoreingenommene Beobachten aller Phänomene, um sie wahrzunehmen und zu erfahren, wie sie in Wirklichkeit sind, ohne sie emotional oder intellektuell zu verzerren (Solé-Leris, 1994).
   - Wesentlich ist hier die Lenkung der Aufmerksamkeit auf den gegenwärtigen Moment, die durch Absicht gekennzeichnet und nicht-wertend ist (Kabat-Zinn, 1990).
   - Achtsamkeit kann als rezeptive Aufmerksamkeit und Bewusstheit von momentanen Vorgängen und Erfahrungen definiert werden (Brown & Ryan, 2003).
   - Achtsamkeit ist die Aufmerksamkeitsregulierung, die die Konzentration auf die unmittelbare Erfahrung ermöglicht und die Fähigkeit, den eigenen Erfahrungen mit Offenheit und Akzeptanz zu begegnen (Tang, Hölzel & Posner 2015, S. 214).
2. **Wie wirkt Achtsamkeit?**
   - Achtsamkeit erleichtert die Emotionsregulation (Tang, Hölzel & Posner 2015; Shapiro et al. 2006). Durch die Exposition zu negativen Reizen wird die Akzeptanz und Toleranz gestärkt (Berking & von Känel, 2007).
   - Achtsamkeit erhöht die Aufmerksamkeit für das eigene Erleben, die eigenen Gefühle und Empfindungen (Tang, Hölzel & Posner 2015, S. 214 Shapiro et al. 2006:)
   - Achtsamkeit erleichtert eine gezielte gesteuerte Aufmerksamkeitslenkung (Tang, Hölzel & Posner 2015; Shapiro et al. 2006).
   - Dies führt zu einer erhöhten Klarheit über eigene bedeutsame Werte und Ziele und erleichtert die kognitive, emotionale und handlungsbasierte Flexibilität
3. **Was sagt die Forschung zu Achtsamkeit?**
   - Nach regelmäßiger Meditation und dem Besuch eines Achtsamkeitskurses kommt es zu einem Anstieg des Wohlbefindens (Carmody und Baer 2008). Auch die Lebensqualität wird subjektiv höher eingeschätzt.

- Zudem reduziert sich die wahrgenommene Ängstlichkeit (Andresen, 2000) und die emotionale Stabilität erhöht sich (Travis, Arenander und DuBois, 2004).
- Auch der Einfluss auf das alltägliche Stresserleben nach dem Besuch eines MBSR-Kurses konnte nachgewiesen werden (Williams, Kolar, Reger und Pearson, 2001): Die psychische und körperliche Symptombelastung sank und der subjektiv wahrgenommene Stress wurde als geringer wahrgenommen.
- Kritisch ist anzumerken, dass viele Studien lediglich korrelative Zusammenhänge nachprüften, kleine Stichproben aufwiesen und nur selten ein Längsschnittdesign beinhalteten.
- Wenige Studien haben bisher versucht, auch physiologische Zusammenhänge und Auswirkungen nachzuprüfen, und nicht nur subjektiv berichtete Maße aufzugreifen. So fanden Tang, Hölzel und Posner (2015) in einer Meta-Analyse bei mehreren Studien eine verringerte Amygdala-Aktivität bei der Exposition zu emotionalen Stimuli (bspw. bei Goldin & Gross, 2014, Lutz et al., 2014, Taylor et al., 2011; Desbordes et al. 2012), was für eine geringere emotionale Erregung spricht. Hölzel und Kollegen (2011) konnten Veränderung in der grauen Substanz in Hirnregionen, die in Prozessen des Lernens, Gedächtnisses, der Emotionsregulation und des Denkens involviert sind.

4. **Wo kann ich noch mehr lesen?**

- Brown, K. W. & Ryan, R. M. (2003). The Benefits of Being Present: Mindfulness and Its Role in Psychological Well-Being. In: *Journal of Personality and Social Psychology.* 84(4): 822–848, https://doi.org/10.1037/0022-3514.84.4.822.
- Brown, K. W., Ryan, R. M. & Creswell, J. D. (2007). Mindfulness: Theoretical Foundations and Evidence for its Salutary Effects. In: *Psychological Inquiry.* 18 (4), 211–237.
- Desbordes, G. *et al.* (2012). Effects of mindful-attention and compassion meditation training on amygdala response to emotional stimuli in an ordinary, non-meditative state. *Front. Hum. Neurosci.* 6, 292.
- Goldin, P. R. & Gross, J. J. (2010). Effects of mindfulness-based stress reduction (MBSR) on emotion regulation in social anxiety disorder. *Emotion 10*, 83–91.
- Hölzel BK, Carmody J, Vangel M, Congleton C, Yerramsetti SM, Gard T, Lazar SW (2011). Mindfulness practice leads to increases in regional brain gray matter density, *Psychiatry Res.,* 191(1): 36–43.
- Hölzel BK, Lazar SW, Gard T, Schuman-Olivier Z, Vago DR, Ott U (2011) How does mindfulness meditation work? Proposing mechanisms of action from a conceptual and neural perspective. *Perspect Psychol Sci 6*:537–559.
- Kabat-Zinn, J. (2003). Mindfulness-based interventions in context: Past, present, and future. *Clinical Psychology: Science and Practice, 10*(2), 144–156. https://doi.org/10.1093/clipsy.bpg016
- Lazar, S. W. et al. (2005). Meditation experience is associated with increased cortical thickness. *Neuroreport* 16: 1893–1897.
- Lutz, J. et al. (2014). Mindfulness and emotion regulation – an fMRI study. *Soc. Cogn. Affect. Neurosci.* 9, 776–785.

- Shapiro, S. L., Carlson, L. E., Astin, J. A., & Freedman, B. (2006). Mechanisms of mindfulness. *Journal of clinical psychology, 62*(3), 373–386.
- Solé-Leris, A. (1994). *Die Meditation, die der Buddha selber lehrte: wie man Ruhe und Klarblick gewinnen kann*. Herder.
- Tang, Y. Y., Hölzel, B. K., & Posner, M. I. (2015). The neuroscience of mindfulness meditation. *Nature reviews neuroscience, 16*(4), 213–225.
- Taylor, V. A. *et al.* (2011). Impact of mindfulness on the neural responses to emotional pictures in experienced and beginner meditators. *Neuroimage* 57, 1524–1533.
- Williams, K. A., Kolar, M. M., Reger, B. E., & Pearson, J. C. (2001). Evaluation of a wellness-based mindfulness stress reduction intervention: A controlled trial. *American Journal of Health Promotion, 15*(6), 422–432.

Anleitung 4 Eine Übung zum Umgang mit sich selbst

Anmerkung: Zum Schluss der Übung gut darauf achten, dass eine schwierige Situation, die für Übungszwecke wieder stark in die Gegenwart geholt wurde, auch gut wieder verschlossen wird. In der Reflexion darauf eingehen. Kann jede/r gut gehen? Vorab Übungszweck betonen, darauf vorbereiten, dass sie sich nun eine Situation in Erinnerung rufen sollen, die für sie stressig war. Betonen, dass es nicht das allergrößte Thema sein muss, sondern etwas, womit sie sich heute gut beschäftigen können, vielleicht eine Situation, die schon länger vergangen ist.

Setze dich aufrecht und bequem hin. Die Hände liegen locker, wo sie hinfallen. Spüre einmal in deinen Körper hinein – wie fühlt er sich in diesem Augenblick an? Gibt es noch etwas, was dein Körper dir sagt, was er braucht? Den Kopf drehen, durchatmen, nochmal die Position anpassen? Dann tue es jetzt gerne. [...]

Und nun beginne damit, deine Aufmerksamkeit auf deine Füße zur richten. Wie fühlen sie sich gerade an? Sind sie warm oder kalt, angespannt oder entspannt? Spüre dann auch in deine Beine, Unterschenkel, Knie, Oberschenkel, über das Gesäß hin zum Rücken. In den gesamten Rücken hinein, dann nach vorne in den Brustbereich. [...] Wie fühlt sich dein Körper heute gerade jetzt in diesem Augenblick an? Wie fühlt sich auch dein Gesicht, dein Kopf an? Atme nochmal tief durch, und entspanne deinen Körper. Es gibt gerade nichts weiter für dich zu tun, als meinen Worten zu folgen. Beobachte deinen Atem, wie er dich nährt, wie er kühl durch die Nase eingesogen wird, und wärmer wieder ausgestoßen wird. Bleib ein paar Atemzüge ganz bei ihm. [...]

Nun werde ich dich bitten, dich an eine vergangene Situation zu erinnern, die für dich sehr herausfordernd war. Die du schwierig in Erinnerung hast, die, wenn du jetzt daran denkst, dir vielleicht noch ein komisches Gefühl im Bauch macht. In der du nicht glücklich warst mit dir und deinen Handlungen. [...] Nimm dir ein paar Momente Zeit und schau, welche Situation auftaucht. Es muss keine dramatische Situation sein, und wähle etwas aus, mit dem du ab jetzt für ein paar Moment gut arbeiten kannst. Vielleicht hat es was mit deiner Familie zu tun, oder eine berufliche Situation. [...]

Erinnere dich jetzt an diese Situation und lasse sie vor deinem inneren Auge wieder auftauchen. In welchem Kontext spielte sich die Situation ab? Wer hat was gesagt, wer hat was getan? […] Und wenn du dich so erinnerst, wirst du auch spüren, dass du körperliche Reaktionen hast – ein Unbehagen im Magen, eine Emotion, Wut, Ärger, Enttäuschung, vielleicht, die auftaucht, die deinen Atem schneller werden lässt oder dein Herz schneller schlagen. Du darfst jederzeit dir in Erinnerung rufen, dass die Situation vorbei ist, dass es heute nur um ein Üben geht. […] Und du kannst dir selbst sagen, dass es wirklich eine schwierige Situation war. Dass deine Emotion berechtigt waren, dass deine Bedürfnisse nicht gestillt wurden oder deine Grenzen verletzt wurde. Sag dir, dass es anderen Menschen in vergleichbaren Situation ähnlich gehen würde. Dass es eine anstrengende und herausfordernde Situation war. […]

Und dann denk an die Gruppe, die gerade hier mit dir in diesem Raum sitzt. Die alle an Situationen denken, die für sie schwierig waren. Und spüre die Verbindung mit ihnen. Spüre, dass du nicht allein bist mit deinen Gefühlen und Gedanken, dass es anderen auch so geht. Dass es zum Leben dazu gehört, und ein ganz natürlicher Teil des Lebens ist. Dass wir es nicht vermeiden können, sondern nur lernen, anders mit uns in eben diesen Situationen umzugehen. […]

Und dann spüre nochmal in die Situation hinein, was hättest du in dieser Situation gebraucht? Was hätte dir gutgetan? Welche Worte, welche Handlungen wären gut gewesen? Welchen Satz hättest du gerne gehört? Möglicherweise, dass du nicht allein bist. Oder dass du auch diese Situation überstehen wirst. Oder dass du deine Emotionen und Gedanken in diese Situation akzeptieren darfst, und nicht dagegen arbeiten musst. […] Sag dir diese Wort jetzt innerlich zu dir selbst.

Wie fühlt sich das an, wenn dies dir jemand sagt? Was verändert sich in dir, in deiner körperlichen Reaktion? Spürst du vielleicht Erleichterung? Entspannung? Wie verändert sich dein Atem? Wie fühlt sich dein Herz an? […]

Nimm dir ein paar Momente für dich Zeit, diesen anderen Umgang mit dir in Gedanken durchzuspielen. Und dir die Worte zu sagen, die du in der Situation gebraucht hättest. […]

Atme nun nochmal tief durch und verabschiede dich gedanklich von der Situation. Sie ist vorbei. Verankere die Worte, die du gebraucht hättest, in dir. Mach dir bewusst, dass du jederzeit auf diese Worte zurückgreifen kannst. Sie sind in dir. Und du kannst dich selbst begleiten, in diesen schwierigen, herausfordernden Situationen.

Spüre zum Abschluss nochmal in deinen ganzen Körper hinein und atme ein letztes Mal tief durch. Und dann komme in deinem Tempo zu uns in den Kreis zurück. Öffne langsam die Augen, vielleicht magst du dich etwas recken und strecken, deinem Körper das geben, was er jetzt braucht. […] und wenn alle wieder hier sind, machen wir weiter.

Anleitung 5 Eine Reise durch den Körper

Finde nun eine Position im Sitzen oder Liegen, die für dich angenehm ist. Nimm dir etwas Zeit, dich einzurichten. Spüre, wie dein Körper den Stuhl oder den Boden berührt. Spüre einmal in deinen Körper hinein, wie du heute hier bist. Welche Empfindungen zeigen sich? Wo zwickt es vielleicht? Spürst du Schwere, Leichtigkeit, Müdigkeit, Erschöpfung, Aufregung? …

Nun konzentriere dich auf deinen Atem. Er kommt und geht von allein. Atme ganz entspannt, ohne einzugreifen – ein und aus … ein … aus … Wir spüren, wie die kühle Luft einströmt, wie sie wärmer ausströmt. Wir können die Bauchdecke beobachten, wie sie sich hebt und senkt. … Du brauchst gerade nichts weiter zu tun, als zu beobachten, deinem Atem zu folgen, wie er einfließt und wie er wieder hinausfließt. …

Jetzt gehe mit deiner Aufmerksamkeit zum linken Fuß und weiter zu den Zehen des linken Fußes. Spüre hier hinein, wie fühlt sich dein Fuß an? Spürst du ein Kribbeln, Pochen, Stechen, Dumpfheit, Ziehen? … Wärme oder Kälte? Vielleicht fällt es dir schwer, die körperliche Empfindung wahrzunehmen. Wenn du magst, kannst du die Zehen etwas bewegen. Du beobachtest lediglich, ohne zu bewerten. Jegliche Empfindung ist in Ordnung und darf sein. Dann gehe langsam weiter mit deiner Aufmerksamkeit zum mittleren Bereich des linken Fußes … was spürst du hier? Und dann weiter zum linken Fußknöchel. … Abschließend den gesamten linken Fuß, bleib kurz mit diener Aufmerksamkeit bei ihm. … Dann führe deine Aufmerksamkeit weiter über den linken Unterschenkel, über Wade und Schienbein, bis zum Knie. … Was zeigt sich hier? … Einfach beobachten, ohne in den Widerstand zu gehen. Es gibt keine richtigen oder falschen Empfindungen. … Dann weiter zum linken Oberschenkel, bis zum linken Becken. …

Jetzt zum rechten Fuß. Spüre auch hier, wie sich die Zehen anfühlen. Wieder spüren wir nur und beobachten, ohne die Empfindung zu beurteilen. Wenn du möchtest, kannst du die Zehen etwas bewegen. Ist es hier ein Kribbeln, Ziehen, Pochen? Oder zeigt sich Dumpfheit, Unruhe, Anstrengung, vielleicht sogar Schmerz? Du musst nur beobachten, du brauchst nichts dagegen zu unternehmen. … Gehe dann weiter zum mittleren Bereich des rechten Fußes und weiter zum Fußknöchel. Verweile hier bei der Wahrnehmung des gesamten rechten Fußes. … Nun geht es weiter über den rechten Unterschenkel, über Wade und Schienbein, bis zum rechten Knie. …. Und dann weiter bis zum rechten Oberschenkel bis hin zum rechten Becken. Nimm einfach wahr, was sich hier zeigt. Alles darf sein, alles kann sein. …

Nun bewege dich mit deiner Aufmerksamkeit über das Steißbein über die Rückenwirbel nach oben. Spüre in deinen unteren Rücken … spüre in deinen oberen Rücken hinein. Zeigt sich hier vielleicht Anstrengung, Anspannung … oder Entspannung und Ruhe? Gehe weiter bis in den Schulterbereich, hin zum Nacken. An einigen Stellen wirst du weniger wahrnehmen, an einigen Stellen mehr. Das ist normal. … Nun starte vorne an den Leisten und bewege deinen Aufmerksamkeitsfokus von dort über deinen Bauch hin zum Brustbereich. … und wenn deine Aufmerksamkeit abschweift, du dich in anderen Gedanken verlierst, bemerke es sanft und führe deine Aufmerksamkeit wieder zurück zu dem Körperteil, an dem ich euch gerade leite. Es ist vollkommen normal, dass der Geist wandert – wenn wir es bemerken, lenken wir unsere Aufmerksamkeit wieder bewusst zurück. … Nun spürst du in deinen Brustbereich bis zur Kehle von und dort in den Nacken- und Schulterbereich zurück.

Nun wende dich mit deiner Aufmerksamkeit zu deiner linken Hand zu, spüre in deine Finger. In jeden einzelnen Finger, in die Handfläche, in den Handrücken, in das Handgelenk. Wie fühlt sich deine rechte Hand jetzt in diesem Augenblick an? Welche Empfindungen kannst du hier bemerken? … Gehe weiter über den linken Unterarm, über den linken

Ellbogen hin zum linken Oberarm. Was kannst du hier wahrnehmen? … Und von hier kommst du wieder in den linken Schulterbereich.

Nun wenden wir uns der rechten Hand, auch hier verweilst du bei jedem einzelnen Finger kurz. Was fühlst du hier? Spüre in den rechten Handrücken, in die rechte Handfläche, in das rechte Handgelenk hinein. … Wandere weiter über den Unterarm zum rechten Ellbogen und weiter zum rechten Oberarm. Auch kannst du vielleicht Anspannung, Anstrengung, ein Ziehen, Kribbeln, Pochen, Stechen, Piksen, Kitzeln, oder etwas Schmerz wahrnehmen. … Und dann weiter in die rechte Schulter.

Spüre nochmal in den Nackenbereich, und vorne zum Hals- und Kehlbereich. …. Dann geht es weiter über Kinn, Mund, zur Nase und den Nebenhöhlen, über den Augenbereich hin zu den Ohren. Spüre in deine Stirn. … in dein ganzes Gesicht, so wie es heute sich zeigt. Es ist jetzt genauso gut für den Moment. Weiter zum Scheitel und zum gesamten Kopf. …

Und nimm nun zum Abschluss deinen ganzen Körper auf einmal wahr, wie fühlt sich dein ganzer Körper an? … Wenn du eine Stelle spürst, die sich weniger angenehm anfühlt, dann kannst du jetzt auch ganz bewusst deinen Atem dahin lenken, und in die Stelle hineinatmen. … Nimm dir zum Abschluss noch etwas Zeit. …

Und wenn du so weit bist, dann komme langsam wieder zurück zu uns in den Kreis, bewege langsam Füße, Hände, Arme und Beine. Öffne die Augen und strecke dich, das, was jetzt für dich gut ist.

11.3 Modul Emotionale Kompetenz

Handout 2 Komponenten von Emotionen

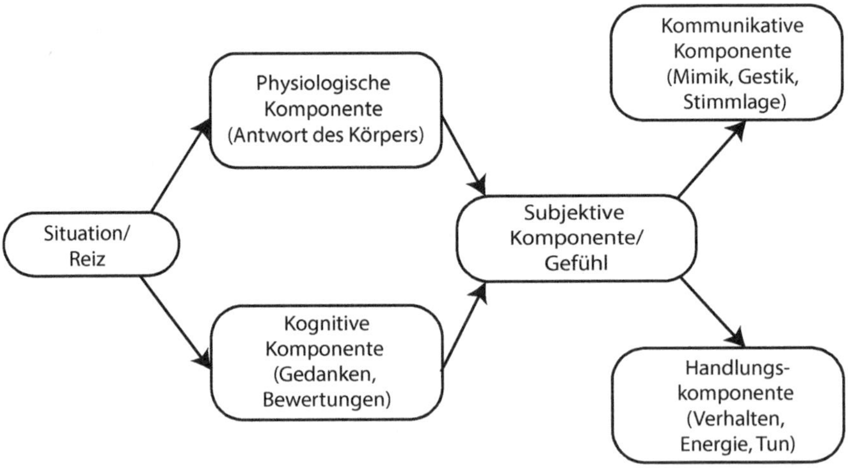

Handout 3 Perspektivenwechsel Emotionen

Funktionen von Emotionen und die damit verbundenen Chancen und Risiken. Eigene Darstellung in Anlehnung an Raisch, M. „Emotionen in der systemischen Therapie", 2022. S. 36f.

Emotion	Funktion	Chance	Risiko
Angst	Schutz, körperliche Unversehrheit, psychisches Wohlbefinden	Neues entdecken, Überwindung, inneres Wachsen	Rückzug, Erstarrung in der Angst, Nichtstun
Wut	Gehört werden, Anerkennung, Einfluss, selbstbestimmt agieren	Durchsetzen, Herausbilden eigener Meinungen und Ansichten, Energie	Grenzverletzungen anderer, Handeln, ohne nachzudenken, Übersprungsverhalten, Fokus nur auf die eigenen Bedürfnisse
Freude	Leichtigkeit, Energie freisetzen, Motivation	Energie, Durchhalten, Wachstum	Vergessen von Risiken und negativen Folgen, nicht auf Bedürfnisse und Wünsche anderer eingehen
Trauer	Ruhe, Abschied nehmen, Verständnis, Zuwendung	Neuorientierung, Loslassen, neuer Anfang	Erstarrung, zu enger Fokus, Depression, Vergessen anderer und positiver Aspekte
Ekel	Abstand, Schutz	Auswahl angemessener Optionen, Balance finden	Zu starke Ablehnung, Erstarrung, zu starker Fokus
Scham	Selbstwert, Anerkennung, Wertschätzung, Zugehörigkeit	Auswahl angemessenen Verhaltens,	Rückzug, soziale Isolation, Ängste, Übertreibung der Scham
Eifersucht	Wertschätzung, Zugehörigkeit, Verbindlichkeit, emotionale Bindung, Sicherheit	Erkennen der eigenen Bedürfnisse, Verbundenheit, Liebe	Zerstörung von Beziehungen, Ängste, verzerrte Wahrnehmung
Verzweiflung	Klarheit, Sicherheit, Zukunftsperspektiven	Grenzen ziehen, Motivator zur Veränderung, Bereitschaft, Hilfe anzunehmen	Verlieren in Gedankenschleifen, Depressionen, Erstarrung
Einsamkeit	Zugehörigkeit, Bindung, emotionale Beziehungen	Antreiber, Motivator zu Veränderungen	Isolation, Ängste, Depressionen
Lust	Den Moment genießen, Freude empfinden, Leichtigkeit	Lebenslust, Freude, Weitermachen	Gier, Verlieren im Positiven, kein Blick mehr für Ernsthaftigkeit und notwendige Arbeit
Erschöpfung, Müdigkeit	Leichtigkeit, Abgrenzung, Ruhe, Entspannung	Nein sagen, Grenzen ziehen, Rückzug, Fokus auf anderes legen	Erstarrung im Nichts-Tun, Depressionen, Gedankenkarussell

Handout 4 Reflexion emotionaler Situationen

Mein Gefühl

Beschreibe die Situation

Chance des Gefühls

Notiere Handlungsimpulse, die du im Nachhinein als positiv betrachtest

Risiko des Gefühls

Notiere Handlungsimpulse, die du im Nachhinein als negativ betrachtest

Funktion des Gefühls

Was wollte dir das Gefühl in dieser Situation mitteilen? Welches Bedürfnis steckte dahinter?

Handout 5 Regulation emotionaler Situationen

Situation und damit verbundene Gefühle

Welche Regulationsstrategien hast du eingesetzt?
Wie ging es dir anschließend? Wie hast du dich anschließend gefühlt?

Wenn du mit Distanz auf die Situation schaust,
welche Strategien hättest du sinnvoller einsetzen können?
Welche Strategien solltest du auf jeden Fall beibehalten ?

Handout 6 Mein Selbstwerttopf

Der Topf, auf den niemand achtgibt
(aus Virginia Satir: „Selbstwert und Kommunikation", Pfeiffer Verlag)

„Als Kind lebte ich auf einem Bauernhof. Vor unserem Hintereingang stand ein großer schwarzer Eisentopf. Er war rund und schön, und stand auf drei Beinen. Wir machten unsere Seife selbst, und so war einige Zeit im Jahr der Topf voller Seife. Wenn es im Herbst Dreschzeit wurde, füllten wir den Topf mit dem Eintopf. Und zu anderen Zeiten wurde er benutzt, um Dünger für die Blumenbeete darin aufzubewahren. Immer wenn irgendjemand den Topf benutzen wollte, musste er oder sie sich folgende zwei Fragen stellen: 1. Was ist gerade im Topf? 2. Wie voll ist er?

Viele Jahre später, wenn Menschen mir über ihre Gefühle von Selbstwert berichteten – ob sie sich voll davon fühlten oder leer, schmutzig oder vielleicht sogar „zerbrochen" –, musste ich an jenen alten Topf denken. Es dauerte nicht lange, bis dieses einfache Wort vielen meiner Familien half, Gefühle auszudrücken, über die sie vorher nur mit Schwierigkeiten sprechen konnten. Wenn z. B. die Mutter sagte: „In meinem Topf ist heute viel", wusste die übrige Familie, dass sie sich gut fühlte, voll Energie und sicher im Wissen darum, dass sie für ihre Familie etwas bedeutete. Oder ein Kind sagte: „In meinem Topf ist heute wenig." Dann wussten die anderen, dass es sich nicht fühlte, als ob es für die anderen viel bedeutete, dass es sich müde oder gelangweilt oder vielleicht verletzt fühlte, und sicher nicht besonders liebenswert. Es könnte sogar bedeuten, dass es sich im Allgemeinen nicht viel wert fand, und dass es gewöhnt war, zu nehmen was kam, ohne dass es die Möglichkeit hatte, sich zu beklagen. In den alltäglichen Erfahrungen meines beruflichen und privaten Lebens gelangte ich zu der Überzeugung, dass der entscheidende Faktor für das, was sich in einem Menschen abspielt, die Vorstellung von dem eigenen Wert ist, die jeder mit sich herumträgt – also sein „Selbstwert-Topf"."

1. Erinnere Dich an ein vergangenes Erfolgserlebnis, einen Moment, in dem du dich richtig gut gefühlt hast. Vielleicht hat dir jemand gesagt, dass du etwas großartig kannst. Oder du konntest eine Schwierigkeit mit jemandem so lösen, dass alle froh waren. So ist es, wenn der Topf „voll" oder „hoch" ist. Vielleicht magst du auch an eine Situation denken, die für dich sehr schwierig war, in dem dein Topf fast leer war.
2. Fühle jetzt in deinen momentanen Selbstwert-Topf hinein: Wie ist dein Topf jetzt gerade? Hoch oder niedrig? Hat es einen besonderen Grund, dass du dich momentan so fühlst?

   Du kannst deinen momentanen Selbstwert-Topf auf der Rückseite malen.
3. Überlege dann, was du tun kannst, damit dein Topf sich füllt – was hilft dir dabei, dass er gut gefüllt ist? Und was musst du tun, um ein „low-pot-feeling" zu erzeugen? Auf einer Skala zwischen 1 und 10 – wo liegt der Füllstand? Was kannst du tun, um 0,5 Punkte höher zu kommen?

11.4 Modul Selbst(er)kenntnis

Handout 7 Der Blick von innen, der Blick von außen

nach der Idee von Joseph Luft & Harry Ingham (1955)

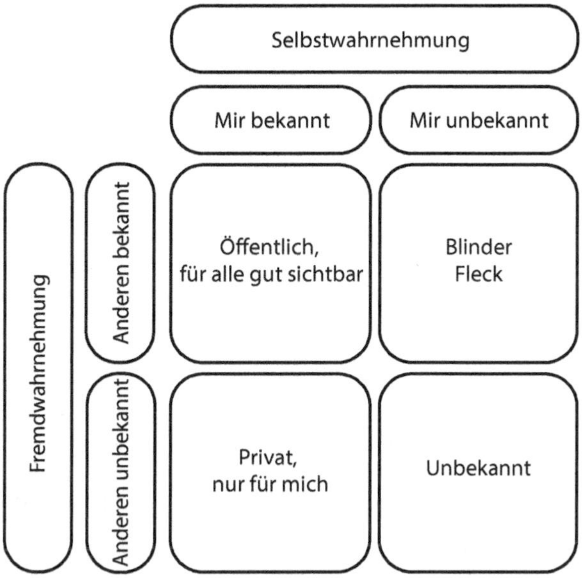

- Entscheide dich aus der Adjektivliste für 5 bis 6 Adjektive, die dich selbst gut beschreiben und in denen du dich heute in diesem Augenblick als Person wiederfindest.
- Wähle anschließend 5 bis 6 Adjektive für die zwei Anderen. Erinnere an die
- gemeinsamen vergangen Wochen – was hast du bei den anderen beiden erlebt, beobachtet, über sie und von ihnen erfahren? Wie schätzt du sie ein?
- Entscheidet mit wem ihr anfangt. Erzählt Euch die gewählten Adjektive. Habt ihr Erinnerung, dass es lediglich Konstruktionen sind – es gibt kein Richtig oder Falsch. Die eigenen Konstruktionen haben auch viel mit uns selbst zu tun.
- Person A schreibt dann
  - alle Adjektive, die von ihr und mindestens einer weiteren Person ausgewählt wurde, oben links in das Johari-Fenster.
  - alle Adjektive, die von den anderen aufgeschrieben wurden – nicht jedoch von ihr selbst – in den Quadranten oben rechts.
  - alle Adjektive, die sie selbst aufgeschrieben hat – nicht jedoch von den anderen ausgewählt wurden – in den Quadranten unten links.
  - das Feld unten rechts bleibt leer.

- Was hat dich überrascht? Wo findest du dich wieder? Wo weniger? Beschreibt Situationen und Beobachtungen, die zu Eurer Fremdeinschätzung geführt haben und tauscht Euch über Eure Wahrnehmungen aus.

Abenteuerlustig	Extravertiert	Neugierig
Achtsam	Facettenreich	Offen
Aktiv	Fantasievoll	Optimistisch
Akzeptierend	Feinfühlig	Organisiert
Ambitioniert	Fleißig	Pragmatisch
Anpassungsfähig	Fokussiert	Rational
Aufmerksam	Frei	Realistisch
Ausgeglichen	Freundlich/nett/sympathisch	Reaktionsschnell
Authentisch	Fürsorglich	Reflektiert
Bedacht	Geduldig	Reif
Begeisternd	Geschickt	Resilient
Besonnen	Genial	Ruhig/Schüchtern/introvertiert
Bescheiden	Gewissenhaft	Sanft
Bestimmt	Glücklich	Selbstständig/Selbstbestimmt
Bodenständig	Großzügig	Selbstbewusst/selbstsicher
Charakterstark	Herzlich	Sicherheitsorientiert
Charismatisch	Hilfsbereit	Spirituell
Charmant	Humorvoll/witzig	Spontan
Cool	Idealistisch	Stolz
Direkt	Intelligent/klug/schlau	Temperamentvoll
Diszipliniert	Klar	Tiefgründig
Durchsetzungsstark	Kompetent (im eigenen	Tolerant
Ehrgeizig	Fachgebiet)	Unabhängig
Eigenständig	Kollegial/loyal	Unternehmungslustig/-freudig
Elegant	Kommunikativ	Verantwortungsbewusst
Emotional	Kreativ	Verlässlich
Empathisch	Lebendig/lebensbejahend/-froh	Warmherzig
Engagiert	Liebevoll	Weitsichtig
Energiegeladen	Mitfühlend	Wertschätzend
Entspannt	Mutig	Willensstark
Experimentierfreudig	Nachdenklich	Witzig
		Zielorientiert/zielsicher

Handout 8 Glaubenssätze erkennen

Wer warst du, bevor die Welt dir erzählt hat, wer du sein sollst?

1. **Zunächst allein: Lese folgende Satzanfänge und ergänze spontan …**
   - Es ist wichtig, dass …
   - Jeder sollte …
   - Ich kann nicht …
   - Ich bin zu …

- Immer wenn …, dann …
- Ich glaube bestimmt, dass …
- Schon immer …

2. **An welche Glaubenssätze (Sprüche, Sprichwörter, Leitsätze, Motto, Norm-Sätze, Orientierungen u. ä.) erinnerst du dich noch …**
   - aus der eigenen Familie (Was haben z. B. Eltern, Großeltern, Tanten, Onkels wiederholt zu Dir gesagt?)
   - aus der Schulzeit (Was haben Lehrer*innen häufig zu Dir gesagt?)
3. **Welche Glaubenssätze hast Du dir möglicherweise selbst geschaffen und lässt Dich von ihnen leiten?**
4. **Von welchen Glaubenssätzen möchtest du dir verabschieden? Welche dürfen getrost in der Vergangenheit bleiben? Und welche möchtest du mitnehmen in deine Zukunft?**
5. **Tauscht Euch anschließend zu dritt über Eure Glaubenssätze aus. Was fällt Euch auf? Gibt es Gemeinsamkeiten? Gibt es Unterschiede?**

Handout 9 Glaubenssätze als Kraftquelle

Welchen der folgenden Glaubenssätze vermisst Du am meisten als Kraftquelle? Tauscht Euch zu dritt aus. Versuche aktiv zuzuhören und direkte, wertschätzende Fragen zu stellen.

- Ich bin zutiefst erwünscht in diesem Leben.
- Ich bin gut; einfach durch mein Dasein, ohne Leistung, Gehorsam und Ähnliches.
- Ich werde um meiner selbst willen geliebt, ohne Leistung, Gehorsam, Aussehen etc.
- Ich verdiene Respekt, Anerkennung und Zuwendung, nur durch mein Sein.
- Ich habe Bedürfnisse und darf sie anerkennen, akzeptieren und äußern.
- Ich bin geborgen und sicher.
- Ich darf meine Gefühle äußern und ernstnehmen.
- Das Leben meint es von Grund auf gut mit mir.
- Ich bin wertvoll und wichtig in dieser Welt.

Handout 10 Ich und meine ungeliebte Eigenschaft

Nehmt Euch zu zweit jeweils 25 min Zeit. Interviewt die/den anderen entlang dieses Gesprächsleitfadens. Reflektiert anschließend gemeinsam 10 min: Wie erging es Euch in beiden Rollen? Was war besonders hilfreich? Gab es „Aha“-Momente?

1. Wenn du ihr einen Namen geben könntest, wie würdest du deine „ungeliebte" Eigenschaft nennen?
2. Wie geht es dir, wenn du an sie denkst? Wenn sie eine Person wäre, wie wäre deine Beziehung zu ihr?
3. Wenn du so bist, wie es deine „ungeliebte" Eigenschaft beschreibst, was machst du dann? Was würden wir beobachten?
4. Wann agierst du so? In welchen Situationen oder Kontexten kommt deine Eigenschaft zum Vorschein? Welche Menschen sind dabei? Welche nicht?
5. Seit wann empfindest du dies als Problem? Was denkst du, was dein engeres soziales Umfeld darüber denkt?
6. Wann und in welchen Situationen/Kontexten kommt das Verhalten **nicht** vor?
7. Welche guten Gründe gibt es für dein Verhalten? Welche guten Folgen hat dein Verhalten?
8. Wie könntest du dein Verhalten auf die Spitze treiben?
9. Angenommen, du würdest dich entscheiden, deine Eigenschaft aufzugeben und dieses Verhalten nicht mehr zu zeigen
   - Wann wird das sein? In fünf Wochen, fünf Monate, fünf Jahren …?
   - Was wirst du stattdessen tun?
   - Welche Folgen wird das haben, wie wirst du diese bewerten?
   - Wie wirst du dann die Entscheidung, diese Eigenschaft aufzugeben, bewerten?
10. Am Ende unseres Gesprächs: Wie ist jetzt dein Verhältnis zu dieser Eigenschaft?

Anleitung 6 Mein sicherer Ort

Nimm dir erstmal Zeit anzukommen. Atme tief ein und aus, finde eine Position, die für dich angenehm ist und in der du die nächsten Minuten still sitzen kannst. Nimm wahr, was gerade in deinem Körper vorgeht, welche Gedanken und Gefühle sind jetzt gerade da? …

Dann lass deinen Atem sich verlangsamen und vertiefen, lade ihn ein, deinen Körper zu durchströmen. Beobachte für einen Moment deinen Atem, komme an in diesem Augenblick. Nimm einfach wahr, wie dein Atem deinen Körper durchströmt, immer weiter, in seinem eigenen Rhythmus. …

Wenn du irgendwann während der Übung feststeckst, dich verloren fühlst, dann kannst du immer zu deinem Atem zurückkommen. Diesen einfach achtsam wahrnehmen und deinem Atemrhythmus folgen. Und dann kannst du wieder zur Übung zurückkehren.

Ich werde dich nun einladen, in deiner Vorstellung einen Ort zu erschaffen, an dem du dich geborgen fühlst. Ein Ort, an dem du ganz so sein darfst, wie du bist. Dort bist du ganz für dich, niemand sonst ist da, und doch fühlst du dich nicht allein.

Dieser Ort, kann dir bekannt sein, in deiner Erinnerung verankert sein … oder er kann in deiner Fantasie entstehen, vielleicht ist er auch eine Mischung aus beiden. … Versuche dir nun diesen Ort bildlich vorzustellen, in all seinen Farben, Formen, Gestalten, mit allen Elementen. Es kann ein Ort in der Natur sein – am Strand, im Wald, in einem Garten, in der Luft, oder im Wasser … oder auch drinnen. Vielleicht ist das Bild erst sehr verschwommen, undeutlich, bruchstückhaft. Vielleicht zeigt sich ein Ort oder auch mehrere Orte. Manchmal fällt es leichter, manchmal schwerer. All dies darf sein. Es ist einfach eine Übung, du darfst deine eigenen Erfahrungen machen.

Bleibe bei diesem Ort, und versuche noch genauer, ihn zu sehen, und ihn lebendig werden zu lassen vor deinem inneren Auge. Was gibt es da zu sehen? Was hörst du? Welche Geräusche kannst du hören? Oder ist es still? … Was gibt es zu riechen? … Was spürst du auf deiner Haut? Ist es warm oder kalt? Wie fühlt es sich gerade im Herzen an, dort an diesem Ort zu sein, an diesem Ort, an dem du genauso wie du bist gut und erwünscht bist? … Lass dir Zeit, vor deinem inneren Auge diesen Ort in Details, Farben und Formen auszugestalten, du kannst jederzeit etwas hinzufügen oder ändern. … Dieser Ort nimmt dich, so wie du bist, mit all den Gefühlen, Empfindungen und Erfahrungen, die in diesem Augenblick da sind. Er lädt dich ein. Nimmt dich an, so wie du bist. …

Und nun spüre, wie geht es dir in dieser Vorstellung mit diesem Ort? Was macht das mit deiner Stimmung? Alle Empfindungen sind erlaubt. Vielleicht stellt sich auch Traurigkeit oder Widerstand ein. … Welche Gedanken kommen dir?

Was macht es mit dir, dir vorzustellen, dass dieser Ort es wirklich schätzt, dass du da bist. Er heißt dich willkommen. Du bist genau richtig, hier jetzt an diesem Ort. …

Und wenn du so weit bist, dann kannst du diese Vorstellung wieder in den Hintergrund treten lassen, in dem Wissen, dass du jederzeit Kontakt zu deinem Ort aufnehmen kannst. Du bist dort jederzeit willkommen, nur du hast Zugang dazu. Dieser Ort, an dem du dich geborgen und sicher fühlst, der dich willkommen heißt und wo du sein kannst, wie du bist.

Und du kannst noch einige Momente so sitzen, mit Achtsamkeit für alles, was sich zeigt, bis ich dich zurückhole. …

Und nun kannst du dich langsam von deinem Ort verabschieden und in deinem eigenen Tempo zurückkehren zu uns in die Runde.

Handout 11 Die Geschichten, die mich prägten

1. Nimm dir ein paar Momente Zeit und überlege, welche Momente in deiner Vergangenheit, für dich sehr bedeutsam waren. Welche haben dich sehr geprägt? Welche haben dich zu dem Menschen gemacht, der du heute bist? Diese Erfahrungen können schon sehr lange her sein, oder sie können erst in den letzten Wochen oder Monaten passiert sein. Es dürfen sehr glückliche, frohe Momente sein, oder auch für dich schwierige und herausfordernde Erfahrungen.
2. Anschließend geht ihr zu dritt zusammen. Einer beginnt und erzählt seine/ihre Erfahrungen. Die anderen beiden hören lediglich zu, ganz aktiv, achtsam, neugierig und interessiert. Es gibt in diesem Moment nichts anderes zu tun, als dem Menschen Euch Gegenüber Eure volle Aufmerksamkeit zu schenken.
3. Dann sind die beiden Zuhörenden dran: Was und auf welche Weise hat das gerade Erzählte in Euch resoniert? Welche Gedanken, Empfindungen, Eindrücke und Impulse

sind in Euch entstanden? Was hat Euch bewegt? Oder besonders berührt? Was bewundere ich? Was habe ich noch gehört? Welche Bilder sind in mir entstanden? Es geht hierbei nicht darum, eigene selbst erlebte Erfahrungen, die dem gerade Gehörten ähneln, ebenfalls zu erzählen! Bleibt in dem Augenblick, im Zuhören, und welche Resonanz die sehr persönliche Geschichte des anderen in Euch ausgelöst hat.
4. Nun tauscht die Rollen, sodass jeder einmal der/die Erzählende ist. Viel Freude beim Ausprobieren!

Handout 12 Mein inneres Team

„Versuch doch einmal, dich als Summe all deiner Teile zu sehen; einige sind dir sehr vertraut, andere haben sich bisher noch nicht entwickelt, und von manchen weißt du vielleicht nicht einmal, dass es sie gibt. Stell dir jeden dieser Teile als mögliche Energiequelle vor, unabhängig davon, ob andere Menschen ihn auch besitzen und ob du ihn als gut oder schlecht ansiehst. In allem, was zu dir gehört, schlummern neue Möglichkeiten." (Satir, 1988)

Das Innere Team ist ein bildhaftes Modell und möchte die eigenen inneren Stimmen widerspiegeln, die jeder erlebt. Diese Stimmen können leise oder laut sein, manchmal mögen wir sie, manchmal weniger. Dennoch, wenn wir genauer drauf schauen, dann wollen diese inneren Anteile uns in erster Linie etwas Gutes. Auch wenn wir dies auf den ersten Blick nicht direkt erkennen. Damit wir mit dem inneren Team arbeiten können, geben wir jeder Stimme, jedem Anteil einen Namen. Und diese Stimmen sagen ür sie typische Sätze, die uns sehr bekannt vorkommen. So könnte beispielsweise eine unsichere Stimme in dir sagen: „Pass auf, lass es lieber sein!". Das is „die Unsichere". Die „Soziale" in dir sagt vielleicht: „Los, ich brauche mehr Kontakt mit anderen!". Die „Motivierte" meldet sich und sagt: „Das schaffst du, mach es!" Die „Ehrgeizige" sagt: „Weiter, immer weiter. Das reicht noch nicht!"

Und so können wir diesen Stimmen eine Form geben, und uns näher mit ihnen beschäftigen. Das Gute ist: Du bist der Chef dieses Teams! Du hälst alle zusammen, alle sind nach dir ausgerichtet. Wenn du die inneren Anteile identifizierst und aufstellst, kannst du sie neu anordnen, neu strukturieren. Wie soll dein inneres Team aussehen? Wer muss wie mit wem zusammenarbeiten? Und was steckt hinter diesen Stimmen? Welchen „guten Grund" haben die inneren Anteile? Das wollen wir in der folgenden Übung näher anschauen.

Kleingruppenübung zu zweit

1. **Teammitglieder finden (ca. 4 bis 6):** Denke an eine vergangene oder aktuelle innere Konfliktsituation, in der du dir unschlüssig warst, du lange überlegen musstest und dich hin und her gerissen gefühlt hast. Hör in dich hinein und höre die unterschiedlichen Stimmen, Meinungen, Gefühle, Anteile in dir, die für diese Situation relevant sind. Lass dich von folgenden Fragen leiten bei der Erkundung deines inneren Teams:
   - Welche Mitglieder gehören zu meinem inneren Team? Wer erscheint mir alles vor dem inneren Auge, wenn ich „zur Teamsitzung bitte"?

- Wie heißen die verschiedenen Mitglieder?
- Was ist ihre wichtigste Aufgabe? Wozu sind sie da? Welches Ziel verfolgen sie für dich? Welche Funktion haben sie?
- Was kann ein bestimmtes Mitglied gut? Was kann es weniger gut? Stärken und Qualitäten der einzelnen Anteile herausarbeiten.
- Was wäre ein typischer Satz/eine Botschaft an dich von jedem Anteil?
- Welche Erfahrungen haben einzelne Team-Mitglieder nachhaltig geprägt?
- Wie stehen die Team-Mitglieder zueinander? Welche Mitglieder verstehen sich gut miteinander? Welche nicht? Gibt es Koalitionen? Wer sind die Koalitionspartner – und wer ist die „Opposition"?

2. **Aufstellen**: Nimm dir für jedes Teammitglied ein Symbol/Figur und stelle sie auf den Tisch auf. Ordne sie so an, wie es für dich am passendsten in der aktuellen oder vergangenen Situation erscheint, so wie du es innerlich empfindest.
Überlege dann noch, warum du das jeweilige Teammitglied gerade dort platziert hast: Wie weit ist er von dir weg? Guckt er zu dir oder woanders hin? Welche Beziehung hat er zu den anderen Figuren? Welche Figuren schauen auf ihn, oder sind ihm räumlich besonders nahe?
3. **Lösungsidee**: Überlege, wie ein optimales Miteinander deines Teams aussehen würde: Wo und wie sollten die inneren Anteile zueinanderstehen? Was würdest du dir wünschen? Wie sollten sie zueinanderstehen, um dich optimal zu unterstützen? Und was brauchen die jeweiligen Teammitglieder, um dir evtl. mehr Raum zu geben, um sich zurückzuziehen oder aber auch um noch mehr zum Vorschein zu treten? Was würden sie gerne hören, damit sie in ihre neue Position kommen können?
Mache am Ende ein Foto für dich, wenn du das möchtest!

11.5 Modul Ressourcenaktivierung

Handout 13 Werte- und Wohlfühlglück

Mach dir zunächst allein Notizen und kommt dann zu zweit ins Gespräch. Tauscht Euch aus und befragt Euch gegenseitig.

- Was bringt dir in deinem Alltag Wohlfühlglück? Welche materiellen Dinge, Handlungen und Aktivitäten, Ereignisse und Interaktionen sind für dich Kraftquellen in einem Wohlbefinden? Damit ist alles gemeint, was das angenehme Leben beschreibt und positive Emotionen in dir erzeugt.
- Und was sind deine Quellen für Werteglück? Damit ist alles gemeint, was dein Leben erfüllt und dir Sinn gibt, deine Werte, Überzeugungen und Ideen, nach denen du lebest.

Notiere dir jeweils etwa 5 bis 10 Punkte. Welche Gemeinsamkeiten und Unterschiede gibt es zwischen den beiden Spalten? Du kannst auch reflektieren, wie lange das Empfinden von Glück jeweils anhält – ist es dauerhaft oder nur kurzweilig? Welche deiner notierten Glücksquellen kannst du selbst erzeugen? Und welche sind von anderen Personen oder äußeren Umständen abhängig?

Und zum Schluss fragt Euch, wovon es in eurem Leben noch mehr geben sollte? Welche kleinen ersten Schritte gibt es, die mehr Werte- und Wohlfühlglück in dein Leben bringen könnten? Überlegt Euch jeder eine Veränderung, die ihr in den kommenden Wochen umsetzen wollt.

Handout 14 Dreifacher Blick der Erzählung

Kleingruppen, jeweils für jeden etwa 20 min.

1. A erinnert sich an eine Situation mit einer anderen Person, in der A und ihr/sein Gegenüber zwei unterschiedliche Positionen vertreten haben. Dies kann beispielsweise eine Diskussion mit dem/der Mitbewohner*in zum Thema Hausputz, oder mit einem Studienkollegen/einer Studienkollegin zum weiteren Vorgehen bei einer gemeinsamen Hausarbeit sein. A beschreibt diese problematische Situation aus ihrer/seiner Perspektive.
2. Dann begebt Euch in eine neutrale Position: A beschreibt die Situation wie ein Reporter oder unbeteiligter Zuschauer. Dabei wird sich nur auf das Objektivierbare in der Erzählung konzentriert.
3. In der dritten Runde konzentriert sich A auf die Stärken und Perspektive der anderen Person. Was kann die andere Person besonders gut, was sie hier eingesetzt hat? Welche Stärken, Kompetenzen und Fähigkeiten waren im Tun der anderen Person leitend?
4. Abschließend geht A wieder in ihre/seine eigene Perspektive hinein: Welche neuen Gedanken sind nun hinzugekommen? Wie siehst du die Situation jetzt? Welche Optionen/Lösungsmöglichkeiten sind möglicherweise jetzt sichtbar geworden?

Handout 15 Das Werte- und Entwicklungsquadrat

1. Schritt: Zwei positiv konnotierte Werte/Eigenschaften finden: Du entscheidest, was du positiv findest. Die beiden Werte notierst du in den oberen beiden Kästchen. Beispielsweise werten manche Leute eine hohe akzeptierende Haltung als positiv, während andere sie als negativ empfinden. Hier geht es aber um deine Entwicklung, also entscheidest du. Betrachte einen positiven Anfangswert, im Beispiel die Akzeptanz. Die beiden positiven Werte oben schließen sich gegenseitig aus.

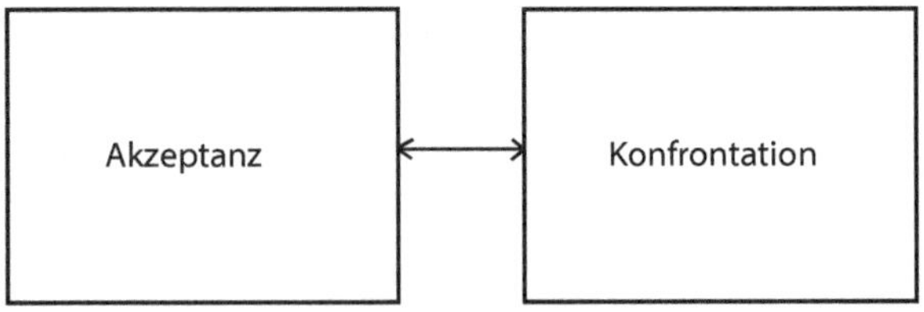

2. Schritt: Die Gegenpole finden: Frage dich, was beim „zu viel des Guten" passiert – hier wäre es die unterwürfige Anpassung. Die Akzeptanz ist ins Gegenteil umgeschlagen, weil es keine ausgleichenden Werte gibt. In den unteren Kästchen notierst du die beiden Übertreibungen – also die negativen Werte. Auch hier entscheidest wiederum du, was negativ heißt. Eine hohe Akzeptanz kann in eine unterwürfige Anpassung münden, während eine zu starke Konfrontation zu einer starken als egoistisch empfundenen Interessensdurchsetzung führen kann.

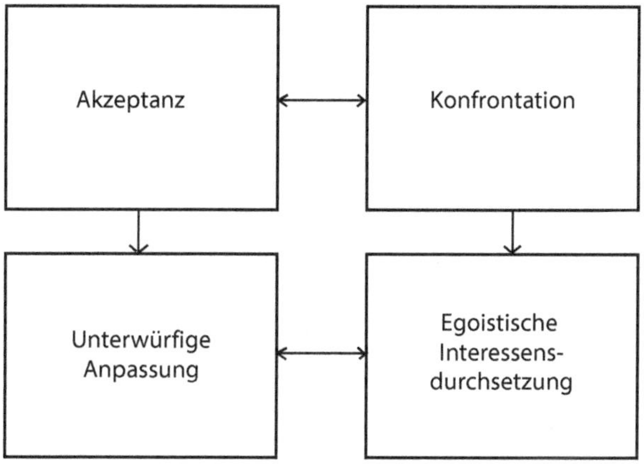

3. Schritt: Entwicklungsrichtungen einzeichnen und reflektieren: Die diagonalen Pfeile zeigen die Entwicklungsrichtungen für mögliche Schwächen an. Neige ich dazu, mich zu oft anzupassen, sollte es mich in Richtung Konfrontation führen. Neige ich dazu, zu oft zu starr meine Wünsche und Bedürfnisse durchzusetzen, hilft mir eine etwas akzeptierende Haltung zu einem stärkeren Gleichgewicht zu kommen.

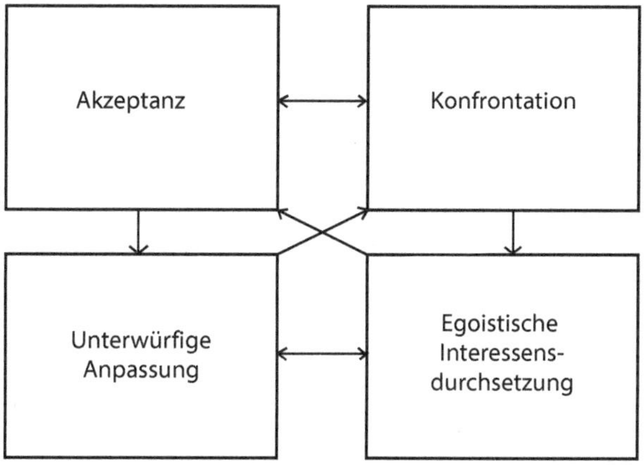

FSC
www.fsc.org
MIX
Papier | Fördert gute Waldnutzung
FSC® C083411

Kolibri 360 GmbH
Ferdinand-Jühlke-Straße 7
99095 Erfurt, Deutschland
produktsicherheit@kolibri360.de